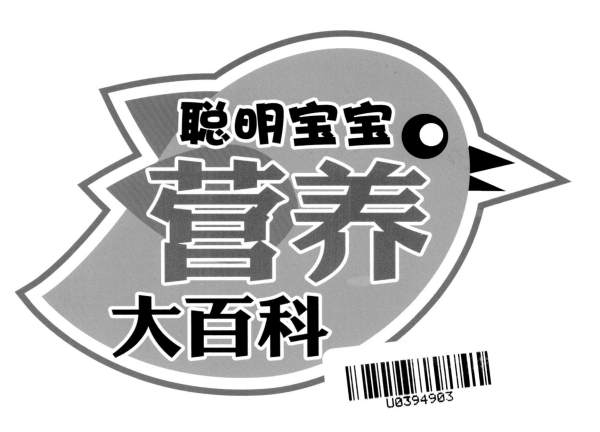

聪明宝宝
营养
大百科

U0394903

孙晶丹◎著

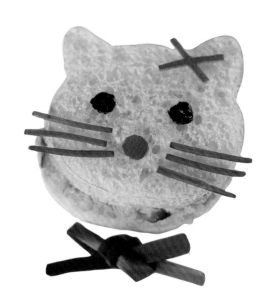

重庆出版集团 ◉ 重庆出版社

图书在版编目（CIP）数据

聪明宝宝营养大百科/孙晶丹著. --重庆：重庆
出版社，2013.10
ISBN 978-7-229-06734-2

Ⅰ.①聪… Ⅱ.①孙… Ⅲ.①婴幼儿—营养卫生—基
本知识②婴幼儿—保健—食谱 Ⅳ.①R153.2②TS972.162

中国版本图书馆CIP数据核字(2013)第137257号

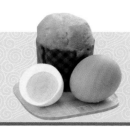

聪明宝宝 **营养** 大百科

CONGMINGBAOBAO YINGYANG DABAIKE

孙晶丹◎著

出 版 人：罗小卫
执行策划：周诗鸿
责任编辑：肖化化
责任校对：何建云
封面设计：添翼工作室

重庆出版集团
重庆出版社 **出版**

重庆长江二路205号　邮政编码：400016　http://www.cqph.com
北京旭丰源印刷技术有限公司印刷
重庆出版集团图书发行有限公司发行
E-mail：fxchu@cqph.com　邮购电话：023-68809452
全国新华书店经销

开本：720mm×1000mm　1/16　印张：18　字数：350千
2013 年 10 月第 1 版　2013 年 10 月第 1 次印刷
ISBN 978-7-229-06734-2
定价：39.80元

如有印装质量问题，请向本集团图书发行有限公司调换：023-68706683

目 录
CONTENTS

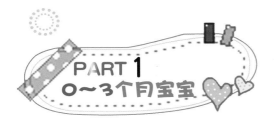

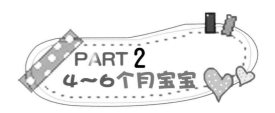

PART 3
7~9个月宝宝

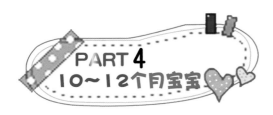

PART 4
10~12个月宝宝

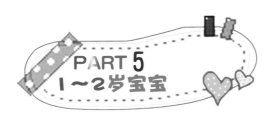

PART 5
1~2岁宝宝

PART 6
2～3岁宝宝

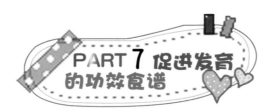

PART 8 婴幼儿常见疾病的饮食调养

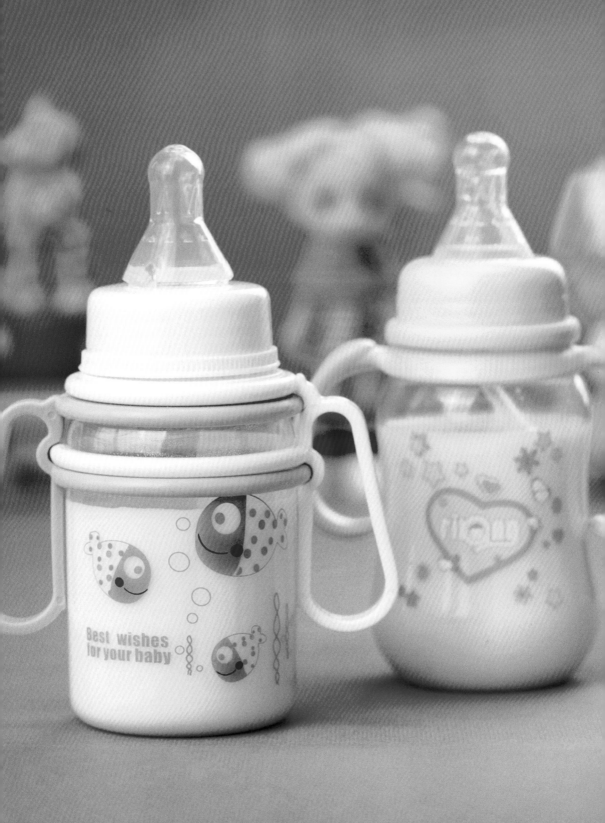

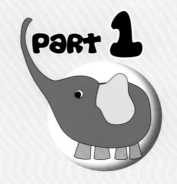

PART 1

0～3个月宝宝

对0～3个月的宝宝来说，母乳可是最理想的食物，妈妈应该保持愉悦的心情、科学均衡的饮食以保证母乳的质量。如因特殊情况不能给予母乳喂养，应选择最适合宝宝的喂养方法。0～3个月的宝宝以吃奶为主，但可在3个月左右时给予少量的果汁、菜汁、米汤，以补充水分和维生素。

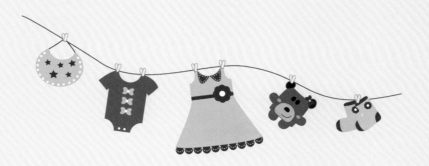

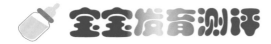

宝宝发育测评

➪1个月

身高	男宝宝平均为56.2厘米；女宝宝平均为55.3厘米。
体重	男宝宝平均达到5.1千克；女宝宝体重平均达到4.8千克。
头围	男宝宝平均达37.8厘米；女宝宝平均达37.1厘米。
胸围	男宝宝平均达37.3厘米；女宝宝平均达36.5厘米。
睡眠	新生儿除哺乳外，几乎全处于睡眠状态，每天约需睡眠20小时以上。

➪2个月

身高	男宝宝平均为60.1厘米；女宝宝平均为58.8厘米。
体重	男宝宝平均达到6.03千克；女宝宝体重平均达到5.48千克。
头围	男宝宝平均达39.6厘米；女宝宝平均达38.67厘米。
胸围	男宝宝平均约39.8厘米；女宝宝平均约38.7厘米。
睡眠	1~2个月的宝宝每天需睡眠20小时以上。

➪3个月

身高	男宝宝平均为63厘米；女宝宝平均为61.6厘米。
体重	男宝宝平均达到6.9千克；女宝宝平均达到6.4千克。
头围	男宝宝平均达41厘米；女宝宝平均达40.1厘米。
胸围	男宝宝平均达41.4厘米；女宝宝平均达39.6厘米。
睡眠	此月宝宝每天要睡18~20小时。

喂养指导

➪ 如何选择喂养方式

喂养宝宝有三种方式：母乳喂养、混合喂养、人工喂养。该选择何种方式进行喂养，需根据具体情况来决定。

◎ 母乳喂养

母乳中含有婴儿生长发育所必需的各种营养素，而且营养比例最适合婴儿消化吸收。所以，如果没有特殊情况，婴儿都应该用母乳进行喂养。

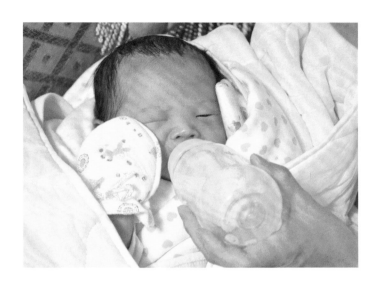

◎ 混合喂养

混合喂养就是既喂婴儿母乳，又喂婴儿其他奶类或代乳品。混合喂养一般适用于妈妈奶水不足或妈妈有特殊情况比如要上班等状况下。

◎ 人工喂养

人工喂养是指母亲因有疾病或其他原因不能喂母乳，而全部用其他奶类或代乳品喂养婴儿。人工喂养常选用牛奶、羊奶和奶粉。目前，有多种配方的奶粉，分别适用于不同月龄的婴儿。

➪ 母乳是婴儿最理想的食物

母乳喂养不光具有方便、省力、经济实惠的优点，而且母乳还是宝宝必需和理想的食品。

母乳中含有婴儿生长发育所必需的各种营养素，而且其营养成分及比例还能与婴儿的成长同步变化，以适应婴儿不同时期的需要，这是其他代乳品所不及的。

牛奶中的蛋白质以酪蛋白为主，酪蛋白是一种不易消化的凝乳。母乳中的蛋白质以白蛋白为主，酪蛋白的含量较少，所以母乳比牛奶更容易消化。

牛奶中β-乳球蛋白含量较多，β-乳球蛋白容易引起过敏反应，而母乳中则没有这种成分。

乳铁蛋白在母乳中的含量比牛奶高，乳铁蛋白可结合铁，对肠道内的某些细菌有抑制作用，可以预防某些疾病。

母乳中的溶菌酶有抗菌作用，母乳的

抗菌力比牛奶高3000倍，这是其他任何食品不能比拟的。母乳中丰富的分泌型免疫球蛋白A，能保证宝宝增强抵御疾病的能力，婴儿不易发生胃肠道、呼吸道、泌尿道的感染，并可降低腹泻和肺炎的发生率。所以，母乳喂养的孩子在4~6个月之前很少得病，这种免疫作用是母乳所特有的。虽然牛奶中的免疫球蛋白G比母乳多，但有时可引起婴儿肠绞痛。

母乳中的牛磺酸对婴儿脑的发育有促进作用，其含量是牛奶中的80倍。

母乳中所含的无机盐、钙和磷仅是牛奶含量的1/6~1/4，大大减轻了宝宝肾脏的负担，对肾脏发育尚不全的宝宝是很有利的。

因此，年轻的母亲都应该坚持用母乳来喂养自己的宝宝。

⇨ 正确的哺乳方法

正确的哺乳方法可减轻母亲的疲劳，防止乳头的疼痛或损伤。无论是躺着喂、坐着喂，母亲全身肌肉都要放松，体位要舒适，但一般采用坐位，这样有利于乳汁排出。

哺乳前母亲先用肥皂洗净双手，用湿热毛巾擦洗乳头乳晕，同时双手柔和地按摩乳房3~5分钟，可促进乳汁分泌。然后要精神愉快，眼睛看着孩子，抱起婴儿，使孩子的脸、胸、腹部和膝盖都面向自己，下颏紧贴母亲的乳

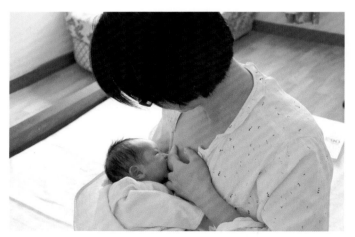

房，嘴与乳头保持同一水平位。

母亲将拇指和其余四指分别放在乳房的上、下方，呈"C"形，托起整个乳房。若乳汁过急，可用剪刀式手法托起乳房。先将乳头触及婴儿的口唇，在婴儿口张大、舌向外伸展的一瞬间，快速将乳头和大部分乳晕送入宝宝口腔。同时用温柔爱抚的目光看着宝宝的眼睛。这样婴儿在吸吮时既能充分挤压乳晕下的乳窦（乳窦是贮存乳汁的地方），使乳汁排出，又能有效地刺激乳头上的感觉神经末梢，促进泌乳和喷乳反射。注意，只有正确的吸吮动作才能促使乳汁分泌得更多。

让婴儿先吸空一侧乳房，再换另一侧，下次哺乳相反，轮流进行。哺乳结束时，让宝宝自己张口，乳头自然从口中脱出。喂奶后要抱直宝宝轻拍其背，让宝宝打个"嗝"，以防溢乳。若宝宝入睡应取右侧卧位，以防吐奶呛入气管引起窒息。

▷ 母乳是最营养、最方便经济、最适合宝宝的食物。

⟹ 母乳喂养时间及次数的安排

对于宝宝来说，母乳是最理想的营养来源，母乳的营养价值高，其所含的各种营养素的比例搭配适宜，对宝宝的生长发育及增强抵抗力等都非常有益。那么，一天该给宝宝喂几次奶，又该怎样安排喂养时间呢？

一般来说，半个月内的宝宝应该每4小时喂一次奶，每次15～20分钟，15～30天的宝宝每隔3小时喂奶一次，每次15～20分钟。喂奶时间可安排在早上6时、9时、12时，下午3时、6时、9时及夜间12时、3时。

宝宝在1个月后吮吸能力大大增强，对外界环境的适应力也逐步增强，2～3个月的宝宝吃奶次数比出生第一个月有所减少，每天大约5次，每次吃奶间隔时间会变长，以往间隔3小时左右就饿了要哭闹的宝宝，可以睡上3～4小时，甚至5个小时才醒来要吃奶，这说明宝宝胃里存食多了，没有必要再按新生儿期那样频繁喂奶。

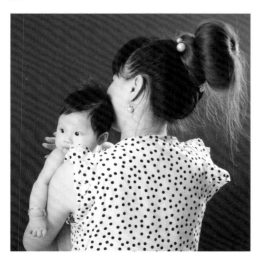

实际上，每个婴儿的情况不一样，有消化能力弱的，也有消化能力强的，有吮吸能力强的，也有吮吸能力弱的，妈妈应顺其自然，根据个体差异，遵循按需哺乳的原则来喂养，不必强迫婴儿按时、按量吃奶。

⟹ 夜间如何哺乳新生儿

新生儿越小，就越需要夜间哺乳。新生儿长大一点儿，晚上就可以减少哺乳次数。因为孩子越小，新陈代谢越旺盛，需要的热能越多。而且孩子越小，胃的容量也越小，每次哺乳量也少，哺乳次数也随之增多，少量多餐。所以新生儿年龄越小，夜间哺乳次数应该越多。新生儿期夜间哺乳要求达到3～4次。总的原则是根据新生儿饥饿情况以给新生儿吃饱为度。至于夜里哺乳的姿势，最好采用坐着的姿势哺乳。因为妈妈晚上睡意较浓，如果躺着哺乳，充满着乳汁的乳房很容易堵住新生儿的小鼻孔，或者由于乳汁过急地流出，新生儿来不及吞咽发生呛乳窒息，这样的意外事故屡见不鲜。

⟹ 正确存放食用母乳

挤出的母乳如何保存确实是个很重要的问题，如果保管不当，既造成浪费，又易让宝宝患上胃肠疾病。通常，如果挤出的时间不长，冷藏保存就可以了，但必须把冷藏的母乳在12小时内喝完。要是想较长时间地保存，如一周左右，则应该采取冷冻的方法。具体操作方法如下：妈妈先将手洗净，然后用手把母乳挤出，立即装入已消过毒的干净奶瓶或冷冻用的塑料袋里，盖上奶瓶盖或给塑料袋封口。若是冷藏保存，可放进一直能保持4℃以下的冰箱中。若是冷冻保存，应把奶挤出后马上放进冷藏容器中，然后记录一下挤奶的时间、日期和奶量，以防记忆不准确。

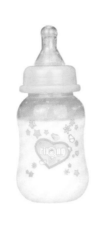

▷哺乳应注意的问题

1. 哺乳时注意卫生，每次哺乳前洗手、洗乳头和乳晕（切忌用肥皂清洗）。乳母感冒时应戴口罩。

2. 母乳喂养除小儿吃药等特殊情况外，一般不喂水，尤其是哺乳前。

3. 给孩子喂奶，要一次喂饱，新生儿吸吮力差，有时吃着奶就睡着了，可以捏捏小宝宝的耳朵，也可以弹其足心唤醒他，不要让孩子养成含着奶头睡觉的习惯。

4. 哺乳后要将乳房中的乳汁排空，以利于下奶。

5. 乳头破了应及时上药，喂奶前将药液擦去，一般会很快愈合，不要因此停止哺乳，但要注意纠正婴儿的含接姿势，要先给婴儿喂不破损或破损较轻的一侧，喂完后可挤一滴奶涂在破损处，暴露在空气中，能促进表皮修复。

▷吃母乳的宝宝不用常喂水

对新生儿来说，母乳里含有他所需要的一切养分，包括水。因为母乳80%的成分都是水，足以满足宝宝对水分的要求。而且，宝宝胃口小，如果过早、过多地给宝宝喂水，会抑制宝宝的吮吸能力，使他们吃的乳汁量减少，这样不仅对宝宝的成长不利，还会间接造成母乳分泌减少。不过，任何事都不是绝对的。有些情况下，还是应该给宝宝喂一点水的。特别是当宝宝生病发烧时，或夏天常出汗而妈妈又不方便喂奶时，或吐奶时，都比较容易出现缺水现象，喂点温热的白开水就有必要了。

▷调配奶粉的注意事项

一般说来，配方奶粉袋或罐上都写有奶粉的使用方法和调配比例等，要照说明去做。调配奶粉时还要注意以下几点。

洗手。首先用肥皂洗净双手。

晾水。开水冷却至40℃左右，往已经消毒过的奶瓶里倒进必需量的一半。

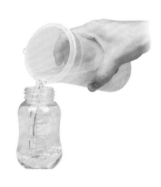

倒奶粉。将必需量的奶粉一点点地往里放，一边摇动一边就溶解了，等完全溶

解后再倒进剩下的一半热水。

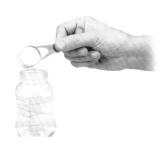

冷却。盖上奶嘴和奶嘴罩，冷却到不烫人的程度。以把奶滴在手腕的内侧感到温热为准，夏天可再凉些。

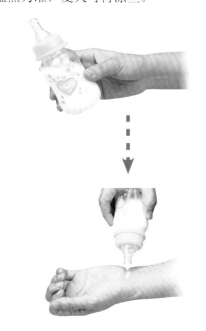

人工喂养宝宝的喂奶量

宝宝在2～3个月时已经开始有不同的个性，有食量大的宝宝，也有食量正常和食量偏小的宝宝。由于宝宝的活动量、食量各不相同，因此喂奶的量要根据宝宝的具体情况而定，不能强求。

通常2～3个月的宝宝，每日需乳量为700～800毫升。如果分成6次喂，每次喂120～130毫升；分成5次喂，则每次喂140～160毫升。当然，这只是一个大致的标准，具体到每个婴儿，不一定就吃这么多，因为每个婴儿的情况都不一样：经常哭闹的婴儿，会吃得更多，而经常安静睡觉的婴儿吃得较少。食量小的婴儿可能吃120毫升就够了，而食量大的婴儿则可以吃到180毫升，但是最好不要超过180毫升。有的宝宝很爱喝奶，可能喝了180毫升奶，还因不够喝而哭闹，或是吸着空奶瓶的奶嘴不放。这时，可以用30毫升左右的温开水代替配方奶喂给婴儿。

由于人工喂养的婴儿，各方面营养不如母乳喂养的婴儿吸收均衡，因此，如果宝宝能够适应蔬菜汁和水果汁，也可以给宝宝喂少量水果汁或蔬菜汁。

混合喂养的注意事项

当发现母乳喂养婴儿吃不饱时，就需加喂配方奶，这就是通常说的混合喂养法。采用此法喂养应注意以下两点。

◎ 应让孩子尽可能多吃母乳

每次应先喂母乳，让婴儿把乳汁吸完后，再喂配方奶。因为婴儿往往吃配方奶时吃得快、吃得香，而吃母乳时却不高兴，不是哭闹就是睡觉，使乳房不能排空，影响乳汁分泌，母乳会因此越来越少。另外，混合喂养最好不要一顿全部吃母乳，另一顿全部吃配方奶。如果因为某些原因母亲不能按时给婴儿喂奶时，可用配方奶代替一次，但一天内用母乳喂哺不能少于3～4次，次数过少也会影响乳汁的正常分泌。

◎ 橡胶奶嘴的孔不宜过大

因为橡胶奶嘴的孔如果过大，婴儿习惯了容易吸吮的奶嘴，就不愿吃母乳了。

⇨人工喂养注意事项

人工喂养时，必须注意以下一些事项。

◆ 每次喂奶时，都要试试奶的温度，不宜过热或过凉，可将奶汁滴几滴在手背或手腕内侧上，以不烫手为宜。

◆ 以牛奶为主食的婴儿，每天喝牛奶不得超过1千克。超过1千克时，大便中便会有隐性出血，时间久了容易发生贫血。

◆ 要注意奶具的卫生，奶瓶、奶头、汤匙等食具每天都要刷洗干净，然后煮沸消毒一次（煮沸消毒时间一般为水开后再煮10分钟，奶头煮3分钟即可）。每次喂奶都应用清洁的奶头，喂完后马上取下，并洗净放入干净的瓶内：临用时用开水泡3～5分钟。

◆ 奶头的开孔不宜太大或太小，太大奶汁流出太急，可引起婴儿呛奶，太小婴儿不易吸出：喂奶时，奶瓶应斜竖，使奶汁充满奶头，以免小儿吸入空气而引起吐奶。

⇨不可给少食婴儿硬性加大奶量

婴儿由于体质不同，食量也不同，有的婴儿很能吃，有的婴儿却吃得很少，用人工喂养的婴儿可以很快发现是否为少食儿。一般来说，少食儿可在一个多月时表现出来，白天不怎么喝奶，夜里也不喝。有的母亲发现婴儿出现这种情况，就硬性给孩子加大奶量，这是不正确的。因为不同的婴儿有着自己不同的习惯，喝奶的方式也有着很大的差别。只要宝宝表现出很好的精神状态，活泼好动，不无缘无故地啼哭，父母就没必要羡慕其他的胖孩子，胖或瘦与两个月婴儿应具备的能力没有

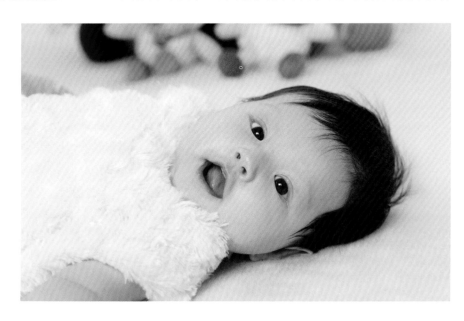

任何关系。

　　此外，将配方奶调浓给少食儿食用也是不可取的。少食不是因为婴儿胃小，而是因为其身体需要的营养量少，如果配方奶浓度增大，相应的喝奶量就要减少，而且配方奶浓度过大对婴儿健康也不利。

⇨鱼肝油、果汁与菜汁的添加

　　虽然对婴儿来说，母乳是最合适的营养品，但它也有一些自身的缺陷。比如母乳中的维生素C、维生素D、B族维生素和铁质的含量不能满足婴儿生长发育的需要，因此，哺乳期内需要及时添加各种营养素和辅食，以防止营养素的缺乏。

◎ 鱼肝油的添加

　　鱼肝油主要含维生素A和D，用于防治夜盲症、佝偻病、骨软化症等疾病。可从出生后半个月开始添加鱼肝油，早产儿可于生后1～2周添加。维生素D的生理需要量为400～800国际单位，采用强化维生素D配方奶喂养的婴儿可给予半量，添加时应从少量开始添

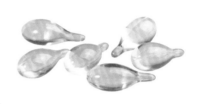

加，观察大便性状，有无腹泻发生。

◎ 果汁与菜汁的添加

　　母乳中维生素C的含量较不稳定，如果母亲偏食，摄入维生素C较少，其乳汁中维生素C含量亦偏低。牛乳中的维生素C含量只有人乳的1/4，且于煮沸后破坏殆尽。

　　所以，人工喂养的婴儿更容易发生维生素C缺乏。一般于生后2个月开始添加新鲜果汁、菜汁，以补充维生素C。

　　给宝宝喂果汁，开始时可用温开水将果汁稀释一倍，第一天每次只喂1汤匙，第二天适量增加，这样一天一天地逐渐增加，满10汤匙时，就可以用奶瓶喂。喂奶前不要喂果汁或菜汁，最好在两次奶之间或洗澡、活动后喂。

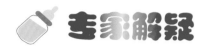

专家解疑

▷新妈妈母乳不足怎么办

宝宝生长发育迅速，充足优质的母乳对宝宝来说非常重要。如果母乳不足该怎么办呢？

造成母乳不足的原因是多方面的，如哺乳方法不正确、新妈妈气血亏虚、情绪压抑等，都会引起泌乳减少。

当新妈妈母乳不足时，首先不要着急，要坚持进行母乳喂养，即使母乳不足也要让宝宝多吸吮，以刺激乳腺增加泌乳量，此外，在饮食上还应多加调理，注意食物的合理搭配。

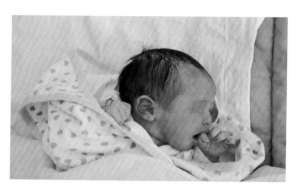

◎ 饮食的营养要丰富

妈妈的饮食原则应该是少食多餐，妈妈吃的主食不能只限于精制白米和面粉，一定要注意粗细合理搭配，以增加乳汁中的B族维生素；每天喝一定量的牛奶，无论对下奶还是提高奶的质量都有很大的好处；多吃含优质蛋白质的动物性食品，哺乳妈妈每天摄入的蛋白质应保证有1/3以上来自动物性食品，多吃富含钙、铁的食品，如鸡蛋、瘦肉、鱼、豆制品等，多吃维生素含量高的各种新鲜蔬菜和水果，多吃增加热量的食品。

◎ 多喝些汤类

多喝汤，有益于产妇下奶，比如花生仁炖猪蹄、鲫鱼汤、山药炖母鸡、清炖乌鸡汤、酒酿蛋花汤等，使乳汁量多又营养好。

◎ 不要挑食或偏食

妈妈要改掉偏食的饮食习惯，因为如果母亲偏食，就会使自身营养成分不全面，那么喂养的新生儿可能会有维生素缺乏症，所以要注意多吃各种蔬菜和水果，荤素搭配，保证摄入的营养全面。另外，妈妈的饮食中要排除那些带刺激性的食物，如辛辣、酸麻味的食物，少吃盐和盐渍食品，不吃污染、烧烤类食品。

妈妈的精神状态对泌乳、排乳都有很大的影响，所以，老公及其周围的其他亲人帮助她调整好情绪，让她得到充分的休息显得意义重大。当然，妈妈自己对情绪的调整也是很重要的。只要妈妈的生活有规律，睡眠充足，情绪饱满，心情愉快，身体健康，就能分泌足够的乳汁来喂养宝宝。

▷哪些情况时不宜进行母乳喂养

母亲患以下几种常见疾病时，不宜或应暂时停止母乳喂养，如不加以注意，会给婴儿带来不良后果。

乳房疾病。严重的乳头皲裂、急性乳腺炎、乳房胀肿等，可暂时停止哺乳。

感染性疾病。患上呼吸道感染伴发热，产褥感染病情较重者，或必须服用对孩子有影响的药物者。梅毒、结核病活动期也不宜哺乳。

心脏病。Ⅲ～Ⅳ级患者或孕前有心衰病史者。此类患者哺乳极易诱发心力衰竭，可危及生命。心功能Ⅰ、Ⅱ级伴有心功能紊乱的患者，必须在纠正心功能紊乱后才能进行母乳喂养。

肺结核。对于患有活动性（传染期）肺结核的产妇娩出的婴儿，应当立即接种卡介苗，并与乳母隔离6～8周，不能母乳喂养。这样既可以减少产妇的体力消耗，又能避免传染婴儿。

癫痫病。由于抗癫痫药对婴儿危害较大，故多主张禁止母乳喂养，但少发作或用药量少的，也可母乳喂养。

糖尿病。患糖尿病的产妇不宜母乳喂养。

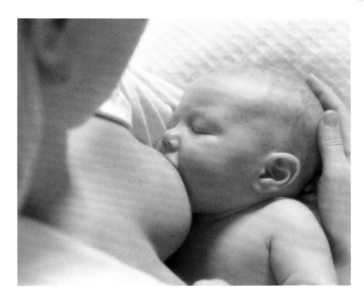

⇨怎样判断孩子吃饱了

怎样判断宝宝是否吃饱了，这是多数母亲最想知道的事情，下面的现象可以给你一些帮助。

1. 授乳后用乳头或奶嘴触动孩子口角时，如果孩子追寻乳头或奶嘴，则说明孩子没被喂饱。

2. 如果授乳前乳房胀满，授乳后乳房较软且在授乳过程中听到几次到十几次的咽奶声则说明婴儿已被喂饱。

3. 在正常的授乳期间，婴儿很平静、满足，也说明宝宝饱了。

4. 婴儿体重平均每周增加125～210克，皮肤弹性好有光泽，表明奶水充足，宝宝吃饱了。

⇨能用矿泉水给宝宝冲泡奶粉吗

矿泉水虽然含有各种矿物质，却不适合用来给宝宝冲泡奶粉。如果经常这样做，很可能使宝宝摄入过多矿物盐，引起宝宝矿物盐代谢紊乱，增加宝宝患肾结石和便秘的危险。

给宝宝冲奶粉最好用煮沸后晾温的白开水，温度在40℃～60℃之间最合适。

⇨可以将宝宝叫醒喂奶吗

宝宝的大脑尚处在快速发育的时期，因此需要充足的睡眠。宝宝越小，睡眠时间越长，两三个月的宝宝最大的爱好就是睡觉，有时候喝完奶一睡就是四五个小时，醒来的时间非常短，接着又呼呼大睡。许多妈妈们焦急不已，到了吃奶的时候，可宝宝依然睡得很香，该不该将宝宝叫醒来喂奶呢？

从生理角度来看，宝宝的胃3小时左右就会排空，所以宝宝应该至少三四个小时喂奶一次。但是在进食方面，要相信宝宝的能力，宝宝大多了解自己的需要。他有自己的规律，随着年龄的增长，睡眠时间会越来越短，而且也能慢慢储存一部分的能量。这个阶段的妈妈应顺其自然，宝宝饿醒了就喂，而不要因为到了喂奶时间就叫醒熟睡的宝宝。如果宝宝上次吃奶间隔时间长了，这次吃奶的时间提前，可能不到2小时就要吃了，这也是很正常的事。要具体问题具体分析。因为每个宝宝的情况都是不一样的，妈妈要结合自己宝宝的特性，如果不会影响正常发育就不必强求，适合你宝宝的就是正确的。

⇨可以用微波炉热奶吗

微波炉加热食品，方便卫生快捷，受到很多人欢迎，人们自然会想到用它来热奶。不过，微波炉适合装入盘或碗内的食品加热，对于直立的奶瓶，要整体均匀地加热则比较困难。而且加热时间一长，瓶内的奶液沸腾，会溢出来。因此，用微波炉来热奶是不适宜的。如果没有特殊情况，喂宝宝奶粉还是当时调制为好，最好不要再次加热。

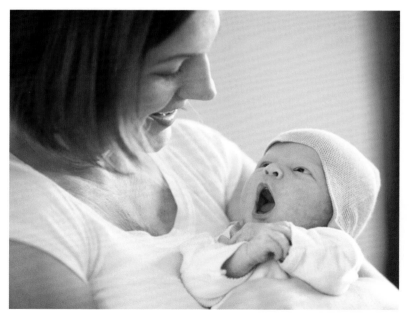

夜间妈妈喂完奶后不能倒头就睡，要让宝宝打"嗝"，以防宝宝溢乳呛入气管带来危险。

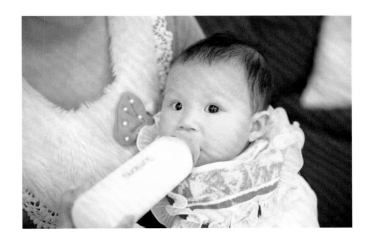

⇨没喝完的配方奶还可以喝吗

很多妈妈会碰到这种问题，由于某种原因，宝宝没将原定的奶喝完，那么剩下的奶还可以留着下顿喝吗？

奶是细菌最好的培养基，喝剩的配方奶放置时间过久很容易变质，如果要留到下顿喝，一定要将其放在冰箱冷藏。下次食用时尽量不要选用微波炉加热，应用传热的方式将奶温热。而且，不要将新奶和剩奶混合着喂，应先喂新奶，再以剩奶补充，如果剩奶仍然没喝完，则千万不要再留到下顿了。

⇨怎样判断母乳是否充沛

母亲常常想知道自己的乳汁是否满足婴儿的需要。那么怎样知道母乳是否够吃呢？

◎ 观察孩子能否吃饱

婴儿吃奶时有连续的咽奶声，吃完后能安静入睡3～4小时，醒后精神愉快，每月体重稳步增加；每天大便2～3次，色泽金黄，呈黏糊状或成形，表示奶量充足。如果婴儿吸奶时要花很大力气，或吃空奶后仍含着奶头不放，有时猛吸一阵便吐掉奶头哭，吃完奶后睡了1小时左右，就醒来哭闹，喂奶后又入睡，反复多次；大便量少或呈绿色的稀便，都表示母乳不足。

◎ 观察宝宝的大小便

每天换尿布少于8次，大便次数少于1次，说明母乳不足。

◎ 称宝宝体重

宝宝出生后10天起，在哺乳前后将婴儿各称一次，重量差值就是吸奶量，称时不必脱衣服，换尿布（尿布湿了也不必换），母乳量若在3个月时每次140克，6个月时为每次180克，表明奶水已很充足。

◎ 哺乳时间长短

如果哺乳时间超过20分钟，甚至超过30分钟，孩子吃奶时总是吃吃停停，而且吃到最后还不肯放奶头，则可断定奶水不足。

◎ 哺乳间隔时间长短

出生2周后，哺乳间隔时间仍然很短，吃奶后才1个小时左右又闹着要吃，也可断定母乳不足。

◎ 观察乳房是否胀满

产后2周左右，如果乳房胀满，表面静脉显露，则是母乳充足的表现。

➪宝宝喝奶时间过长怎么办

如果宝宝喝一次奶用掉1个小时的时间,这就是厌奶的前兆。如果宝宝总这么喝,会出现不良结果,因为一次喝奶时间太长,就会缩短与下次喂奶的时间间隔,如果到了喂奶时间,宝宝却没有饥饿感,他就无法从喝奶中获得满足感。以后宝宝就慢慢地失去了对喝奶的兴趣,最后导致厌奶。遇到这种情况该怎么办呢?如果宝宝已经喝了30分钟,就应该立刻取走奶瓶停止喂奶,然后到下次喂奶时间再喂,这是防止厌奶的有效方法。

➪怎样给宝宝选择奶粉

1岁以内的宝宝适合选择配方奶。在选择奶粉时要注意查看包装是否标有配方、性能、适用对象、使用方法等说明。按国家标准规定,在奶粉外包装上必须标明厂名、厂址、生产日期、保质期、执行标准、商标、净含量、配料表、营养成分表及食用方法等项目,若缺少上述任何一项最好不要购买。还要注意包装物的印刷图案、文字是否清晰。

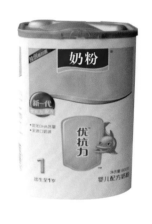

罐装奶粉密封性能较好,能有效遏制各种细菌生长。购买时可以摇动罐体,如果发现奶粉中有结块,有撞击声,则证明奶粉已经变质,不能食用。选购袋装奶粉可挤压奶粉的包装,查看是否漏气。

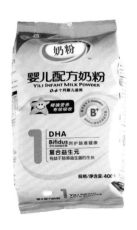

观察奶粉外观,质量好的奶粉颗粒均匀,无结块、杂质,颜色呈均匀一致的乳黄色,杂质量少。质量好的奶粉冲调性好,冲后无结块,液体呈乳白色,品尝奶香味浓;而质量差或乳成分很低的奶粉冲调性差,即所谓的冲不开,品尝奶香味差甚至无奶的味道,或有香精调香的香味;另外,淀粉含量较高的产品冲后呈糨糊状。

营养配餐

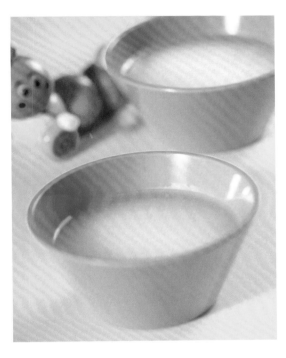

纯米汤

原料：大米50克

做法

1. 大米淘净，加适量水浸泡半小时；
2. 将大米和水倒入锅中，大火煮沸后，转小火慢慢熬成粥；
3. 粥熬好后关火闷5分钟，用勺子舀取上面不含饭粒的米汤，待温度适宜后即可给宝宝喂食。

提示 大米富含淀粉、维生素B_1、矿物质、蛋白质等，蕴含了大米粥精华的米汤，作为宝宝母乳或牛奶之外的辅食很适宜。

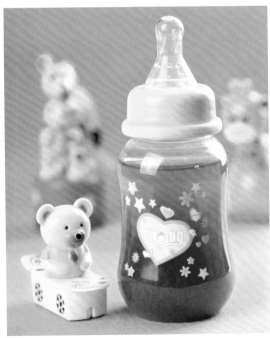

苹果汁

原料：苹果半个，温开水30毫升

做法

1. 将苹果洗净，削去皮，挖去核，切成块；
2. 将苹果块放入榨汁机中，榨成汁；
3. 滤去果肉渣，加入温开水搅匀即可倒入奶瓶喂食。

提示 2个月的婴儿就可以加喂一些果汁了，既可预防便秘，还可提高免疫力。此时期的喂食量和喂食次数不宜过多，每次可给20～30毫升，随着婴儿月龄的增长再慢慢地增加喂食量。

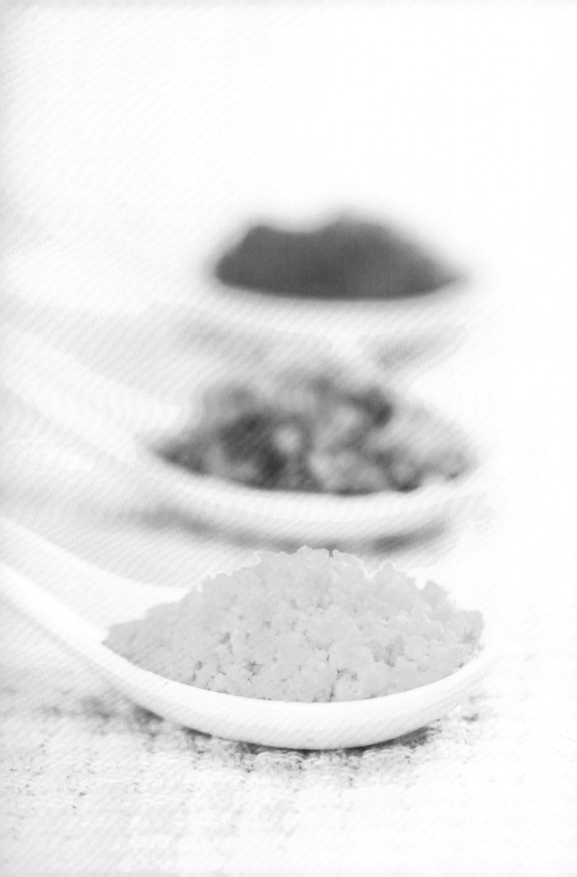

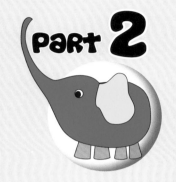

PART 2

4～6个月宝宝

4～6个月的婴儿较前几个月变化明显，生长速度很快，活动能力也大大增强，对食物营养的需求也越来越全面。此时依靠母乳或配方奶粉已不能满足婴儿快速发育的需要，所以应开始添加相应的辅食了，要让婴儿接触除母乳和牛奶以外的更多食物。婴儿在此时开始添加辅食，一为身体发育需要，同时也是为以后的断奶作准备。

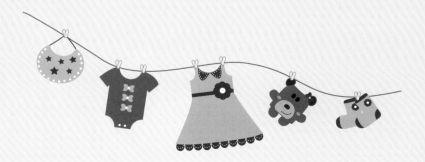

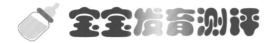

4个月

身高	男宝宝平均为64.6厘米；女宝宝平均为63.4厘米。
体重	男宝宝平均达到7.5千克；女宝宝平均达到7千克。
头围	男宝宝平均达42.5厘米；女宝宝平均达41.21厘米。
胸围	男宝宝平均达43.02厘米；女宝宝平均达41.62厘米。
睡眠	此月宝宝睡眠17～18小时，夜里可睡10个小时左右。

5个月

身高	男宝宝在60.5～71.3厘米之间；女宝宝58.9～69.3厘米。
体重	男宝宝在5.3～9.2千克之间；女宝宝在5～8.4千克之间。
头围	男宝宝平均可达42.8厘米；女宝宝平均可达41.8厘米。
胸围	男宝宝平均可达43.2厘米；女宝宝平均可达41.65厘米。
睡眠	此月宝宝睡眠时间普遍减少了，每天能睡15～16个小时以上。

6个月

身高	男宝宝平均为68.6厘米；女宝宝平均为67.0厘米。
体重	男宝宝平均达8.4千克；女宝宝平均达7.8千克。
头围	男宝宝平均达44.1厘米；女宝宝平均达42.8厘米。
胸围	男宝宝平均达43.9厘米；女宝宝平均达42.7厘米。
睡眠	此月宝宝每天能睡15～16个小时，白天睡3次，每次1.5～2小时，夜间睡10小时左右。
出牙	宝宝出牙时间各有差异，一般在6个月左右开始萌出第一颗下中门牙。

喂养指导

⇨此月龄段宝宝要添加辅食

　　4～6个月的婴儿较前几个月变化明显，生长速度很快，活动能力也大大增强，对食物营养的需求也越来越全面。此时依靠母乳或配方奶粉已不能满足婴儿快速发育的需要，所以应开始添加相应的辅食了，要让婴儿接触除母乳和牛奶外的更多食物。

　　婴儿在此时开始添加辅食，一为身体发育需要，同时也是为断奶作准备。断奶并不是指完全停止喂牛奶或奶粉，而是要让婴儿在同以前一样吃母乳或牛奶的同时，渐渐学会吃大人的食物，从而使吃母乳和牛奶的量自然减少，慢慢过渡到吃辅食为主、吃奶类食物为辅。

　　辅食的添加是一个循序渐进的过程，宝宝的消化系统尚未完全发育成熟，因此在添加辅食时要特别注意。要根据不同阶段给宝宝提供合适的食物。一般从喂食流质食物开始，由单种到多种类逐渐增加，喂食量根据宝宝的适应情况慢慢增加。4～6个月的辅食以粥、水果泥、蔬菜泥、蛋羹类为主。肉食类此时期暂不要食用为好。

⇨添加辅食的最佳时机

　　给宝宝添加辅食最理想的时机，是在他4～6个月的时候。在4个月以前，宝宝的消化器官还没发育成熟，添加辅食会影响营养的消化和吸收，进而影响宝宝的健康；添加得过晚，会影响宝宝顺利断奶。从4个月开始，宝宝进入了学习咀嚼及味觉发育的敏感期。4个月的宝宝除了吃奶以外，逐渐增加半流质的食物，可为宝宝以后吃固体食物作准备。一般情况下，婴儿五六个月开始对食物表现出很大的兴趣，并且能够伸手抓取食物，此时让宝宝尝试新的食物，由于新的口感和味道的刺激，婴儿可学会在口腔中移动食物，也很容易学会咀嚼吞咽。在这段时间中，有些宝宝的体重增加较慢，而且宝宝在每次吃饱后没过多

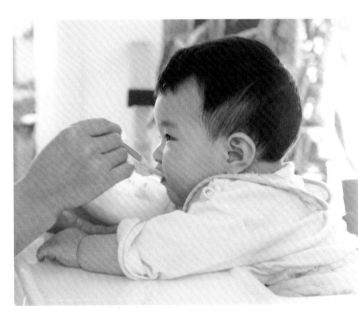

久,又会迫切要求吃奶,就说明乳汁已经不能满足其生长的需要,要给宝宝添加辅食了。此时添加辅助食物的另一个重要因素是为婴儿补充铁质。总之,当婴儿满4个月后,不论母乳分泌量的多少,都应开始给孩子添加辅助食品。

⇨ 添加辅食的原则

◎ 从一种到多种

给宝宝添加辅食,要一样一样地加。开始时只加一种,等3~4天或一星期后宝宝适应后,再添另一种,不能在1~2天内让宝宝吃上2~3种新的食物。例如,添加米糊,就不要同时添加蛋黄,要等宝宝适应了米糊后再添加蛋黄,等宝宝适应了米糊和蛋黄后,再添加土豆泥。这么做是因为宝宝可能对某些食物成分过敏,一次只喂一种新的食物可以很方便地发现宝宝过敏的食物,避免让宝宝再吃到同种食物。每次添加新的辅食后,都必须密切观察宝宝排便、食欲、情绪和皮肤等身体各方面的状况。如有便

秘、腹泻、呕吐、皮肤出疹以及哭闹等不良反应,应立即停止喂食,并带宝宝去医院。待宝宝恢复正常后,再从开始添加的量或更少的量喂起。随着宝宝月龄的增加,可以混合多种食物来制作辅食。

◎ 由少到多

每次添加新食物,必须先从少量喂起,逐渐增加。在这个过程里,母亲要仔细地观察宝宝,如果宝宝一切都好,没有什么不良反应,才能再喂多一些。例如,在加蛋黄时,开始只给宝宝吃1/4个,等3~4天后,如果宝宝没有不良反应,可加到1/2个,然后再逐渐增至3/4个,直至整个蛋黄。

◎ 由稀到稠、由细到粗

初期给宝宝一些容易消化的、水分较多的流质、汤类。然后由半流质慢慢过渡到各种泥状食品,最后添加柔软的半固体食品。

添加固体食品时,可先将食物捣烂,做成泥状;待宝宝长大一些,习惯一些,可做成碎末状或糜状,以后再做成块状的食物。如从青菜汁到菜泥再到碎菜,以逐渐适应宝宝的吞咽和咀嚼能力。

◎ 尊重宝宝的意愿

给宝宝喂新的食物要有耐心，不能强迫喂宝宝。如果宝宝不愿意吃某种食物，应尊重宝宝的意愿，不要勉强他吃。如果宝宝连续两天拒绝吃同一种食物，并不代表这种食物宝宝不吃或不能吃，可以过一阶段再喂给他试试。

◎ 注意饮食卫生

给宝宝添加辅食要讲究卫生，现吃现做。婴儿要有专用餐具，而且每天要消毒。

◎ 不能本末倒置

在这个阶段，母乳或配方奶仍是宝宝的主食，而此时的辅食只能作为一种补充食品让宝宝练习着吃。如果为了让宝宝吃更多的辅食而减少喂给宝宝母乳或配方奶的量，那是不可取的。一般来说，4～6个月的宝宝，每天添加一顿辅食就够了。

➡喂辅食时的注意事项

喂宝宝辅食，应注意以下几点。

◎ 让宝宝坐着吃

在喂辅食时，应该让宝宝坐着吃饭。这个时期的宝宝，用东西撑住他，身体可以坐直。因为这样吃东西，宝宝容易消化。

◎ 要有愉快的进餐氛围

最好在宝宝心情愉快的时候给宝宝喂辅食，或者用亲切的态度和欢乐的情绪来感染宝宝，使他乐于接受辅食。因为家长和宝宝的情绪都会影响宝宝对新食物的兴趣。

◎ 巧妙安排时间

如果宝宝喜欢吃辅食，那就不用安排时间了。如果宝宝依恋奶，不乐意吃辅食，可在每次喂奶前孩子饥饿时，先给辅食，这样宝宝不会因为已吃饱而拒吃辅食。另外，在孩子临睡前最后一次喂奶之后，给宝宝补喂一点米粉，有助于宝宝夜间的睡眠安稳。

以后，逐渐减少宝宝临睡前的这一次喂奶量而增加辅食的量，慢慢地，宝宝就会习惯吃辅食了。

◎ 讲究喂食方式

最好的喂养方式，是将食物装在碗中或杯内，用汤匙一口一口地慢慢喂，训练宝宝开始适应大人的饮食方式。当宝宝具有稳定的抓握力之后，可以训练宝宝自己拿汤匙。

➡该给宝宝添加的辅食

◎ 水果

水果口味好，宝宝容易接受，还能为宝宝补充能量和营养，可以作为第一种固体食物引进宝宝的饮食中，让宝宝觉得许多汤匙中的东西都是好吃的，这样添加辅食就会比较顺利。水果的种类繁多，这阶段的宝宝适合吃的有苹果、香蕉、猕猴桃、草莓、橙子、梨等。芒果、菠萝等易致过敏，颗粒小的很容易引起呛咳或窒息，都应避免。喂给宝宝的水果应该洗干净，去皮后榨汁喂给宝宝。注意给宝宝吃水果不宜过多，每天应不超过2次，一般下午2点和6点喂比较合适。而且每次给宝宝吃的也不要太多。

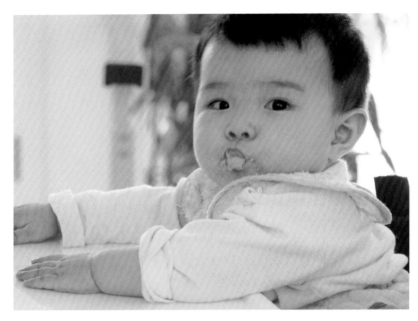

宝宝食用鸡蛋，应先从蛋黄开始。因为宝宝肠胃还没有发育完全，蛋白容易引起宝宝过敏、不消化。

◎ 蛋黄

蛋黄中富含铁，是宝宝摄取铁的重要来源，蛋黄中还含有脂肪、矿物质以及多种维生素，对帮助宝宝维护健康，提高机体免疫力也有很大的好处。添加蛋黄可以先喂宝宝蛋黄水，以后再喂煮熟的蛋黄，从1/4个开始逐渐增加。

◎ 蔬菜

蔬菜富含维生素，对宝宝的生长发育起很大作用，但宝宝一般不爱吃蔬菜，爸爸妈妈要花些工夫才能让宝宝接受，开始时每次做一点点，先试着喂喂看。这阶段宝宝可以吃的蔬菜有各种绿叶蔬菜、番茄、土豆、南瓜、红薯、冬瓜等，气味浓烈、刺激性强的蔬菜最好先不要喂食。

◎ 豆腐

把煮熟的嫩豆腐稍加些盐搅碎，加入米粉或蛋黄中喂食宝宝，效果不错。

◎ 谷类食物

可以喂给宝宝的谷类食物很多，如米糊、营养米粉、烂粥、烂面条等。烂粥、烂面条都是家常便饭，只要煮的时间长些，就可以喂给宝宝吃。

⇨ **正确的辅食喂养方法**

在给宝宝喂辅食时，应按以下步骤：

1. 给宝宝系上围嘴，以防辅食流出弄脏衣服。

2. 如果宝宝能坐稳，可将宝宝放在餐椅中，如果宝宝还不能坐稳，可抱坐在妈妈的腿上。

3. 用柔软的湿毛巾等物品为宝宝清洁双手。

4. 愉快地给宝宝喂食。

5. 喂完以后再给宝宝擦净嘴。

⇨制作辅食工具介绍

给宝宝做辅食，经常需要过滤、剁泥等工序，把食物加工得很细，所以在普通餐具的基础上，我们可以选择一些专门为制作宝宝辅食而设计的工具，它可以让你在制作时更得心应手，减少制作时间，提高辅食的质量，而且也可以做到专物专用，防止大人的食品污染宝宝的辅食。

1. 食物研磨用具组

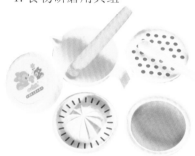

2. 小汤锅

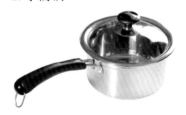

3. 刀和砧板

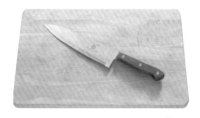

4. 安全汤匙、叉子

⇨让宝宝适应新的食物的方法

宝宝以前没接触过辅食，现在的每一种食物对他来说，都是陌生的，接受每种陌生的食物，宝宝都需要一个尝试和适应的过程，爸爸妈妈要有足够的耐心才行。

许多父母都遇到过这种情况：花几个小时做的食物，宝宝吃一口就不吃了。这个时候，父母千万不要强迫宝宝，非得让宝宝吃下去，因为这种态度会给宝宝留下坏印象。宝宝本来对食物的态度是无所谓的，但是如果有这样的经历，以后宝宝再接触到辅食，想起父母的这种态度，就会彻底拒绝辅食。那样的话，父母给宝宝添加辅食的计划就失败了，这对宝宝的健康也会不利。

如果遇到这种情况，父母要尊重宝宝的意愿，吃得少没关系，只要他吃就好，下次做辅食的时候可以少做一点。而且父母可以给宝宝做示范，自己吃一点，脸上露出满意的样子，跟宝宝说这种食物好吃，宝宝就有可能会吃多一点。如果宝宝实在不吃，可能是他不喜欢这种口味，不要勉强他，过几天再试试，或者改变一下口味，适当加一点点糖，效果也许会好些。

⇨给宝宝选择合适的勺子

喂宝宝吃辅食，最好用勺子。对于那些细碎的食物，勺子比筷子方便得多。怎样给宝宝选择合适的勺子呢？现在市场上，有各种各样的勺子，材质上也分不锈钢和塑料的。给宝宝选勺子，只要注意安全就可以了。勺子的样子要避免边薄或头尖的那种，选宽度窄，凹陷部稍浅的就可以了，这样的勺子不会伤到宝宝的嘴。

➪过敏体质宝宝的喂养指南

营养专家对婴儿营养的指南建议是：母乳喂养6个月并且推迟鸡蛋等固体食物的添加以预防幼儿过敏性疾病。对于父母都是过敏性体质的婴儿，子女患过敏性疾病的概率高达50%～70%。因此如果这些婴儿出现湿疹、持续腹泻等症状，父母必须考虑食物过敏是否是其"祸根"。一旦被确诊，家长应在医生指导下立刻对婴儿饮食配方进行调整，使用无敏配方营养奶粉。

家长必须了解因食物引起的婴儿过敏症状，并及时给予足够的重视，尤其是那些本身患有过敏性疾病的家长。

另外如果过敏症状不明显，无敏配方营养奶粉也可用来辅助家长诊断婴儿是否是因为对蛋白过敏而引发各种症状。在服用无敏配方营养奶粉两周后，如过敏症状减轻，则说明宝宝确实受到了蛋白致敏原的刺激。这时，妈妈应坚持母乳喂养或继续使用无敏配方营养奶粉喂养，同时密切注意宝宝在成长过程中可能发生的诸如哮喘一类的其他过敏症状。

➪要让宝宝习惯用勺子吃东西

让宝宝练习吃辅食的同时，也是让宝宝习惯用小勺吃东西的过程。练习用勺吃东西对宝宝很重要，能够让宝宝顺利地学习吃辅食，也为日后能顺利断奶打下了基础。刚开始用勺喂食物，宝宝会不习惯，

有的宝宝也许会对勺子产生反感，宝宝拒绝勺子，只是他不习惯而已，而且他也不知道勺子里的食物好吃，对于宝宝拒绝的态度，爸爸妈妈要有耐心。应该先给宝宝一些流质的食物，如水果汁、菜汁，因为这种食物跟喝奶的感觉差不多，吃下不用费劲。如果宝宝意识到勺子里有好吃的食物，就会接受勺子了，这时他也练得差不多了。让宝宝练习用勺吃东西，也是在教宝宝如何吃饭，引导宝宝主动地去学习吃食物。宝宝在不断品尝到新滋味的过程中，就学会吃饭了。

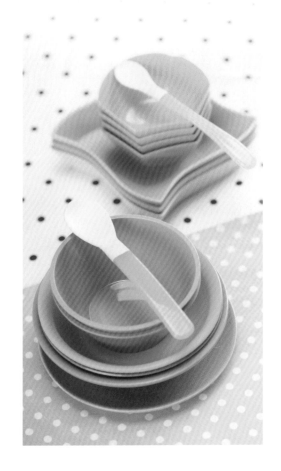

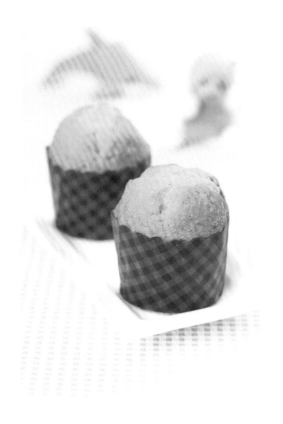

专家解疑

⇨宝宝不愿意吃辅食怎么办

有些时候，宝宝不愿意吃辅食。如果有这种情况，家长不要着急，着急是不起任何作用的，要细心找原因。宝宝不愿意吃，是不是做得不可口？辅食做好后，家长要尝尝味道，如果好吃，喂给宝宝自然没问题，如果你自己都吃不下，怎么能希望宝宝吃得香甜呢？宝宝不愿意吃，是不是食物难以下咽？喂宝宝吃的食物，要做得松软细腻、容易入口嚼咽、温度合适，任何一点做得不好，都会影响宝宝进食。喂食时，还要看宝宝的尿布是否舒适干净，尿布湿了不舒服，宝宝进食自然会受影响。

另外，还要有轻松愉悦的进食氛围，家长不要焦躁，也不要训斥宝宝，否则会加剧宝宝的紧张心理，而不愿进食。

⇨可以喂宝宝吃点心吗

宝宝刚开始吃辅食的时候，没有必要吃点心。因为婴儿这时候还是以吃奶为主，其他食物只是一种辅食，不过，宝宝需要辅食提供的营养。如果给宝宝吃点心，因为点心类食品甜味居多，宝宝有可能对其他食品失去兴趣，这样的饮食结构，会使宝宝缺乏维生素。而且宝宝有基本固定的食欲周期，如果在宝宝两餐之间喂食点心，就会打乱宝宝的食欲周期，进而影响正常的进食。所以给宝宝吃的辅食，还是自己动手制作的好。

⇨宝宝把吃进去的辅食吐出来怎么办

宝宝刚开始吃泥状食物时，可能会先把食物吃进去，又用舌头顶出来。

爸爸妈妈看到这种情形，往往以为宝宝不愿吃，可是换了一种食物喂，宝宝还是照样给吐出来，爸爸妈妈认为宝宝不肯吃奶以外的食物，也就不给宝宝喂辅食了。这样做是错误的。

其实，宝宝之所以会把正在吃的食物吐出来，不是宝宝不愿吃，而是因为他不会吞咽食物。以前宝宝喝奶的时候，只要会"吮吸"就可以了，可是现在的食物单靠"吮吸"是不会自动往喉咙里流的，这需要"吞咽"。

吞咽和吮吸有很大的不同，需要用舌头把食物往咽喉里送，这种转换需要一个学习和适应的过程。在这个过程中，宝宝会表现出一些笨拙的现象，如把食物吐出来、溢出来、流口水等。

宝宝还没学会吞咽之前，不能自如地运用舌头。不过如果他把食物顶出来挂在嘴边也没关系，总会吃下去一点点。他可能很快就会学会吞咽了，家长们不用为此烦恼。

宝宝以前不会吞咽，他需要学习。对于这一点，爸爸妈妈要给予充分的认识和理解，千万不要想当然地认为宝宝不喜欢吃，因此让宝宝失去学习吃东西的机会。

⇨宝宝吃得很多正常吗

对于辅食，如果宝宝想吃也能吃，这很好，不过，要注意喂食的规律性，避免宝宝进食过多导致肥胖。而且，这个时期的宝宝，食物还是应该以奶为主，过多食用辅食，会增加婴儿的肠胃负担，有可能会引发消化功能障碍。因此，宝宝吃辅食应有所控制。

⇨什么时候开始补充铁

婴幼儿从母体获得的铁只够维持出生后3～4个月的造血需要，而且如果是早产、双胎、胎儿失血以及母体有缺铁性贫血等情况，还会使小儿储铁不足。婴幼儿主要的食物是母乳或牛乳，而母乳和牛乳的含铁量均较低，3～4个月后，如果不能

及时添加含铁较多的辅食，则易发生缺铁性贫血。所以，妈妈应及时采取有效的措施为宝宝补铁。

动物肝脏、动物血、蛋黄、菠菜等含铁最多，紫菜、海带等海产品，虾、芝麻、蘑菇、木耳、豆制品等也都含有较多的铁。妈妈应选择适合宝宝的含铁丰富的食物喂给宝宝。

铁的吸收常需要一定的酸度，而维生素C是酸性的，它能促进机体对铁的吸收。所以还应给宝宝搭配一些绿叶蔬菜或水果。

⇨此时给宝宝添加的辅食中能加盐或糖吗

小宝宝肾脏功能尚差，肾血流量都不及成人，肾小管排泄与再吸收功能也未发育完善，吃咸食必然会增加宝宝的肾脏负担，影响其正常发育。所以，10

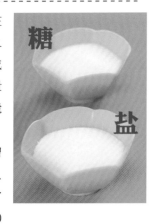

个月内宝宝辅食最好不加盐。随着宝宝的生长发育，肾功能逐渐健全，对盐的需要量越来越大，则应该增加盐的摄入量了。

糖的主要成分是碳水化合物，能为宝宝提供能量，但食用过多也有增加宝宝肥胖的风险。5～6个月左右宝宝开始萌出乳牙，吃糖过多容易损害宝宝的牙齿发育，出现龋齿。宝宝养成吃甜食的习惯对生长发育不利，因此，在为宝宝制作辅食时应尽量少加糖。

营养配餐

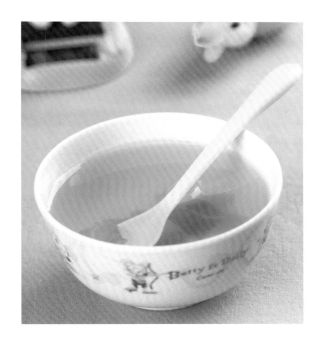

卷心菜汁

原料：卷心菜50克

做法

1.将卷心菜洗净，切成小片；

2.锅置火上，加适量水烧开，放入卷心菜片，煮5分钟左右；

3.倒出菜汁水，滤去菜渣，等温度适宜后即可喂食。

提示　刚开始可少量喂食，1～2匙即可，待宝宝适应后再慢慢增加。还要注意过滤要彻底，过滤用的器皿也要消毒干净。

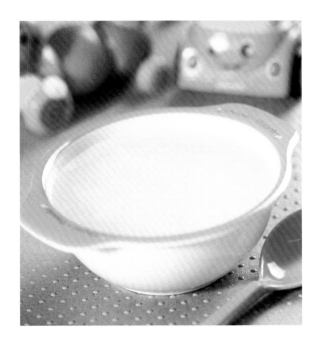

烂米粥

原料：大米30克

做法

1.将大米淘干净，用适量清水浸泡1小时，沥去水后磨成细末；

2.将大米末和水放入锅内，旺火烧开后，转微火煮透至熟烂呈糊状时即成，注意要不时搅拌以免粘锅。

提示　粥是婴儿添加辅食的首选食物，烂米粥易消化，又能为宝宝补充营养。

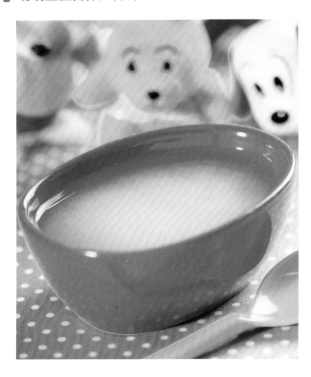

面条汤

原料：婴儿面条20克

做法

1. 将婴儿面条剪成小段备用；
2. 锅中加适量水烧开，放入面条段，煮至面条熟烂；
3. 滤取面条汤汁，晾温后喂食宝宝。

提示 此面条汤可为宝宝机体补充能量。面条的主要营养成分有蛋白质、脂肪、碳水化合物等，具有易于消化吸收，改善贫血、增强免疫力、平衡营养吸收等功效。宝宝长牙后，面条是不错的辅食。

香蕉泥

原料：香蕉半根，温开水适量

做法

1. 将香蕉剥皮去白丝，切成小块；
2. 把香蕉块用汤匙背压碎成泥，加适量温开水拌匀即可。

提示 香蕉含有糖类、蛋白质，还含有丰富的维生素及微量元素等，具有润肠、通便的功效，对便秘有辅助治疗作用。要选用熟透的、质量好的香蕉，不能给婴儿喂食长黑斑、有腐烂迹象的香蕉。

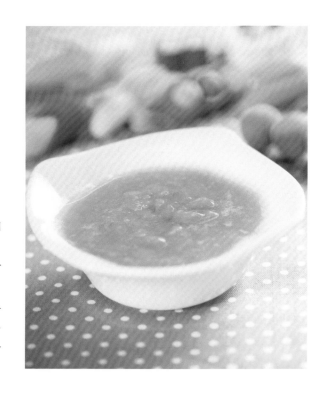

番茄米汤

原料：番茄半个，米汤少许

做法

1. 番茄洗净，用沸水烫一下，去外皮和子，切成块；
2. 将番茄放入搅拌机中搅打成泥；
3. 锅中放米汤烧开，倒入番茄泥再煮沸即可。

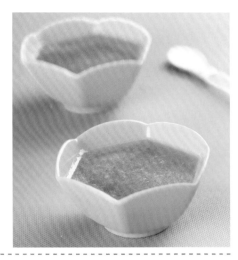

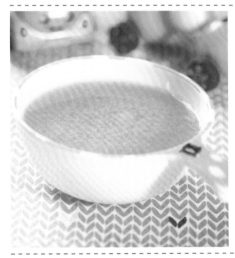

米粉糊

原料：婴儿米粉和米汤各适量

做法

1. 取适量婴儿米粉放入碗中（按米粉罐上所示的量取用）；
2. 加入温度适宜的米汤，搅拌均匀后即可给宝宝喂食。

提示 可待宝宝习惯适应纯米汤后，再用米汤来冲调燕麦、米粉等，糊的浓度也需由淡至浓稠，让宝宝逐步学会咀嚼、吞咽不同浓淡的食物。

土豆泥

原料：土豆半个，温开水适量

做法

1. 土豆洗净，放入锅中用水煮至熟软；
2. 将煮熟的土豆捞出，趁热剥去皮，然后将土豆放入碗内，用勺背将土豆压碎成泥；
3. 酌量加些温开水调匀即可食用。

提示 土豆含有丰富的淀粉及糖类，其所含的粗纤维可促进肠胃蠕动，防治婴儿便秘。注意土豆一定要煮透、煮熟才可给宝宝喂食。为了增加营养，还可以用骨头汤或牛奶等来代替温开水。

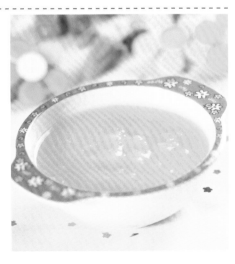

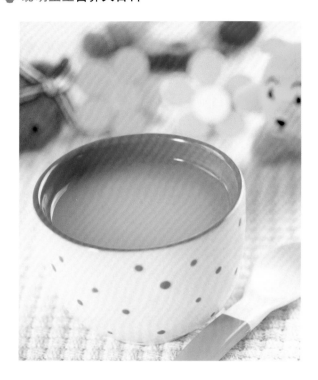

玉米汁

原料：新鲜玉米1/3个，温开水适量

做法

1. 将玉米放入锅中煮熟，晾凉后把玉米粒掰下，放到榨汁机里；

2. 再加入温开水，按1∶1的比例，将之榨成汁即可。

提示：玉米内含有蛋白质、糖类、钙、磷、铁、胡萝卜素、谷固醇等营养物质，还富含维生素，常食可促进肠胃蠕动，加速有毒物质的排出。

油菜米汤糊

原料：油菜嫩叶30克，米汤适量

做法

1. 将油菜嫩叶洗净，切成碎末；

2. 将油菜碎末入蒸锅蒸熟软；

3. 将米汤和油菜末放入锅中，煮沸2分钟即可。

提示：油菜的营养价值很高，含丰富的钙、磷、钾等矿物质。宝宝食用油菜也很安全，不用担心过敏，是在辅食添加初期就可放心食用的食物之一。油菜中加入米汤，能促进上皮组织的发育，帮助宝宝更健康地成长。

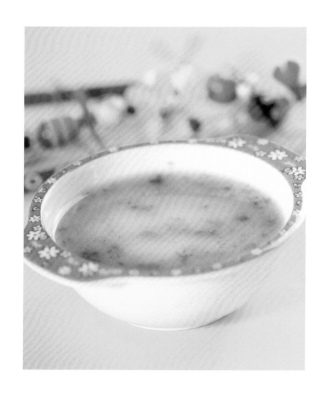

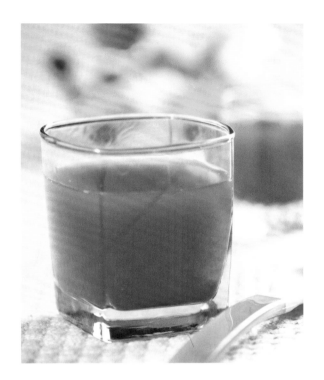

西瓜汁

原料：西瓜一大块

做法

1.西瓜去皮和子，取净瓜肉，切成小块；

2.把西瓜块放入榨汁机中，搅打成汁；

3.再用洁净纱布过滤一下，即可给宝宝喂食。

提示 妈妈们需注意，西瓜不宜多吃，以免引起腹泻、食欲下降等，宝宝消化不良及胃肠道出现问题时也不宜喂食西瓜汁。

黄瓜泥

原料：黄瓜30克

做法

1.黄瓜洗净，去皮，切成段；

2.将黄瓜条用研磨机打成泥；

3.将黄瓜泥放入碗中，蒙上保鲜膜，放入蒸锅蒸8分钟即可。

提示 要为宝宝选择鲜嫩的黄瓜，新鲜的黄瓜外表刺粒未脱落，手摸有刺痛感，外形饱满、硬实。此菜中用到的保鲜膜要选择透气性较好、耐热度较高、环保无毒安全的产品。

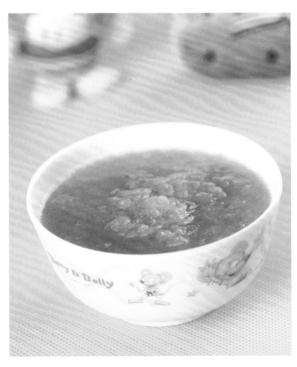

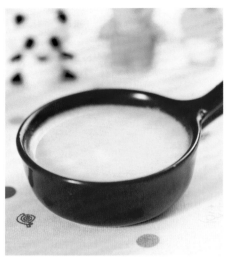

蛋黄牛奶

原料：鸡蛋1个，婴儿配方奶适量

做法

1.将鸡蛋煮熟，去壳取蛋黄，用筛碗或勺子将蛋黄碾成泥；

2.将婴儿配方奶按适用量冲调好；

3.取适量蛋黄加入配方奶中拌匀即可。

提示 此蛋黄牛奶可补充宝宝逐渐缺失的铁，蛋黄中的铁含量高，加入牛奶，其含有的维生素A、维生素D和维生素E与脂肪溶解更易被机体吸收和利用。注意，最初要从1/8个蛋黄开始喂食，根据宝宝的接受程度再逐步添加。

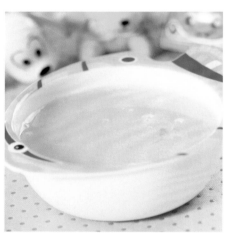

牛奶藕粉

原料：藕粉1勺，婴儿配方奶150毫升

调料：白糖1小勺

做法

1.将藕粉放入碗中，加少许冷开水将藕粉调匀；

2.锅中倒入沸水，加入婴儿配方奶，煮沸后倒入调匀的藕粉；

3.边煮边搅拌，至呈糊状时加入白糖煮匀关火，晾至微温即可喂食。

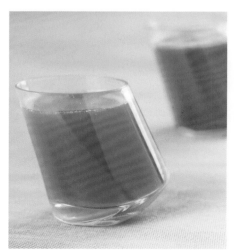

小白菜汁

原料：小白菜100克

做法

1.小白菜洗净，切段，入沸水中焯烫至九成熟；

2.将小白菜段放入榨汁机中加纯净水榨汁，过滤后即可饮用。

提示 小白菜含多种营养素，营养价值较高。在添加辅食时让宝宝多接触，既增加营养，又可防止其日后挑食。

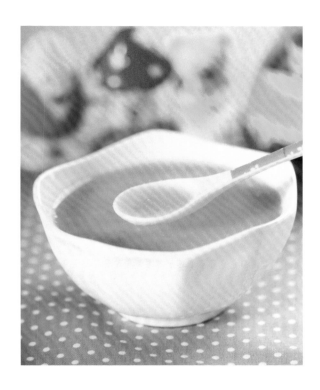

玉米苹果酱

原料：苹果半个，玉米面1匙

调料：白糖少许

做法

1. 将玉米面和适量水调匀成玉米面糊备用；

2. 苹果洗净后去皮除子，磨碎成苹果酱；

3. 将玉米面糊倒入锅内煮沸，放入苹果酱搅拌，煮片刻后稍稍加点水，再用中火煮至呈糊状，加白糖搅匀即可。

提示 此时宝宝的抵抗力依然较弱，做苹果酱的器皿要消毒干净。

牛奶面糊汤

原料：小麦面粉10克，配方奶粉适量

做法

1. 将配方奶粉加温水调匀；

2. 小麦面粉加少许水拌匀；

3. 将调好的配方奶倒入锅中，小火煮开，倒入面粉水；

4. 搅拌均匀后再用中火煮一会儿，不时搅拌，煮至熟后盛出，稍凉后即可喂食。

提示 小麦面粉富含蛋白质、碳水化合物、维生素和钙、铁、磷、钾、镁等矿物质，有养心益肾、健脾护肠、除热止渴的功效。将面粉和配方奶搭配，大大提升营养价值。

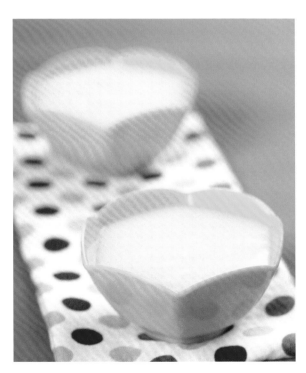

番茄苹果汁

原料：新鲜番茄半个，苹果半个

做法

1. 将番茄洗净，在顶端划一"十"字，用开水淋烫浸泡1分钟后剥去皮，用榨汁机或挤果器压挤取汁；

2. 苹果洗净削皮，榨取汁液后倒入番茄汁中，拌匀，过滤一下后即可食用。

提示 新鲜番茄中富含维生素B$_1$、维生素B$_2$、尼克酸等营养成分。如果宝宝不耐生食，可入锅中煮沸后食用。

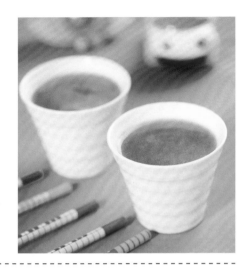

蛋麦糊

原料：婴儿麦粉30克，婴儿配方奶适量，鸡蛋1个

做法

1. 鸡蛋取蛋黄，搅匀备用；

2. 将婴儿配方奶加水调拌好，倒入锅中，加入婴儿麦粉煮沸1分钟，淋入蛋液，搅匀煮沸至呈糊状即可喂食。

提示 添加鸡蛋要从蛋黄开始，此糊集合多种食物的营养，对婴儿发育有益。

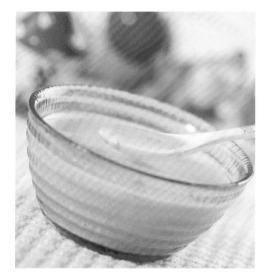

蛋黄粥

原料：鸡蛋1个，大米30克

做法

1. 大米淘净，用水浸泡半小时，沥干水分后磨成细末；

2. 将鸡蛋入水中煮熟，取出剥去壳，取蛋黄，压碎备用；

3. 将大米末放入锅中，加适量水熬煮成粥，加入蛋黄碎，搅匀后再煮沸即可。

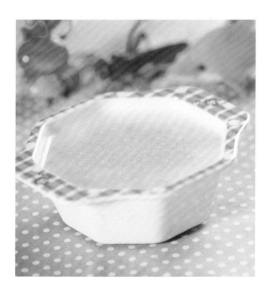

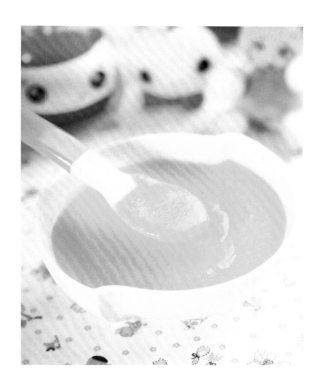

嫩玉米糊

原料： 嫩玉米粒120克
调料： 水淀粉少许

做法

1. 将嫩玉米粒洗净；
2. 锅中放入适量水烧开，倒入嫩玉米粒，煮至熟软后倒入搅拌机中搅打成蓉并过滤；
3. 再倒入锅中，煮开后加少许水淀粉，继续搅拌呈糊状即可。

提示 也可以将嫩玉米棒用礤子直接礤成碎末后煮熟并过滤。玉米富含钙、镁、硒和维生素E、维生素A、卵磷脂和18种氨基酸等30多种营养活性物质，能提高人体免疫力，增强脑细胞活力。

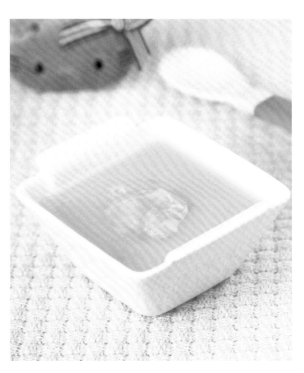

香蕉面糊

原料： 香蕉50克，玉米面适量
调料： 白糖少许

做法

1. 将香蕉去皮后用勺子研碎，加入白糖混合成香蕉糊；
2. 玉米面用适量清水调成糊状；
3. 锅置火上，加适量清水煮沸后，倒入玉米糊，转中火一边煮一边搅；
4. 至玉米糊黏稠后倒入备好的香蕉糊，再煮2分钟即可。

香蕉牛奶糊

原料：香蕉100克，配方奶粉适量

做法

1. 香蕉去皮后，用勺子压成糊状；
2. 把香蕉糊放入锅内，加入奶粉和适量温水混合均匀；
3. 锅置火上，倒入香蕉牛奶糊，边煮边搅拌，5分钟后停火即可喂食。

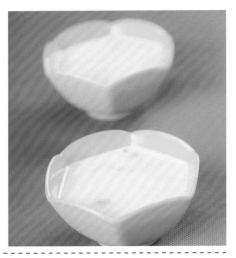

红薯粥

原料：大米30克，红薯30克

做法

1. 将红薯去皮洗净，切成细末；
2. 将大米淘净，用水浸泡半小时，沥去水分后磨成细末；
3. 锅中放适量的水，烧开后，将大米末、红薯末一起放入锅中，待开后改用小火慢熬，煮至熟烂呈泥状即可食用。

提示 牛奶喂养的婴儿容易有便秘现象，红薯中丰富的膳食纤维可促进肠胃蠕动，能防治宝宝便秘和肠胃不适。

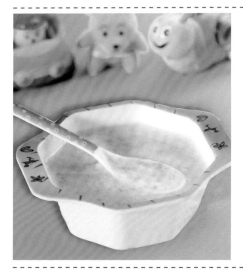

青豆大米糊

原料：青豆80克，大米40克

做法

1. 将青豆洗净，入锅中煮沸2分钟，稍凉后去膜；
2. 大米淘净，和青豆一起放入搅拌机中搅打成蓉；
3. 将青豆大米蓉倒入锅中，加适量水，一起煮至米糊熟即成。

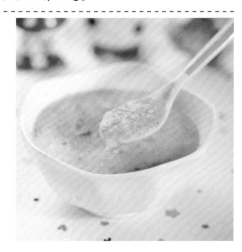

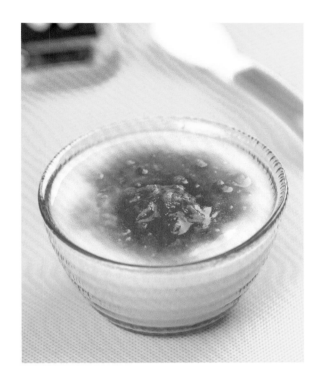

番茄面糊

原料：番茄半个，面粉15克

【做法】

1.将番茄洗净，去皮和子，剁成蓉或用搅拌机打成蓉；

2.面粉加水调匀；

3.将面粉水倒入锅中，煮沸后下入番茄蓉，一同煮熟即成。

提示 这时期宝宝的消化能力还很弱，所以即使是用搅拌机打成蓉，也要去掉番茄的皮和子。

鳕鱼粥

原料：鳕鱼50克，大米30克

【做法】

1.大米淘净后磨成细末，入锅中加水煮至熟烂；

2.将鳕鱼洗净并且去皮、去刺，入蒸锅中蒸熟；

3.将制熟后的鱼肉捣碎，混入熬好的烂米粥中搅匀即可。

提示 鳕鱼为海洋深水鱼，肉质细嫩少刺，且营养非常丰富，含有大量的高不饱和脂肪酸、钙、磷和优质的蛋白质，对婴儿的发育有良好的补益作用。

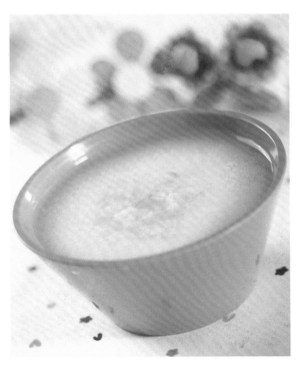

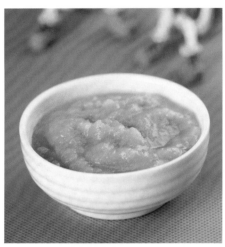

茄泥

原料：嫩茄子50克

【做法】

1.将嫩茄子洗净，切成条；

2.将茄条放入锅中，隔水蒸熟；

3.用勺子刮出熟烂的茄肉，或用搅拌机搅打匀即可喂食。

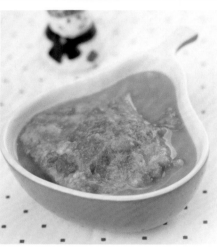

玉米南瓜泥

原料：嫩玉米粒40克，南瓜80克

【做法】

1.嫩玉米粒洗净，放入开水中煮2分钟，倒入料理机中打成泥并过滤；

2.南瓜洗净去皮，切成块，入锅中蒸至熟软，压成泥；

3.将南瓜泥和玉米泥倒入锅中，煮沸2分钟即成。

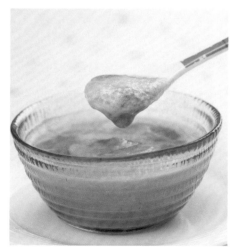

番茄玉米泥

原料：番茄半个，嫩玉米粒40克

【做法】

1.番茄去皮和子，洗净后切块；

2.玉米粒洗净，入锅中加水煮3分钟；

3.将玉米粒和番茄块一起放入料理机中打成蓉；

4.将番茄玉米蓉倒入锅中，加少许水，煮沸2分钟即可喂食。

南瓜米糊

原料：南瓜80克，大米40克

【做法】

1.将大米淘净，放入搅拌机中搅打成末；

2.南瓜去皮、子洗净，切成块，入蒸锅蒸至熟软，盛出打成蓉；

3.大米末倒入锅中，加适量水煮成米糊，加入南瓜蓉，再煮2分钟，边煮边搅拌。

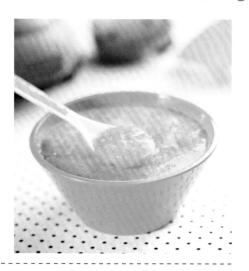

麦粉红豆沙糊

原料：婴儿麦粉、红豆沙各适量

【做法】

1.婴儿麦粉加适量开水调好备用；

2.红豆沙倒入锅中，加少许水煮熟；

3.将煮好的红豆沙倒入麦糊中，拌匀即可喂食。

提示：红豆富含铁质，能补血、增强抵抗力。将之做成红豆沙，口感绵软，又利于消化，和麦粉同食，更使营养升级。

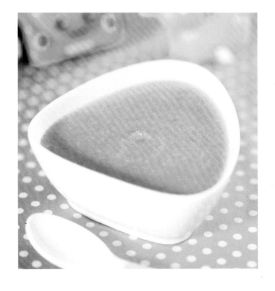

玉米露

原料：嫩玉米粒50克，荸荠2个，配方奶400毫升

【做法】

1.将嫩玉米粒洗净，煮熟备用；

2.荸荠去皮，用开水浸泡一会儿，取出切成丁；

3.将嫩玉米粒和荸荠放入搅拌机中，加入配方奶，搅打成玉米露，入锅中煮沸即成。

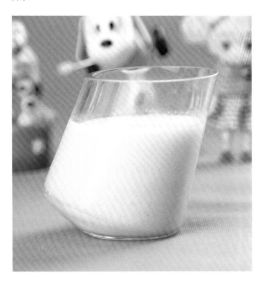

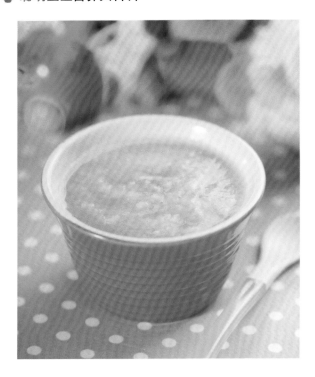

土豆香蕉米糊

原料：土豆60克，香蕉半根，米粉适量

做法

1. 将土豆去皮洗净，切成小块，入锅中蒸至熟软，趁热压成泥；
2. 香蕉去皮，切成块后用勺背压成泥；
3. 米粉用适量温水冲调好，加入土豆、香蕉泥拌匀即可。

油菜面粉糊

原料：油菜叶25克，面粉20克

做法

1. 面粉加适量水调匀备用；
2. 将油菜叶洗净，切成细末；
3. 将面粉水倒入锅中，煮开后加入油菜叶，一同煮至熟即可喂食。

提示 随着宝宝月龄的增加，宝宝能吃的食物品种越来越多。妈妈可为宝宝多选吃颜色较深的蔬菜。研究发现，颜色较深的蔬菜营养价值高，如深绿色的新鲜蔬菜中维生素C、胡萝卜素及无机盐含量都较高。

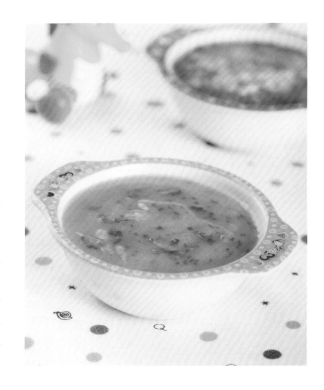

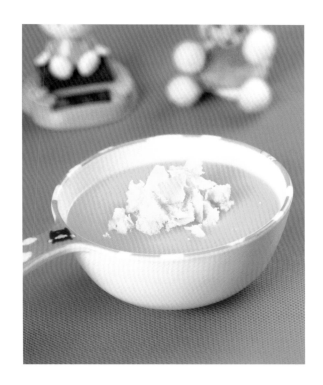

馒头糊

原料：馒头半个，玉米面20克

做法

1. 将馒头撕碎备用；
2. 玉米面加水调匀；
3. 将玉米面浆倒入锅中，煮熟后加入馒头碎块，边煮边搅拌，再次煮沸即可。

提示 馒头含有碳水化合物、蛋白质等营养成分。发酵后的馒头比饼、面条等没有发酵的食品营养更丰富。这是因为酵母不仅改变了面团的结构，让它们变得更松软好吃，还能促进营养物质的分解。对消化功能较弱的婴儿来说，馒头是很适合的食物。

番茄水果泥

原料：苹果、香蕉、番茄各50克

做法

1. 将苹果去皮、核，切成丁；
2. 香蕉去皮也切丁，番茄去皮和子，切同样大小的丁；
3. 将苹果、香蕉、番茄全部放入搅拌机搅打成泥；
4. 将番茄水果泥倒入锅中煮沸即可。

提示 煮番茄水果的时间不宜太长，以免破坏其含有的丰富的维生素。

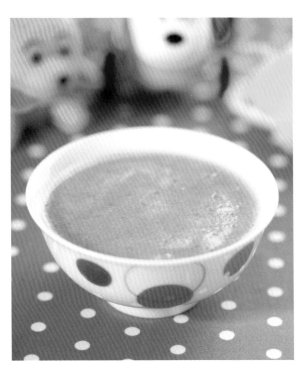

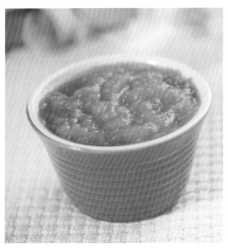

双瓜糊

原料：冬瓜、南瓜各80克

做法

1.将冬瓜去皮、子洗净，切成小块；

2.南瓜去皮和子，也切成小块；

3.锅中放适量水烧沸，下入冬瓜、南瓜块，一同煮至熟烂，盛出压成泥并拌匀即可。

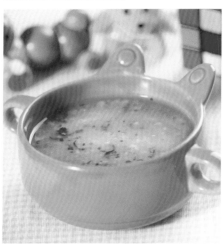

苋菜蛋黄粥

原料：苋菜30克，鸡蛋1个，大米40克

做法

1.大米淘净，加适量清水浸泡半小时，再沥干磨成细末备用；

2.鸡蛋煮熟后取蛋黄，捣碎备用，苋菜洗净切细末；

3.大米末和适量水倒入锅中，煮沸后改小火慢熬至熟烂，加入苋菜末和蛋黄末，再煮2分钟即可。

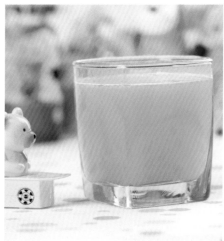

猕猴桃汁

原料：猕猴桃2个
调料：白糖少许

做法

1.猕猴桃去皮，切成块；

2.将猕猴桃块放入榨汁机，加温水搅拌榨汁；

3.倒出的汁液加白糖调匀即可。

提示　妈妈在做猕猴桃汁时，一定要选择新鲜的，怎样才是新鲜的猕猴桃呢？观察它的外表，不要选择有虫斑、病斑、机械损伤或者有热烧病的果实。

饼干粥

原料：大米25克，婴儿专用饼干2片

做法

1.大米淘洗干净，放入清水中浸泡1小时；

2.锅置火上，放入大米和适量清水，大火煮沸，转小火熬成稀粥；

3.把饼干捣碎，放入粥中稍煮片刻即可。

提示 还可以用牛奶代替大米粥，放入饼干拌成糊状。

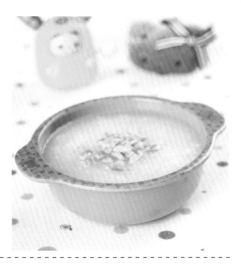

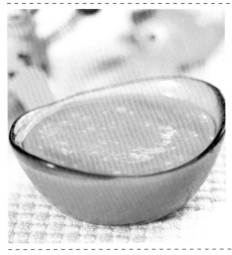

南瓜汁米粉糊

原料：南瓜100克，米粉适量

做法

1.南瓜去皮、子，切成小丁，放入蒸锅蒸熟；

2.将南瓜块取出放入碗中，用勺压烂成泥，再在南瓜泥中加适量开水稀释调匀后，放在干净的细漏勺上过滤一下取汁；

3.将南瓜汁冲入米粉中，酌情加少许开水调匀即可食用。

提示 也可将蒸烂的南瓜压成泥后拌入米粉中。

紫薯豆沙糊

原料：紫薯120克，米汤适量，红豆沙15克

做法

1.将紫薯洗净，去皮，切成块；

2.将紫薯放入锅中蒸至熟软，压成泥；

3.将米汤倒入锅中烧开，放入紫薯泥、红豆沙，搅拌均匀即可。

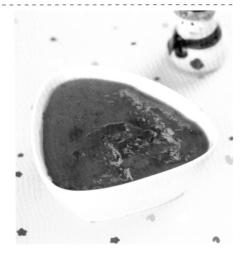

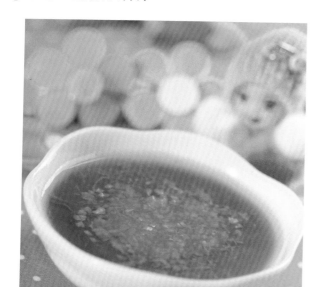

南瓜蔬菜汤

原料：南瓜50克，卷心菜嫩叶20克，高汤半碗

做法

1.将卷心菜嫩叶洗净，用热水焯一下，切碎成细末；

2.南瓜去皮和子，切成块，蒸熟或煮熟后趁热捣碎；

3.往锅内放入卷心菜末、南瓜泥，加入高汤烧沸5分钟左右即可。

提示 南瓜甜软的口感很受宝宝的喜欢，且南瓜还能保护胃肠道黏膜，帮助食物消化，宝宝适宜多吃。

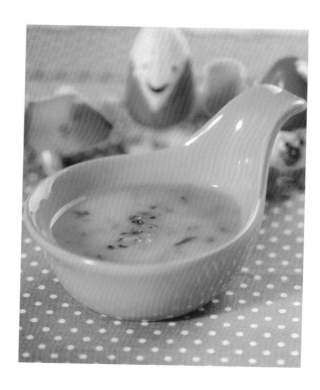

青菜土豆汤

原料：青菜嫩叶（菠菜、油菜、小白菜都可）20克，土豆50克，婴儿配方奶50毫升

做法

1.取青菜嫩叶洗净，入锅中加水煮软后捞出切成末；

2.将土豆去皮切成块，放入蒸锅中蒸熟后压成泥；

3.将土豆泥和适量清水一起倒入锅中煮沸，下入青菜末，搅拌使其均匀混合，加入婴儿配方奶再煮片刻即成。

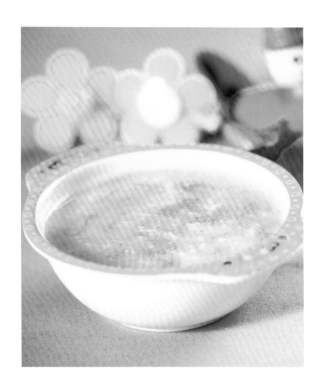

鸡肝粥

原料：鸡肝50克，大米50克

【做法】

1. 大米淘净后浸泡1小时，沥干水分磨成细末；

2. 鸡肝洗净，放入锅中稍煮，换水再煮10分钟，取出后剥去鸡肝外皮，放入碗内研磨成泥状；

3. 锅内放适量水，加入大米末熬粥，至米烂粥稠时加入鸡肝泥，拌匀再稍煮片刻即可。

【提示】宝宝4个月之后，家长们要特别注意多为宝宝添加含铁丰富的食物，如猪肝、鸡肝、菠菜等，以防宝宝出现缺铁性贫血。

橙汁米糊

原料：橙子1个，大米30克

【做法】

1. 将大米淘净，加水浸泡半小时，沥去水，用搅拌机打碎备用；

2. 橙子洗净外皮，取果肉切成块，入榨汁机中榨汁；

3. 将榨出的橙汁倒入大米碎中，拌匀后浸泡半小时，再倒入锅中，加适量水熬煮成粥即可。

【提示】橙子含有丰富的维生素C、胡萝卜素、果胶、蛋白质、钙等营养成分，味道酸甜可口，加入米糊中，既丰富了口感，又增添了营养。

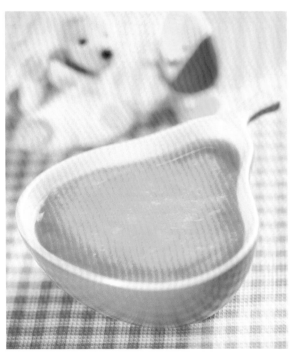

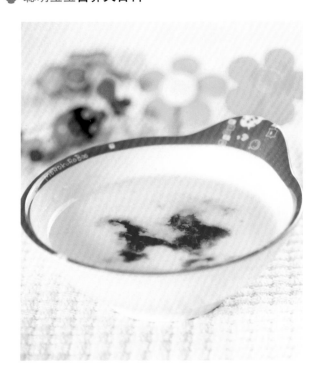

草莓牛奶燕麦糊

原料：新鲜草莓30克，婴儿麦粉
2匙，配方奶100毫升

做法

1. 将草莓去蒂洗净，捣成泥；
2. 将配方奶倒入锅中，加入婴儿麦
粉小火煮沸；
3. 盛入碗中，稍凉后加入草莓泥，
拌匀即可喂食。

提示 随着宝宝年龄的增长，可食的
食物品种越来越多，多种食物
的搭配能让营养全面升级。

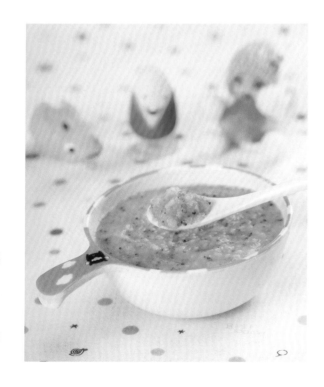

土豆西蓝花泥

原料：土豆80克，西蓝花60克
调料：清汤适量

做法

1. 将土豆去皮洗净，切成块，入锅
中蒸至熟烂，趁热压成泥；
2. 西蓝花洗净，切成小朵，入锅中
煮熟，盛出剁成碎末；
3. 将清汤倒入锅中，加入土豆泥和
西蓝花末，煮沸即可。

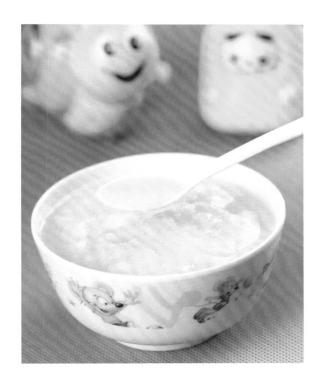

芋头玉米泥

原料：芋头、嫩玉米粒各50克

调料：肉汤少许

做法

1. 芋头去皮洗净，切成块状，放入锅中加水煮至熟软；

2. 玉米粒洗净，煮熟；然后放入搅拌器中搅拌成玉米蓉；

3. 用勺子背将熟芋头块压成泥状（或倒入搅拌机中搅打成泥），倒入锅中，加入玉米蓉，再倒入肉汤，一同煮沸即可。

青菜玉米面糊

原料：面粉20克，油菜叶30克，新鲜嫩玉米粒20克

做法

1. 将油菜叶洗净，切成碎末；

2. 新鲜嫩玉米粒洗净后也剁成泥；

3. 面粉加水拌匀，倒入锅中烧沸，下入玉米粒和油菜叶，一同煮熟呈糊状即可。

提示 新鲜嫩玉米以玉米粒整齐、饱满、无缝隙、色泽金黄、表面光亮的为佳。

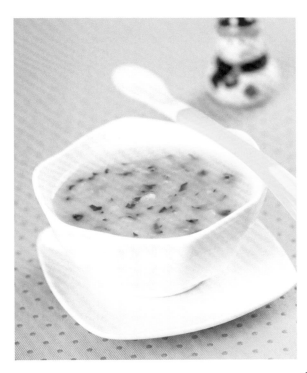

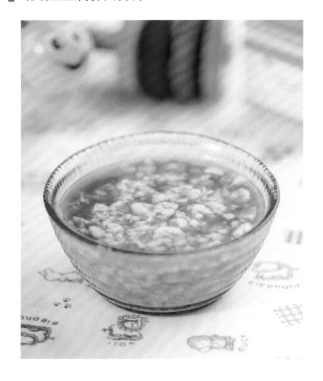

胡萝卜汁豆腐泥

原料：内酯豆腐50克，胡萝卜80克
调料：白糖少许

做法

1. 将胡萝卜洗净，切成块，入榨汁机中榨成汁；
2. 将胡萝卜汁放入锅中，烧开后加入内酯豆腐，边煮边用铲背压碎；
3. 煮沸2分钟后加入白糖拌匀即成。

提示 内酯豆腐是用葡萄糖酸－δ－内酯为凝固剂生产的豆腐，它改变了传统豆腐的制作方法，减少了蛋白质的流失，制作出的豆腐质地细嫩，适口性好，清洁卫生。

生菜苹果汁

原料：生菜50克，苹果1个
调料：白糖少许

做法

1. 生菜洗净，切成块；
2. 苹果洗净去皮，切成细条；
3. 将生菜块、苹果条、白糖、半杯纯净水一起放入榨汁机中打匀，过滤出汁液即可给宝宝食用。

提示 生菜生吃要注意农药化肥的残留，可先将生菜浸泡再反复冲洗。淘米水中的生物碱对农药等有害物质有很好的溶解作用，所以可把生菜放在淘米水里浸泡10分钟后再以清水冲洗。

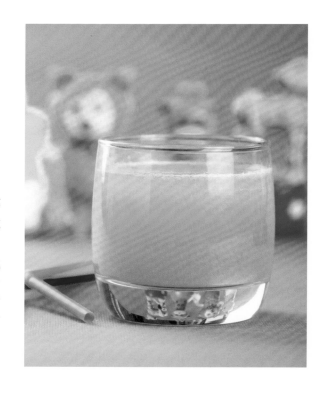

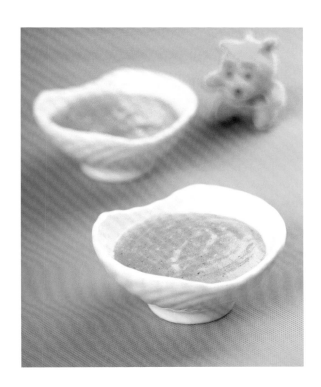

红枣枸杞米糊

原料：大米50克，红枣2颗，枸杞5克

做法

1.大米洗净，浸泡2小时；

2.红枣去核洗净，枸杞泡发透；

3.将大米、红枣、枸杞和适量清水倒入料理机中，搅打成糊；

4.将红枣枸杞米糊倒入锅中，煮至熟烂即成。

提示 可将红枣洗净后去核，切成块，加水浸泡半小时，再连同水和大米、枸杞一起倒入料理机中搅打。

肝泥面糊

原料：面粉30克，鸡肝2个

做法

1.将鸡肝洗净，用水浸泡半小时；

2.将鸡肝放入水中，煮至熟后捞出剁成泥；

3.面粉加水拌匀，倒入锅中煮沸2分钟，撒入鸡肝泥拌匀即可。

提示 鸡肝维生素A的含量远远超过奶、蛋、肉、鱼等食品，甚至高于猪肝，能维持婴儿正常生长和保护眼睛，丰富的铁还能有效防止婴儿贫血的发生。且鸡肝质地较细嫩，非常适合婴儿食用。

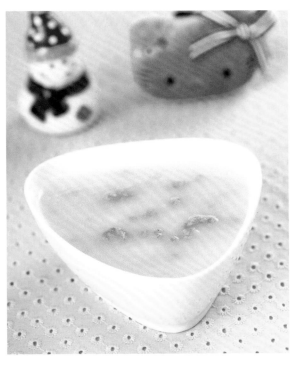

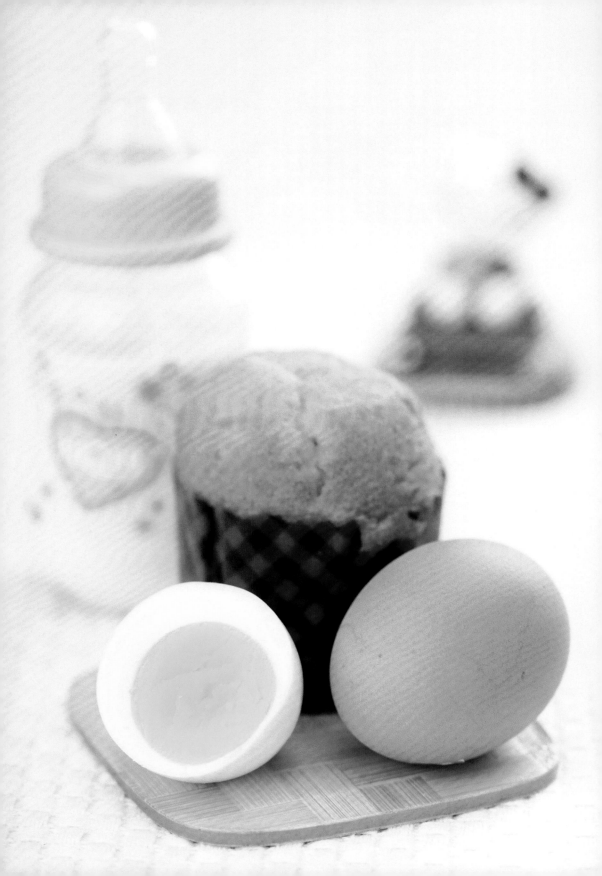

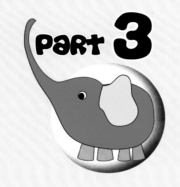

PART 3

7～9个月宝宝

这个阶段宝宝已经出牙了，咀嚼能力不断增强，此阶段宝宝还是需要奶类加辅食，一样都不能少，但光靠奶或光靠辅食都不能满足营养需要，每天要保证800毫升的奶量和两餐辅食。辅食需适当增加食物的硬度以锻炼宝宝牙齿的咀嚼能力，促进吞咽能力。

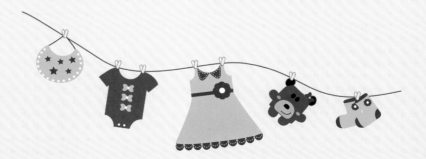

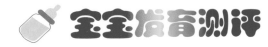 宝宝发育测评

⇨**7个月**

身高	男宝宝平均为71.24厘米；女宝宝为69.76厘米。
体重	男宝宝平均达到8.8千克；女宝宝平均达到8.2千克。
头围	男宝宝平均达44.9厘米；女宝宝平均达43.8厘米。
胸围	男宝宝平均达44.93厘米；女宝宝平均达44厘米。
睡眠	一天需要睡15～16小时。
出牙	萌出第二颗下中门牙。

⇨**8个月**

身高	男宝宝平均约71.4厘米；女宝宝平均约70厘米。
体重	男宝宝平均达到9千克；女宝宝平均达到8.4千克。
头围	男宝宝平均达到45.2厘米；女宝宝平均达到44.1厘米。
胸围	男宝宝平均约45.2厘米；女宝宝平均约44厘米。
睡眠	仍需睡15～16小时，白天睡2～3次。
出牙	8个月左右开始萌出第一颗上中门牙。

⇨**9个月**

身高	男宝宝平均约72.6厘米；女宝宝平均约71.2厘米。
体重	男宝宝平均达到9.2千克；女宝宝平均达到8.5千克。
头围	男宝宝平均达到45.4厘米；女宝宝平均达到44.2厘米。
胸围	男宝宝平均约45.5厘米；女宝宝平均约44.5厘米。
睡眠	需睡14～16小时，白天可以只睡2次，每次2小时左右，夜里睡10小时左右。
出牙	一般长出了四颗牙，上下各一对中门牙。

喂养指导

⇨7～9个月婴儿辅食的添加

7～9个月的婴儿多已出牙，所以应及时添加饼干、面包片等固体食物以促进牙齿的生长和培养咀嚼、吞咽的能力。最初可在每天傍晚的一次哺乳后补充淀粉类食物，以后逐渐减少这一次的哺乳时间而增加辅食量，直到该次完全喂给辅食而不再吃奶，然后在午间依照此法给第二次，这样可逐渐过渡到三餐谷类和2～3次哺乳。人工喂养的婴儿，7个月时还应保证每天500～750毫升的牛奶供给。

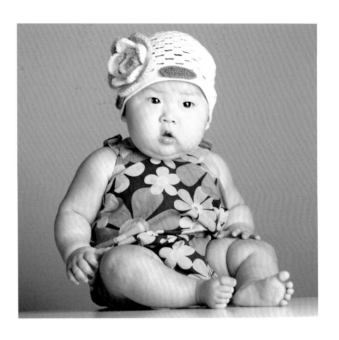

这个时期的宝宝，可以喂粥、烂面、碎蔬菜、肝类、禽肉、豆腐等食品，务必使食谱丰富多彩，菜肴形式多样，以便增加宝宝的食欲。此外，继续喂给宝宝水果和鱼肝油。不会用杯子喝水的婴儿，应练习用杯子喝水。让婴儿自己用手扶着杯子，大人可帮助拿着杯子。练习用杯子喝水，可以培养婴儿手与口的协调性，促进婴儿智力发展。

⇨怎样让宝宝吃肉

有的宝宝不爱吃肉，不过为了膳食的平衡，家长应该想办法让宝宝吃肉。给宝宝吃的肉首选鸡肉，等宝宝大些，再喂猪肉和牛肉，因为鸡肉质地软嫩，味道清香，而猪肉、牛肉纤维较粗，肉质较硬，喂宝宝鸡肉比较容易咀嚼和吸收。给宝宝做鸡肉的时候，要尽量剁成肉泥，与蔬菜、面条、蛋羹等拌在一起吃，等宝宝吃习惯了，就会爱吃了。

⇨长牙期间的饮食

一些父母认为，孩子如果没有长牙是不能吃固体食物的，其实并非如此。此时，应当及时添加一些半固体和固体性质的辅食，因为含有较大颗粒的食物有助于宝宝咀嚼能力的发展和牙齿的萌出。

宝宝8个月时，咀嚼动作进一步发展，可喂食一些固体食品，如饼干、烤面包片、苹果片、水萝卜片等，以锻炼宝宝的咀嚼能力，促进牙齿与颌骨的发育。

12个月时，宝宝可吃一般家庭的普通饮食，如大人吃的小包子、小饺子、馄饨、干馒头、苹果等，从而基本完成从完全靠吃奶生存时期转向吃成人类食品的过渡时期，这样不仅可以充分锻炼宝宝口腔肌肉功能，而且能有效刺激下颌骨的生长发育。

由于出牙与婴儿添加辅助食品的时间几乎是一致的，孩子出现腹泻等消化道症状，可能是出牙的反应，也可能是抗拒某种辅食的表现。这时可以先暂停喂食此种辅食，观察一段时间就能判断清楚。

⇨让宝宝愉快专注地进餐

进餐本应是件愉快的事情，让宝宝愉悦地进食、专注地享受食物的美味非常重要，但这对婴儿来说比较困难，经常看到一些妈妈把勺子里的食物送到宝宝嘴边，但宝宝却会扭头躲开，如果家长继续强迫或训斥，宝宝可能会哭闹不止。那么，让宝宝愉快进餐需要怎么做呢？

◎ 餐具要合适

婴儿吃饭时用的餐具及桌椅等的大小、形状均要适合婴儿的年龄特征，餐具最好选择宝宝喜爱的颜色和样式，不然就会影响宝宝的进食兴趣。

◎ 喂食时要专注

给宝宝喂食时要专注，让他细嚼慢咽，不要边吃边与他逗乐，宝宝表现不好也不要马上训斥，不要强迫孩子进食。如果婴儿有食欲不振的情况，父母要先查明可能存在的原因。

◎ 食物的种类和花样要不断更换

不要以为宝宝的辅食是几种食物简单地混合，食物搭配的外观和气味完全可以增加孩子的食欲。在给婴儿准备辅食时，食物的种类和花样不断更新，做到色香味俱全，从而调动食欲，提高宝宝的进食欲望。

食用一种新食品时，还可用讲故事和童话的方式向宝宝讲解新食品，甚至可以找出图片告诉宝宝现在吃的食物是什么样的，以及它对人体生长发育的作用。在给幼儿吃新食品前，不要让幼儿吃其他食物，这样才不会影响宝宝的食欲。

◎ 父母以身作则

婴儿对食物的好恶，受父母的影响很大，有些父母自己偏食，餐桌上就只会出现自己喜欢的食物，这样对宝宝的发育不利。因此父母要给幼儿做好榜样，各种适合宝宝食用的食物都要尝试做给宝宝吃，

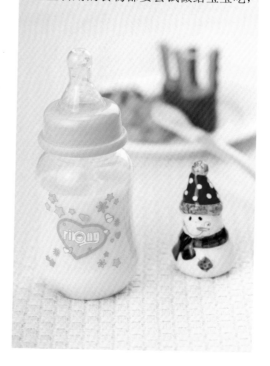

以防其日后出现偏食现象。

母乳不足时的喂养

这个时期，如果母乳分泌逐渐减少，就要考虑用配方奶来代替母乳了。母亲在白天减少的母乳量，可用相应的配方奶来补充，但宝宝起床时的第一餐和夜里哭闹时还是喂母乳比较方便。每晚睡觉前的最后一次喂奶，如果母乳不足，还是喂配方奶比较好些。因为宝宝吃不饱就会在半夜里因肚子饿而哭闹，从而使宝宝和父母的睡眠受到影响。

7～9个月婴儿的断奶准备

给婴儿断奶的具体月龄无硬性规定，通常在1岁左右，但必须要有一个过渡阶段，在此期间应逐渐减少哺乳次数，增加辅食，否则容易引起婴儿不适应，并导致食物摄入量锐减、消化不良，甚至营养不良。7～8个月婴儿母亲的乳汁明显减少，所以这个时期可以准备给婴儿断奶。由于婴儿的辅食多种多样，因此在给婴儿断奶时，只要适合婴儿的生长发育的食物都可以喂给婴儿，不必强求一致。婴儿的代乳食品是因人而异的。有的孩子每日可吃2次粥，每次100克，而有的孩子每日只能吃50克，这都是正常的，父母不必为此感到烦恼。

在菜肴的选择上，有的孩子喜欢吃蔬菜，有的孩子则喜欢吃鱼类。蔬菜和薯类可以直接切碎或磨碎后煮熟给孩子吃，含脂肪较多的鱼开始不要给婴儿喂得太多，如果没有不良反应发生的话，就可以继续增加，牛肉、猪肉可以做成肉末喂给孩子。

注意控制宝宝体重

家长应关注宝宝体重的增长，这是衡量宝宝发育是否正常、喂养是否合理的标志之一。体重过轻或过重都不利。1岁以内的婴儿标准体重可用如下的方法来测量。

1～6个月婴儿体重（千克）＝足月数×0.6＋3。

7～12个月婴儿体重（千克）＝足月数×0.5＋3。

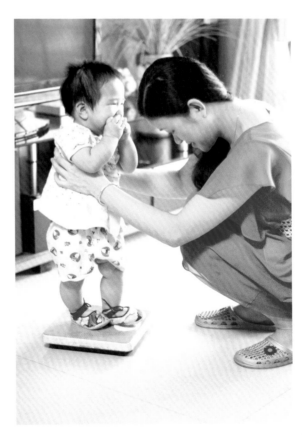

$$婴儿肥胖度 = \frac{（婴儿体重－标准体重）}{标准体重} \times 100\%$$

其结果在20%以上可能为肥胖，低于20%为正常体重。一般情况下，婴儿即使体重高于20%，尚不可以定为肥胖儿，低年龄婴儿的体重发育比较快，待学会走路后，身体发育趋于稳定后，才可以判定是否肥胖。10个月以后，如婴儿特别胖，应引起家长注意，需10天称一次体重，如每天体重增长大于20克，则属于过胖。肥胖、体重超重对孩子身体有很多危害，如皮肤易感染，容易反复罹患呼吸道感染、心肺功能低下，以后导致心血管疾病，易患糖尿病，成年后继续肥胖等。

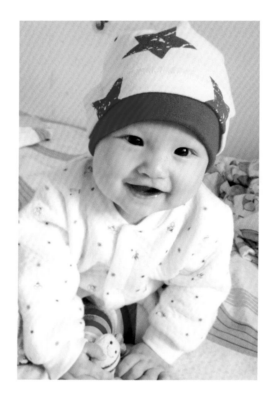

▷断奶期婴儿饮食保健的原则

断奶是宝宝成长过程中必须经历的过程。一般来讲，宝宝出生后8～10个月为婴儿的最佳断奶期。但如果这时母亲母乳充足，且又处于不易获得动物食品和乳品缺乏的地区，也可推迟断奶，但不宜超过一周岁。

由于长期接触妈妈的乳头或奶嘴，宝宝早已习惯，并可能产生了依恋妈妈乳头或奶嘴的情绪。因此要顺利地为宝宝断奶，就要将这种依恋情绪逐渐削弱。在宝宝出生后6个月或更早的一段时间里，父母应每日定时定量给宝宝提供一些辅助食品，吃完辅食后再酌情让孩子饮用50～100毫升配方奶或吃少量母乳。以培养孩子对一般家庭膳食的适应能力和兴趣。

8～10个月的婴儿常常想自己动手吃饭。饭前应将婴儿的双手洗干净，然后训练孩子使用杯、碗、匙等进食。开始时应少给些食物，并多加善意的指导，而且，大人一定要有耐心。任何一个婴儿都不可能做得很好，打翻或倒出饭菜是难免的，大人要一点点地让宝宝吃，只要坚持，宝宝就可以吃得很好了。断奶后的婴儿还应适当摄取配方奶等奶品，因为奶类食物还是一种良好的营养性食品，可以充分满足机体对动物蛋白质的需要，摄取量以不影响正常饮食和食欲为度。

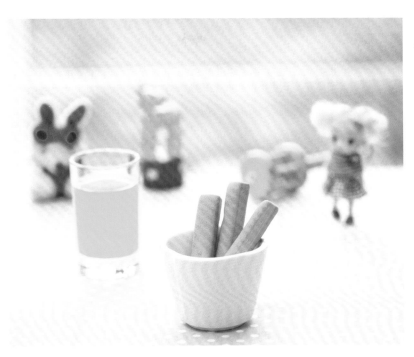

磨牙食品会缓解宝宝在乳牙萌出时期的痛痒等不适，还能强健牙床，锻炼宝宝的抓握能力和咀嚼能力，并且可适当补充营养。

⇨为婴儿选择较柔软的固体食物

这段时期给宝宝吃的食物，宜在糊状食物中添加柔软的固体颗粒状辅食，如肉末、菜末、南瓜、胡萝卜、红薯、土豆等细丁（煮烂后加入到米糊、粥或面条中去）。也可给婴儿喂食蛋羹、豆腐等。添加的食物颗粒可以粗些，也可以不过筛，但土豆仍要去皮，番茄和茄子仍要去皮、子。为了促进婴儿长出乳牙，可给婴儿食用饼干、烤面包片、馒头片等，也可选购钙奶饼干。

⇨不要阻止宝宝用手抓东西吃

6个月以后的宝宝，手的动作灵活多了，这个时候的宝宝什么都想抓着玩，吃饭的时候也想抓饭玩。宝宝能将抓到的东西往嘴里送，表示宝宝有了一定的进步，他已经在为以后自己吃饭打基础了。不过由于宝宝并不会自己吃饭，所以需要一个学习的过程，家长一定要有耐心。对于宝宝的这一行为，家长应该鼓励，不要因为担心脏而一味地阻止宝宝去做，应该从积极的方面采取措施，例如可以把宝宝的手洗干净，给宝宝围上一个大一点的围嘴或穿上护衣，在他坐的周围铺一块塑料布等。这样即使饭碗翻倒了也没有关系。宝宝要抓饭，就让他抓好了，一般过上几分钟，宝宝新鲜劲过去了，家长就可以顺利地喂食了。

⇨让婴儿围坐吃饭

7～9个月的婴儿大多可以独坐了，发育慢一点的婴儿也能靠着坐了，因此，让婴儿坐在有东西支撑的地方来喂饭是件容易的事。问题是他每次喂饭靠坐的地方要一致，让他明白坐在这个地方就是为了准备吃饭的。这个月龄是培养定点吃饭的好机会，父母千万不要贻误良机。一般可选择在小推车上或婴儿专用餐椅上。这时候，婴儿对吃饭的兴趣是比较浓的，他们一到吃饭的时间，就好像饿得很，饥不择食，哪里还在乎坐在什么地方，很乐意按父母的要求好好坐着吃的，这样在固定地点吃饭的习惯就容易培养起来。

▷ 碱性食品有益宝宝健脑

人体血液的酸碱度，正常值是7.35，呈弱碱性，但是人们在生活中，却有可能在大量食用着酸性食品，从而使人体的血液等体液酸性化，而这种"酸性体质"是很容易导致疾病的。所谓酸性食物或碱性食物，并不是指味道酸或咸的食物，而是指食物经过消化吸收和代谢后产生的阳离子或阴离子占优势的食物。一般来讲，碱性食品是指经代谢后产生钾、钠、钙、镁等较多的食品，如蔬菜、牛奶、水果等。而代谢后产生磷、氯、硫等阴离子占优势的食物属酸性食物，如谷类（大米、面粉）、

肉类（牛、猪、鸡）、鱼贝类（干青鱼子、牡蛎、鲍鱼）、蛋黄、啤酒等。婴幼儿正处于发育期，更要重视碱性食品和酸性食品的搭配，因为"碱性食品"中所含的重要成分钙、钠、钾、镁等，是人体运动和脑活动所必需的四种元素。缺乏这些成分，尤其是缺乏钙质时，将直接影响脑和神经的功能，引起记忆力和思维能力的衰退，严重的还会导致神经衰弱等疾病。

▷ 适宜宝宝的益智食品

◎ 鱼类

鱼肉中富含丰富的蛋白质，如球蛋白、白蛋白、含磷的核蛋白，还含有不饱和脂肪酸、钙、铁、维生素B_{12}等成分，是脑细胞健康发育所必需的营养物质。

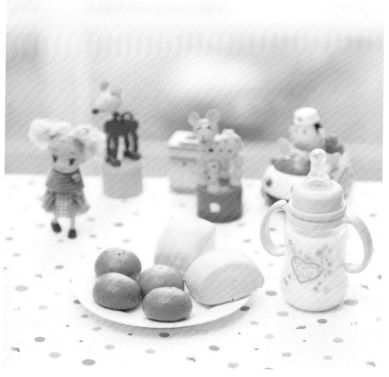

◎ 蛋类

蛋黄中的卵磷脂经肠道消化酶的作用，释放出来的胆碱直接进入脑部，与醋酸结合生成乙酰胆碱。乙酰胆碱是神经传递介质，有利于宝宝智力发育，改善记忆力。同时，蛋黄中的铁、磷含量较多，均有助于脑的发育。

◎ 大豆及其制品

大豆富含优质的植物蛋白，即大豆球蛋白。大豆油含有多种不饱和脂肪酸及磷脂，对脑发育有益。

◎ 蔬菜、水果及干果

这些食物富含维生素A、B族维生素、维生素C、维生素E等，常给宝宝食用，对大脑的发育、大脑功能的灵敏、大脑活力及防止脑神经功能障碍等，均能起到一定的作用。

⇨培养宝宝正确的饮食习惯

◎ 培养宝宝集中精力吃饭

在宝宝吃饭时，让宝宝专心就餐很重要，专心吃饭有利于胃酸和消化酶的分泌。如果吃饭时注意力不集中，时间一久，就会影响宝宝的消化功能。专心吃饭的另一个好处是培养宝宝专心做一件事情。让婴儿进餐时有一个固定的座位，父母每日在这里给婴儿喂饭，吃东西时不打闹、不说笑，不要分散宝宝的注意力，给婴儿良好的进食环境。在宝宝吃饭时，大人不要和他逗笑，更不要在宝宝吃饭时呵斥他，即便是宝宝做了错事，也要等他把饭吃完了再说。因为如果宝宝在吃饭时受到训斥，他的心理就会受到影响，变得没心情吃饭，从而可能引起消化不良。有的宝宝在吃饭时还在玩玩具，这种习惯是很不好的，家长一定要阻止。在宝宝吃饭之前，妈妈应该让宝宝做好进餐的准备，如将他手中的玩具放到指定的地点。天长日久，他自然就知道吃饭与玩耍是不一样的，而且在吃饭时是不能玩玩具的。当然，进餐前，还要做洗手、洗脸的准备活动。从小让宝宝养成的这些好习惯会使宝宝受益终身。

◎ 让宝宝学习自己拿东西吃

在宝宝吃饭时，可以让他自己拿饼干吃，也可以让他拿小勺，开始学着用勺子吃东西。即使孩子吃得到处都是，家长也不要坚持喂孩子，每个人都要有这个过程。但如果他只是拿着勺子玩，而不好好吃饭，则应该收走小勺。

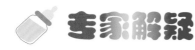

⇨辅食喂多长时间好

给宝宝喂辅食时，所花费的时间因孩子的吃饭速度不同而没有固定的标准。重要的是孩子是否高兴地吃，对不大喜欢吃粥的婴儿用40～50分钟甚至更长的时间才喂进去幼儿用碗中的2/3

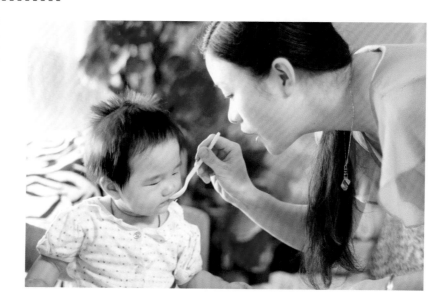

的粥，这显然称不上孩子喜欢吃。把粥用勺喂到宝宝嘴里，但宝宝长时间含着，迟迟不下咽，这也是孩子觉得不好吃的缘故，这时最多喂30分钟就可以了。

⇨怎样喂宝宝粒状食物

随着宝宝的长大，喂的食物要逐渐从糊状向固体过渡，这需要一个过程。开始喂食固体食物，要尽量把颗粒弄得小一些，随着宝宝的适应程度的增加逐步加大食物颗粒。有的宝宝习惯面包粥可能要比习惯米粥快些。而喉咙敏感度高的宝宝适应颗粒状食物往往需要较长时间，家长应该在食物的口感上下工夫，让各种辅食比较易于入口。

⇨婴儿偏食对身体有什么影响

◎ 影响生长发育

偏食的孩子是爱吃的多吃，不爱吃的少吃，甚至不吃，这样饱一顿、饥一顿，易造成胃肠功能紊乱，影响消化吸收，若不纠正，可使婴儿生长发育迟缓，甚至停滞。

◎ 影响消化功能

偏食可使婴儿食欲减退，久之可致营养不良及营养性贫血，抗病能力下降，容易患感染性疾病和消化道疾病。

◎ 引起各种维生素缺乏性疾病

如不吃全脂乳品、蛋黄、豆类、肝等食物，或不吃胡萝卜、西红柿、绿色蔬菜等，可因维生素A缺乏而致夜盲症，严重者可引起角膜浑浊、软化、溃疡、穿孔，甚至失明。爱吃荤菜而不吃新鲜的绿叶菜、西红柿及水果的婴儿，可因体内缺乏维生素C而致坏血病。轻者牙龈出血，重者引起骨膜下、关节腔内出血，婴儿肢体疼痛、拒抱，影响肢体活动，严重时可引起骨折。不吃鱼、虾、蛋黄、香菇等富含维生素D的食物，可致维生素D缺乏，如不及时补充与治疗，轻者婴儿多汗，夜啼，重者可抽风，并引起骨骼畸形，如"鸡胸"、O形或X形腿等。

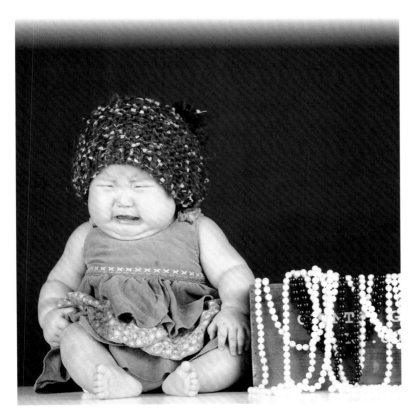

随着辅食的增加，要适当减少奶量。此时期宝宝已经能记住各种食物的味道，应丰富辅食的品种，以防止偏食和保证各种营养的均衡。

营养配餐

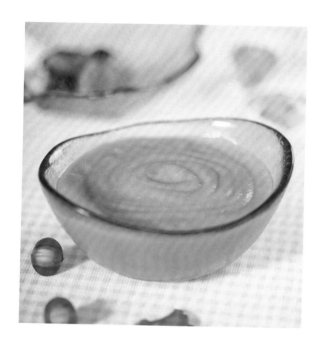

菜花胡萝卜泥

原料：菜花50克，胡萝卜150克

做法

1. 胡萝卜去皮洗净，切成片；
2. 菜花去梗洗净，切成小朵；
3. 将菜花和胡萝卜放入蒸锅中，蒸至熟软；
4. 将胡萝卜、菜花和少许水一起放入搅拌机中，搅打成糊即可。

提示 菜花的残留农药较多，还易生虫，如果在烹饪前放在盐水中浸泡几分钟，可更有效地去除农药和菜虫。常吃菜花可提高机体免疫力，预防感冒。

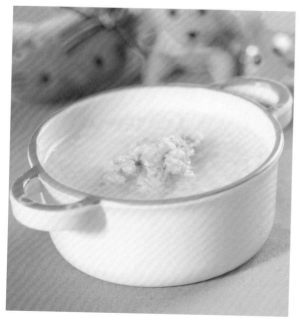

鲈鱼粥

原料：鲈鱼肉30克，粳米40克

做法

1. 粳米淘洗干净，浸泡1小时；
2. 将鲈鱼肉刮净鱼鳞冲洗干净，入锅中加水煮熟，去鱼皮和刺备用；
3. 锅内放入清水和粳米，水沸腾后改小火，慢熬至米粒开花，加入鲈鱼肉一同煮至熟烂即可。

提示 鱼要剔除尽鱼刺，以免伤害到宝宝。鱼肉的营养是其他食材取代不了的，婴幼儿吃鱼可促进大脑发育，增强抵抗力。

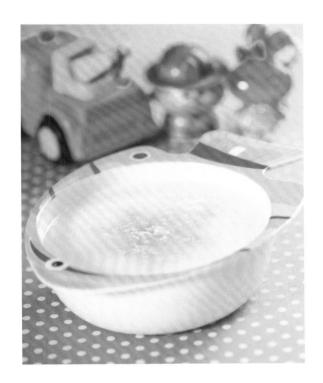

鸡肉粥

原料：鸡胸脯肉40克，大米50克，牛奶100毫升

做法

1.将鸡胸脯肉洗净，切成细末；

2.大米淘净，浸泡半小时，放入锅中加适量水熬煮；

3.当水沸腾时加入鸡胸脯肉末，一起熬至肉烂粥稠，再加入牛奶煮沸即可。

提示 鸡肉中的氨基酸组成与人体所需的十分接近，其营养极易被人体消化吸收，还含有多种维生素、钙、磷、锌、铁等，为婴儿生长发育所必需。

黄瓜汁

原料：黄瓜1根

做法

1.将黄瓜洗净，去皮后切块；

2.将黄瓜块放入榨汁机中榨成汁即可。

提示 黄瓜含有丰富的维生素以及多种有益人体的矿物质，可防止口角炎、唇炎，还可润滑肌肤、润肠通便。对宝宝来说，黄瓜的有效营养成分可改善大脑和神经系统功能，能有效促进宝宝大脑的发育。

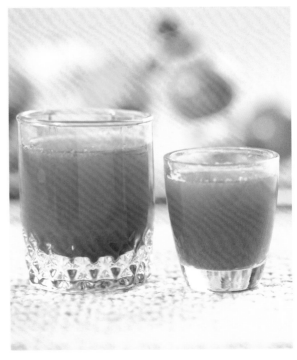

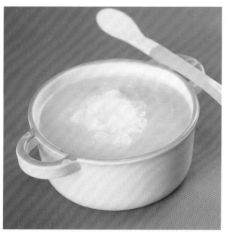

萝卜玉米糊

原料：白萝卜50克，玉米面20克

做法

1.白萝卜去皮切块，放入锅中煮至熟软，倒入料理机打成糊；

2.玉米面加水调匀，倒入锅中煮至稠糊状，再加入白萝卜糊，煮沸即可。

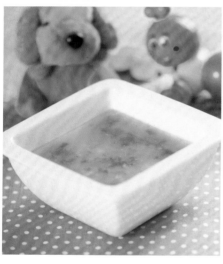

番茄鱼糊

原料：鳜鱼肉60克，番茄80克

做法

1.将鳜鱼肉洗净，放入锅中加水煮熟，捞出后除去鱼皮、鱼刺，将鱼肉弄碎；

2.将番茄洗净后用开水烫一下，剥去皮、去子，切细碎；

3.将适量清水倒入锅里烧沸，加入鱼肉末、番茄碎同煮至水沸，转小火煮至呈糊状，晾温后即可喂食。

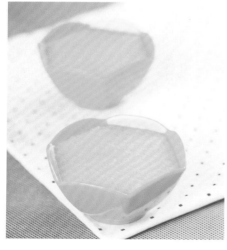

香蕉奶昔

原料：香蕉1根，芒果1个，牛奶200毫升

做法

1.香蕉去皮，切成块；

2.芒果洗净去皮、核，果肉切成块；

3.将香蕉、芒果、牛奶一起放入搅拌机中搅拌均匀即可。

提示 芒果和香蕉都含有丰富的维生素，拌入牛奶后，营养更加丰富。让宝宝经常喝点奶昔，可以摄入更全面的营养。

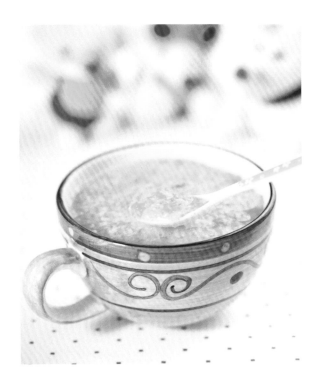

南瓜茄子麦片糊

原料：南瓜100克，茄子60克，即溶麦片40克

做法

1.将南瓜去皮、子，洗净后切块，茄子去皮洗净也切成块，一同放入蒸锅蒸至熟软，压成泥备用；

2.锅中放适量水烧沸，下入麦片煮溶；

3.再加入南瓜、茄子泥，一同煮沸拌匀即可。

蛋黄藕粉

原料：鸡蛋1个，藕粉适量
调料：白砂糖少许

做法

1.将鸡蛋入锅中加水煮至熟，捞出去壳，取蛋黄压碎备用；

2.藕粉加水调匀，倒入锅中煮开，盛入碗中，撒入蛋黄碎；

3.再加入白砂糖拌匀即可。

提示 藕粉富含铁、钙等微量元素，植物蛋白质、维生素及淀粉含量也很高，能明显地补血益气，增强人体免疫力，还能增进食欲、促进消化。

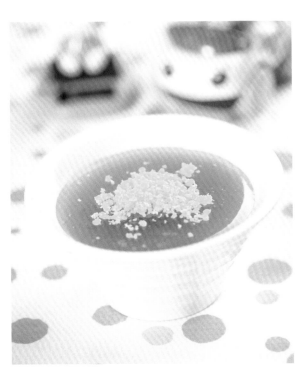

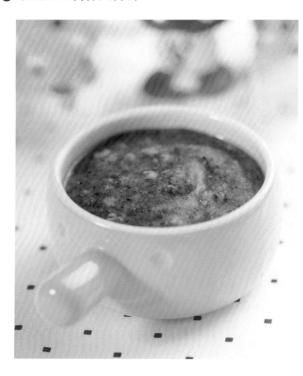

芝麻山药糊

原料：芝麻35克，山药100克
调料：白糖少许

做法

1. 将鲜山药去皮，切成小块，入蒸锅蒸至熟软，压成泥；
2. 黑芝麻入锅中炒熟，研成细末；
3. 将少许水倒入锅中烧开，下入山药泥和黑芝麻末，边煮边搅拌，最后加白糖拌匀即可。

提示 山药可以补脾胃、益肺肾，很适合贫血、免疫力差的宝宝食用。山药和芝麻搭配，能益智增高、养血润燥。

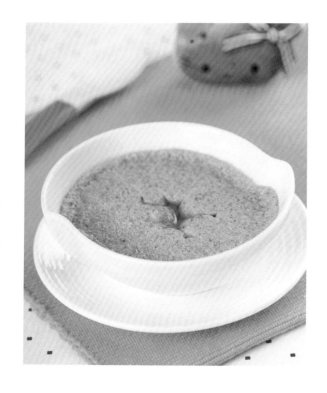

菠菜蛋羹

原料：菠菜100克，鸡蛋1个

做法

1. 将菠菜取叶洗净，放入榨汁机中榨出汁；
2. 鸡蛋打散，加入菠菜汁和少许温水拌匀；
3. 放入蒸锅蒸至凝固即可。

提示 菠菜营养较丰富，是宝宝添加辅食时不可缺少的食材之一。但菠菜中的草酸含量较高，如果炒食，需先焯水以除去部分草酸。

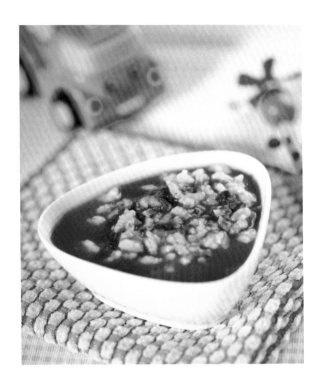

苋菜粥

原料：红苋菜30克，大米50克

【做法】

1. 大米淘净，加水浸泡半小时备用；

2. 红苋菜取嫩叶洗净，切成细末；

3. 将大米和水一起倒入锅中，煮至米粒开花，加入苋菜末，继续煮至软烂成粥即可。

提示 苋菜含有丰富的铁、钙、维生素K等，苋菜中铁的含量是菠菜的1倍，钙是菠菜的3倍，苋菜中不含草酸，所含的钙、铁进入人体后很容易被吸收，对宝宝牙齿和骨骼的生长能起到促进作用，还可防止缺铁性贫血。

山药核桃糊

原料：核桃仁40克，山药80克，米粉30克

【做法】

1. 山药去皮洗净，切成块，入锅中蒸熟后压成泥；

2. 核桃仁入锅中炒至熟，研磨成粉末；

3. 将米粉加适量温水调匀，再加入山药泥、核桃粉拌匀即可。

提示 此糊具有益智安神的功效。

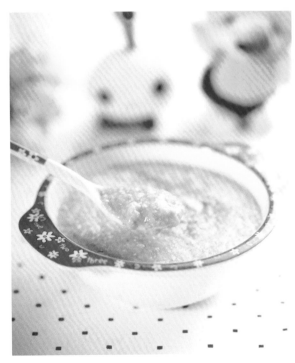

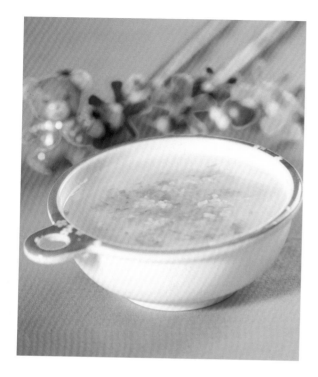

土豆肉末粥

原料：大米50克，土豆30克，肉末25克，卷心菜15克

做法

1. 大米淘净浸泡半小时；

2. 土豆洗净去皮，剁成末，卷心菜洗净切末；

3. 将大米和水倒入锅中，煮沸后倒入土豆末、肉末，一同熬煮至米粒开花，加入卷心菜末，继续煮至粥稠肉烂即可。

提示 猪肉是保障婴儿健康成长必不可少的动物性食品之一。其纤维较为细软，肉味鲜美，营养丰富。此粥荤素搭配，能补益强身。

紫薯泥

原料：紫薯150克

做法

1. 将紫薯洗净，去皮，切成块；

2. 将紫薯放入锅中蒸至熟软；

3. 趁热压成泥即可，如果太干还可加高汤或米汤拌和一下。

提示 薯类口感甜软、营养丰富，紫薯除具有普通红薯的营养成分外，还富含硒和花青素，花青素被证实是天然强效的自由基清除剂，对多种疾病有预防和治疗作用，能促进宝宝健康成长。

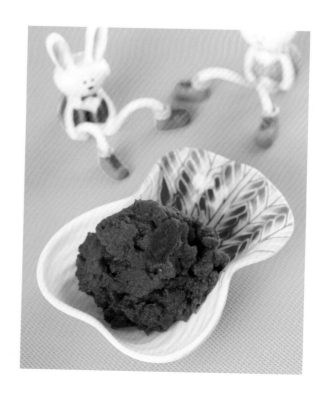

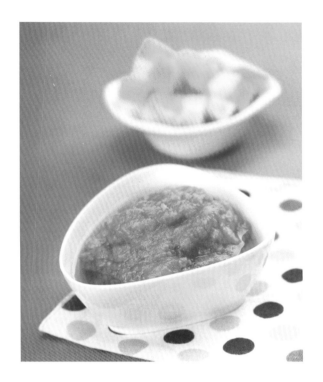

木瓜泥

原料：木瓜150克

调料：白糖少许

做法

1. 将木瓜去皮切碎，放入碗内，上锅隔水蒸10分钟至熟；

2. 将木瓜取出，晾凉，然后用小勺压成泥状；

3. 将木瓜泥加少许白糖调味即可。

提示 木瓜中含有一种酵素，能消化蛋白质，有利于人体对食物的消化吸收，有健脾消食之功效。

鱼肉小白菜玉米粥

原料：鲜鱼肉50克，小白菜20克，玉米面30克

做法

1. 鱼肉洗净，去刺和皮，切成小块；

2. 小白菜洗净，入沸水中焯烫后捞出，切成末；

3. 用温水将玉米面搅拌成浆，加入小白菜末，拌匀；

4. 锅置火上，倒水煮沸，下入鱼肉煮2分钟，再倒入小白菜末玉米浆，大火煮至熟即可。

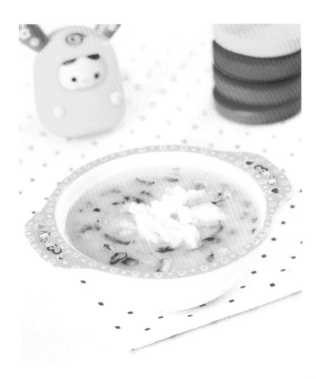

胡萝卜鳕鱼粥

原料：胡萝卜20克，鳕鱼肉50克，大米50克

【做法】

1. 大米淘净，加水浸泡半小时；
2. 胡萝卜去皮洗净，切成碎末，鳕鱼肉洗净切小块；
3. 将大米和水倒入锅中，大火煮沸后转小火煮至米粒开花，加入胡萝卜和鳕鱼肉，一同煮至粥熟软即可。

提示 鳕鱼肉质细嫩可口，易于消化，常食可增强抵抗力，且没有细刺，非常适合婴儿食用。

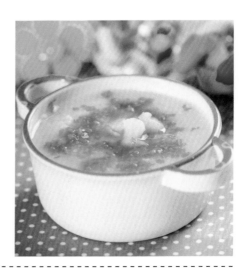

菠菜鸡肉羹

原料：菠菜20克，鸡胸脯肉30克
调料：淀粉少许，清汤适量

【做法】

1. 菠菜洗净，用开水焯一下，捞出切成碎末；
2. 鸡胸脯肉洗净，入水中煮熟，也切成末；
3. 锅中放入清汤烧沸，下入鸡肉末、菠菜末，煮至沸腾后加入水淀粉勾芡，再次煮沸即可。

豌豆土豆糊

原料：豌豆60克，土豆80克，牛奶适量

【做法】

1. 将豌豆洗净，入锅中加水煮熟后去掉外皮，趁热捣成泥；
2. 土豆洗净，去皮切块，入锅中蒸熟后也趁热捣成泥；
3. 将土豆泥、豌豆泥倒入锅中，加入牛奶，煮沸即可。

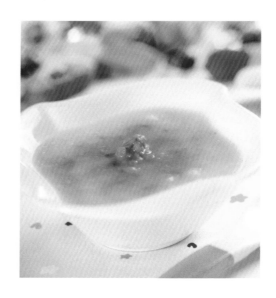

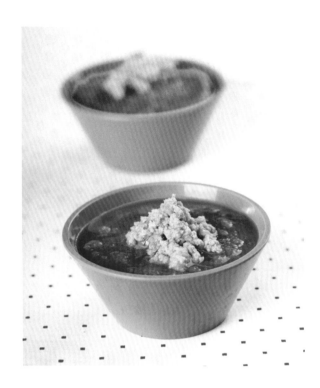

三文南瓜泥

原料：三文鱼50克，南瓜150克，清汤适量

做法

1. 将三文鱼洗净，去皮和刺，剁成泥；
2. 将适量清汤倒入锅中烧沸，下入三文鱼煮至熟；
3. 南瓜去皮和子，洗净后切成块，入锅中蒸熟，压成泥；
4. 将南瓜泥和三文鱼拌匀即可。

鸡蓉西蓝花浓汤

原料：鸡胸脯肉50克，西蓝花40克，面粉10克

做法

1. 将鸡肉洗净剁成泥，西蓝花洗净剁碎；
2. 锅中放少许油烧热，下入鸡肉和西蓝花翻炒匀，加入清水烧沸；
3. 面粉加适量水拌匀成糊，倒入锅中，一同煮至鸡肉熟即可。

提示 购买西蓝花时先观察外表，以颜色翠绿、花芽尚未开放的为佳，还可用手掂一掂，手感较重的为好。如果嫌鸡肉剁成泥后炒出的肉不够细碎，可先煮熟再剁细。

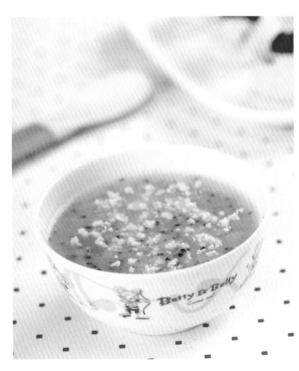

火龙果葡萄泥

原料：火龙果半个，葡萄4颗

做法

1. 将火龙果去皮，果肉用磨泥器磨成果泥；
2. 葡萄洗净，去皮和子后，压碎成泥状；
3. 将两种果泥混合拌匀即成。

提示 8个月左右的宝宝，已经不需要限制水果品种了，苹果、桃、葡萄、火龙果、梨、哈密瓜、香蕉等都可以替换混合使用，丰富多样的品种不仅可增加口味的变化，更可保证营养的全面。

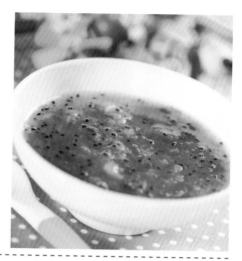

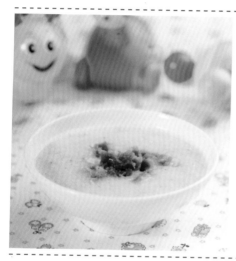

核桃红枣米粉糊

原料：核桃粉30克，红枣10颗，米粉适量
调料：白糖少许

做法

1. 红枣泡透后洗净，入锅中蒸熟，去核刮取果肉；
2. 将核桃粉倒入锅中，加适量水，煮成糊状；
3. 米粉加适量温水冲调好，加入核桃糊、红枣泥和白糖拌匀即可。

馒头菜粥

原料：馒头1/4个，青菜粥1碗，高汤少许

做法

1. 将馒头撕成小碎块；
2. 锅内加高汤煮沸，下入青菜粥和馒头碎块；
3. 边煮边搅拌，稍煮片刻即可关火喂食。

提示 8个月左右的宝宝应该多吃淀粉类的食物，多多地熟悉各种食物的味道，长大后才不会挑食。而且，此粥里面的馒头碎块还可以帮助宝宝练习吞咽。

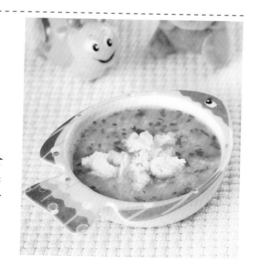

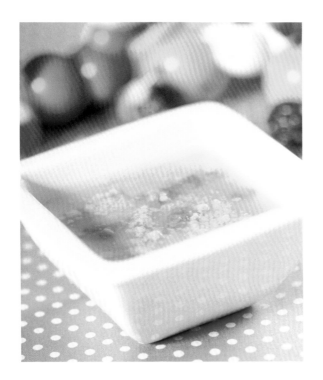

蛋黄豌豆玉米羹

原料：鸡蛋1个，豌豆100克，玉米面35克

做法

1. 鸡蛋入锅中加水煮熟，取蛋黄压成泥；

2. 豌豆洗净后入锅中煮至熟，去硬膜后趁热压成泥；

3. 玉米面加水调匀，倒入锅中煮熟，下入豌豆泥、蛋黄泥搅拌均匀即可。

提示 多吃玉米对健康非常有利，玉米含有丰富的膳食纤维，对防止宝宝便秘有较好的效果。

甘蔗胡萝卜汁

原料：胡萝卜100克，甘蔗300克

做法

1. 将胡萝卜去皮洗净，切成块；

2. 甘蔗去皮洗净，切成小块；

3. 将甘蔗块、胡萝卜块放入榨汁机中，榨出汁液后倒入杯中即可。

提示 甘蔗含有的水分比较多，含有的营养成分中含糖量最为丰富，其中的蔗糖、葡萄糖及果糖，含量达12%。甘蔗还含有对人体新陈代谢非常有益的各种维生素、脂肪、蛋白质、有机酸、钙、铁等物质。

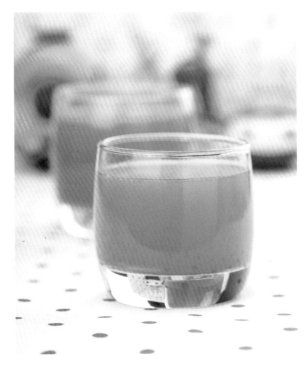

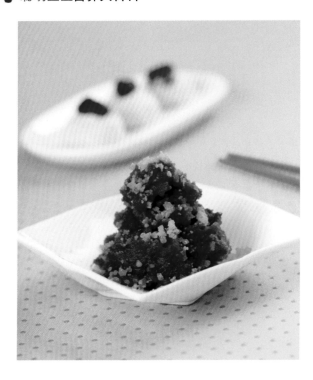

红枣蛋黄泥

原料：红枣100克，鸡蛋1个

做法

1.红枣洗净，放入沸水中煮20分钟至熟软，去皮、去核后，剔出红枣肉；

2.鸡蛋煮熟取蛋黄，用勺背压成泥状；

3.将蛋黄泥中加入红枣肉搅拌均匀即可。

番茄面条

原料：番茄40克，儿童面条25克，高汤适量

做法

1.将番茄洗净，去皮、子后切碎；

2.儿童面条剪短备用；

3.将高汤放入锅中烧沸，下入面条煮开，加入番茄末，煮至面条熟软即可。

提示 还可以在此面条中加入肉末或鸡蛋，在提高营养的同时也丰富宝宝的口味和提高进食的兴趣。此时的辅食可更多样，为断奶打好基础。

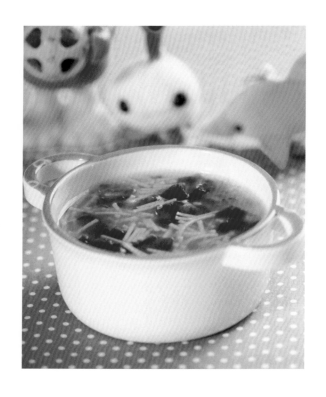

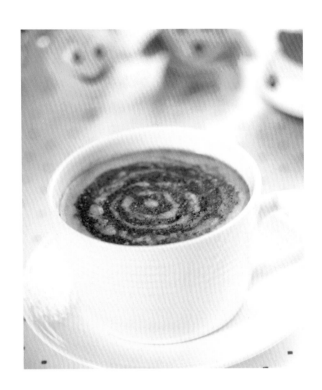

芝麻花生糊

原料：芝麻30克，花生米60克，大米50克

做法

1. 将芝麻、花生炒熟后研成细末；
2. 大米也研成细末备用；
3. 将大米和适量水倒入锅中烧沸，改小火熬至熟软，加入芝麻、花生末，继续煮2分钟即成。

提示 此糊能养血补血，特别适合贫血的婴儿。炒熟的芝麻、花生要磨细一点，或者用料理机打成粉末更方便。

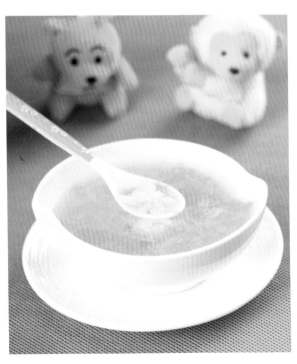

蛋花鱼汤

原料：鱼肉50克，鸡蛋1个
调料：水淀粉、香油各少许，清汤适量

做法

1. 将鱼肉洗净，入锅中蒸熟，剔除刺和鱼骨；
2. 鸡蛋取蛋黄搅打散；
3. 锅中加少许清汤烧沸，加入鱼肉，淋入蛋黄液，用水淀粉勾芡，再淋入2滴香油即可。

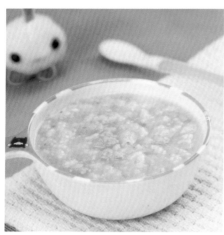

栗子卷心菜粥

原料：栗子3个，卷心菜20克，大米30克

做法

1. 卷心菜取嫩叶洗净，煮至熟软后磨碎；

2. 将栗子去壳和膜，煮熟后压成泥；

3. 大米加水浸泡半小时，倒入锅中煮至熟烂，加入栗子泥和卷心菜碎，边煮边搅拌，一同煮2分钟即可。

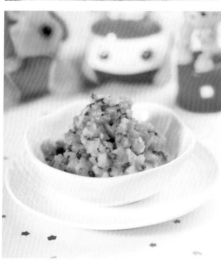

茄子土豆青菜泥

原料：茄子150克，土豆100克，青菜叶50克
调料：盐少许

做法

1. 将茄子洗净去皮，切成条；

2. 土豆洗净去皮，切成块，和茄子一起放入蒸锅蒸至熟软，趁热压成泥；

3. 青菜叶洗净后入沸水中烫熟软，剁成泥，和茄子土豆泥、盐一起拌匀即可。

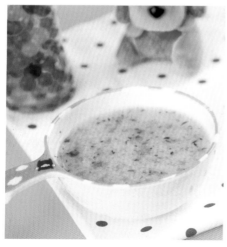

芹菜叶米粉汤

原料：香芹嫩叶30克，婴儿米粉50克

做法

1. 芹菜嫩叶洗净，切碎；

2. 婴儿米粉加少许温水泡软待用；

3. 汤锅内加水煮沸，放入芹菜末和米粉糊，焖煮3分钟左右即可。

提示 米粉含有丰富的糖类、维生素、矿物质等，易于消化，适合给宝宝当主食。芹菜内含丰富的维生素、纤维素，是宝宝摄取植物纤维的好来源。

豆腐鱼蒸蛋

原料：去净鱼刺的鱼肉、豆腐各50克，鸡蛋1个

调料：姜末、料酒各少许

做法

1. 鱼肉剁碎，用料酒和姜末搅拌，豆腐洗净，捣碎；

2. 鸡蛋打到碗里，搅拌均匀，然后加水拌匀之后加入鱼肉和豆腐拌好；

3. 锅内加水，水沸后，把盛满蛋液的容器放入锅内，蒸10分钟左右即可。

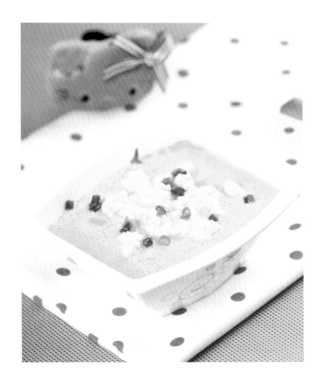

豌豆苗蛋黄面

原料：鸡蛋1个，豌豆苗10克，婴儿面条少许

调料：清汤适量

做法

1. 将鸡蛋煮熟，取蛋黄压碎成末；

2. 豌豆苗取嫩叶洗净，焯烫后切碎；

3. 面条放入清汤中煮熟，捞出加入豌豆苗和蛋黄拌匀，再淋入少许汤汁即可。

提示 豌豆苗含有多种人体必需的氨基酸。颜色翠绿，口感清香滑嫩，是绿叶菜中营养价值较高的无公害蔬菜。

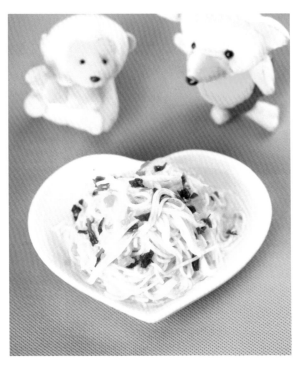

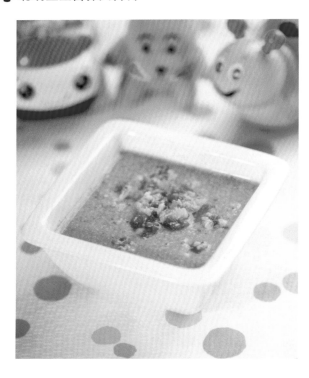

胡萝卜瘦肉豆渣糊

原料：胡萝卜30克，瘦肉40克，黄豆、绿豆各适量

调料：盐少许

做法

1. 将黄豆、绿豆洗净后浸泡6小时，放入豆浆机中打成豆浆，滤出汁，豆渣留用；

2. 胡萝卜去皮切成末，瘦肉洗净切成末；

3. 将瘦肉和胡萝卜倒入锅中，加少许水，煮至瘦肉熟后倒入豆渣，一同煮沸，边煮边搅拌，最后加少许盐提味即可。

橙汁豆腐

原料：橙子1个，日本豆腐2个

做法

1. 在橙子顶部三分之一处切开，用勺子小心地将橙肉挖出，橙皮洗净留用；

2. 挖出的橙肉用干净纱布包住，挤出橙汁备用；

3. 日本豆腐从中间切开，挤出豆腐，放入开水锅中小火煮2分钟，捞出切成块；

4. 将日本豆腐块装入挖空的橙皮内，倒入橙汁，搅拌均匀即可食用。

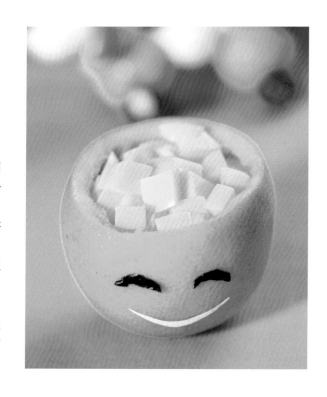

南瓜鸡肉粥

原料：鸡胸脯肉30克，南瓜1小块，大米50克

做法

1. 南瓜去皮、去子洗净，蒸熟后研磨成泥；

2. 将鸡胸脯肉洗净，放入锅中，加入适量清水煮熟，盛出切成细末；

3. 将大米淘净，浸泡半小时后放入锅中加适量水熬粥，至粥快成时加入鸡肉末和南瓜泥，一起煮至粥稠肉烂即可。

提示 此粥香甜味美，营养丰富，但妈妈们需注意，鸡肉性温，有高烧症状的婴儿禁食鸡肉，鸡肉含磷量较高，如果在服用补铁剂就暂时不要食用鸡肉，以免干扰到铁的吸收。

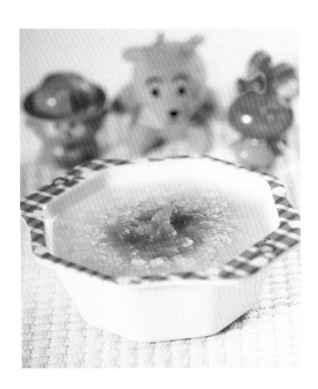

营养肉末蔬菜糊

原料：嫩豆腐100克，猪瘦肉末40克，苋菜25克，鸡蛋1个，肉汤适量

做法

1. 将苋菜洗净，切成细末，鸡蛋磕入碗中打散；

2. 嫩豆腐放入开水中焯一下，抹干水分后压成泥；

3. 锅中放入肉汤，加入猪瘦肉末、碎豆腐和苋菜末，用慢火煮熟，然后把调匀的鸡蛋液倒入锅内，搅拌均匀后煮成糊状即可。

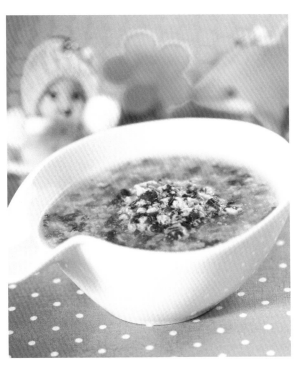

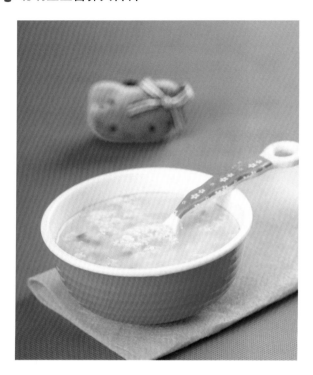

胡萝卜豆腐汤

原料：胡萝卜1根，嫩豆腐50克，鸡蛋1个

做法

1.胡萝卜洗净，去皮，放锅内煮熟后切成碎末；

2.另取一锅，倒入水和胡萝卜末，再将嫩豆腐边捣碎边加进去，一起煮5分钟左右；

3.将鸡蛋取蛋黄打散，淋入锅里后立即搅拌，一同煮熟即可。

紫米糊

原料：紫米、大米各30克，核桃粉少许

做法

1.将紫米、大米分别洗净，放入搅拌机中搅打成末；

2.将紫米、大米末加适量水，倒入锅中煮至熟；

3.撒入核桃粉，再煮沸即可。

提示 紫米富含蛋白质、无机盐等，更含有大米所缺乏的维生素C、叶绿素、胡萝卜素等多种营养成分。紫米和大米搭配，营养互补，大大提升了营养价值。

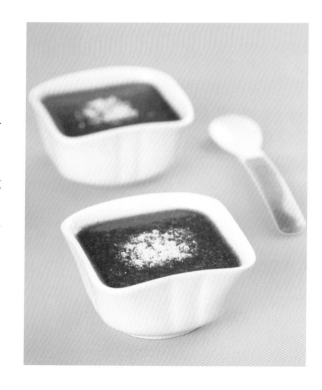

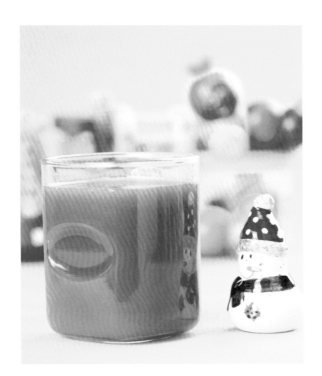

鲜果时蔬汁

原料：黄瓜、胡萝卜各1根，芒果1个，白糖少许

做法

1. 将黄瓜、胡萝卜分别洗净，切段；芒果洗净，去皮取果肉；

2. 榨汁机内放入少量矿泉水、黄瓜、胡萝卜以及芒果果肉，榨汁后加白糖拌匀即可。

提示 黄瓜的维生素和纤维素含量都很高，芒果和胡萝卜中除了含有丰富的膳食纤维外，还有大量的胡萝卜素，这有助于宝宝的新陈代谢和改善视力，而极为丰富的维生素可以提高宝宝机体免疫力。

绿豆大米奶糊

原料：绿豆、大米各40克，牛奶1杯

做法

1. 将绿豆、大米淘净，浸泡1小时；

2. 将绿豆、大米和水倒入搅拌机中，搅打成浆；

3. 将打好的绿豆米浆倒入锅中，加适量水熬煮成米糊，加入牛奶，边煮边搅拌，稍煮一会儿即可关火。

提示 绿豆所含的蛋白质中有人体必需的多种氨基酸，能提高免疫功能。

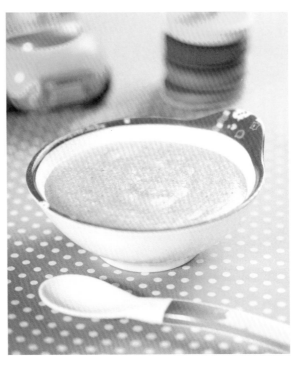

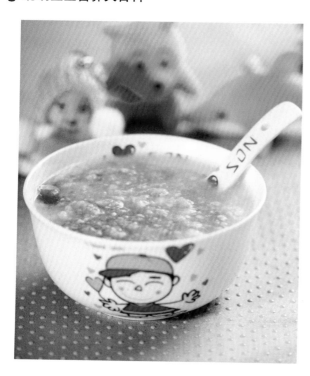

番茄土豆鸡肉粥

原料：番茄半个，土豆50克，鸡胸脯肉40克，大米50克

做法

1. 将番茄洗净，用开水氽烫后去皮磨成泥；

2. 土豆去皮，蒸熟后压成泥，鸡胸脯肉洗净剁成泥；

3. 将鸡肉泥、大米和适量清水放入锅内，煮烂成粥；

4. 再加入番茄泥、土豆泥拌匀即可喂食。

冬瓜肉末糊

原料：冬瓜50克，猪肉30克，高汤适量

调料：盐少许

做法

1. 冬瓜去皮和瓤，剁成蓉；

2. 猪肉洗净后剁成末；

3. 锅置火上，放入高汤烧沸，下入冬瓜蓉和肉末，一起炖煮至汤稠肉烂，加入少许盐调味即成。

提示 冬瓜含有多种维生素，能调节人体的代谢平衡，养胃生津，夏季多吃些冬瓜，能解渴消暑、利尿。

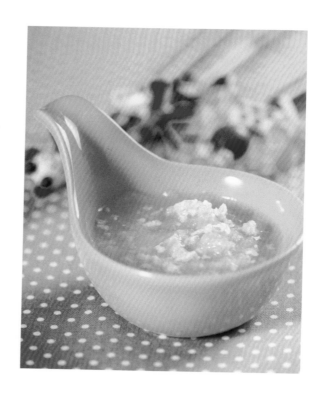

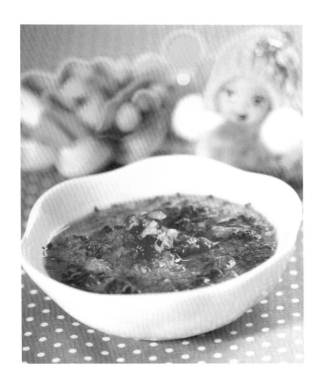

鸡肝蔬菜泥

原料：鸡肝30克，洋葱、番茄、苋菜叶各25克，肉汤适量

调料：盐少许

做法

1. 鸡肝洗净，煮熟后去筋膜，剁成泥；

2. 洋葱、番茄、苋菜叶均洗净，并将番茄去皮，全部切成碎末；

3. 肉汤放入锅中煮沸，加入洋葱末、番茄末和苋菜叶末煮沸，再加入鸡肝泥，煮至软烂成泥后加少许盐调味即成。

蔬菜鸡蛋羹

原料：油菜50克，胡萝卜15克，鸡蛋1个，高汤少许

做法

1. 油菜取嫩叶片洗净备用，胡萝卜洗净后削去皮，切大块备用；

2. 将油菜叶和胡萝卜块分别入沸水中焯透，捞出晾凉后切成碎末；

3. 鸡蛋打散，加入高汤调匀，入锅蒸熟后取出，将备好的胡萝卜末、油菜末置于鸡蛋羹上即可。

提示 此时期是宝宝记住食物味道的关键时期，所以要尽可能地控制调料的使用，糖和盐要尽量少放。

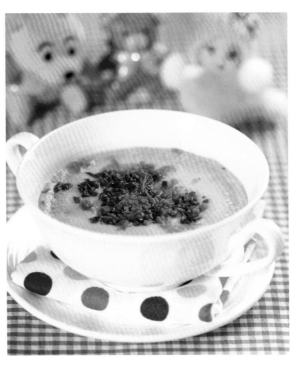

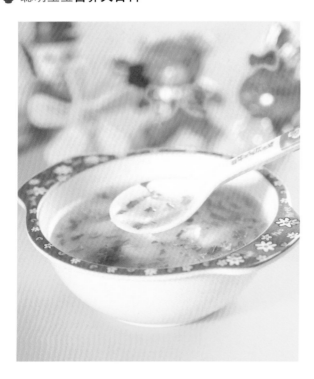

鸡蛋面片汤

原料：鸡蛋1个，青菜30克，面粉适量

做法

1. 面粉放入盆内，加入鸡蛋和少许水和成面团，揉好后擀成薄片，再切成小块；

2. 青菜择洗干净后切末；

3. 锅上火，倒入适量水烧开，然后下入面片，煮熟烂后加入青菜末，再煮至菜软烂即可。

提示 注意面片不要擀得太厚，且要切小一点，再煮熟烂，这样方便婴儿吞咽。

白菜花鸡肉粥

原料：鸡胸脯肉30克，白菜花、胡萝卜各45克，大米50克

做法

1. 将大米淘净后浸泡1小时；

2. 鸡胸脯肉洗净，入锅中煮熟后切成细末；

3. 白菜花洗净剁成末，胡萝卜洗净去皮也切成细末；

4. 将大米和适量水倒入锅中，大火煮开后转小火熬煮，至米粒开花后加入白菜花末、胡萝卜末、鸡肉末，一同煮至菜熟米烂即可（要边煮边搅拌）。

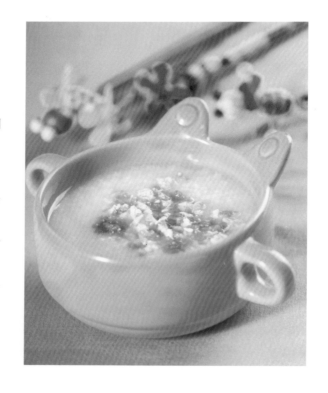

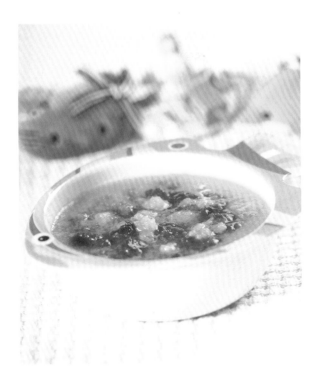

蔬菜水果营养米粉

原料：婴儿米粉20克，胡萝卜、苹果各50克，去核大枣2个

做法

1. 胡萝卜、苹果分别去皮切成小块；

2. 将胡萝卜块、苹果块、去核大枣均入蒸锅中蒸至熟软，取出捣成泥；

3. 将婴儿米粉用温开水冲调好，加入捣好的蔬菜水果，拌匀即可。

提示 米粉不能用开水冲泡，以免破坏米粉的营养成分，大枣要去皮、核后再捣成泥。

豆腐鱼肉泥

原料：豆腐50克，鱼肉50克，清汤适量

做法

1. 将鱼肉洗净，入锅中煮熟后剔去鱼皮和骨刺，研成泥；

2. 将豆腐冲净，切成小丁；

3. 将清汤入锅中烧开，放入豆腐丁，边煮边用勺子研碎成泥，煮好后加入鱼肉泥，混合拌匀即可。

提示 豆腐蛋白质含量丰富，质地优良，既易于消化吸收，又能促进婴儿生长，还含有多种维生素、钙、镁等营养物质，和鱼肉搭配食用，既美味又提高营养利用率。

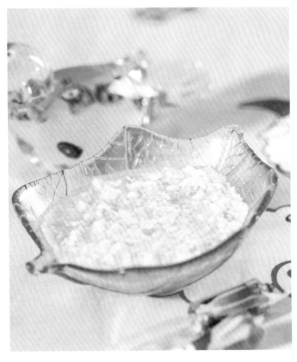

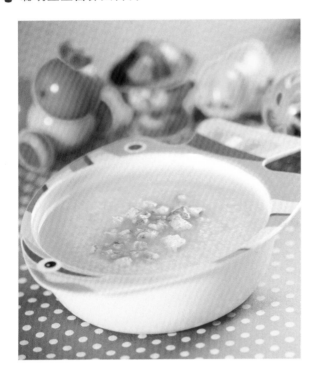

海米粥

原料：海米10克，小黄米50克

做法

1. 将海米洗净，浸泡后在锅中蒸软，取出切碎；

2. 将小黄米洗净，放入锅中，加适量水，熬煮成稠粥；

3. 趁热将粥和海米碎拌匀即可。

提示 海米是含钙较高的食物，正适合生长发育中的婴儿。不过此时给宝宝食用海米还是要尽量剁细一点。

番茄豆腐菠菜面

原料：番茄50克，菠菜叶25克，豆腐60克，排骨汤适量，儿童细面条30克

调料：橄榄油、盐各少许

做法

1. 将番茄去皮后切成小丁；

2. 菠菜叶洗净，入开水中焯一下后捞出切碎，豆腐洗净压碎备用；

3. 锅中放少许橄榄油烧热，下入番茄丁、豆腐碎翻炒匀，倒入排骨汤烧沸，下入面条，一同煮至面条熟软后加入碎菠菜叶，再放入盐调味即可。

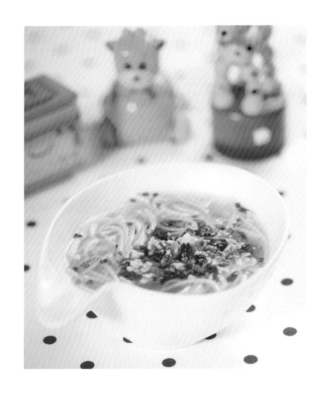

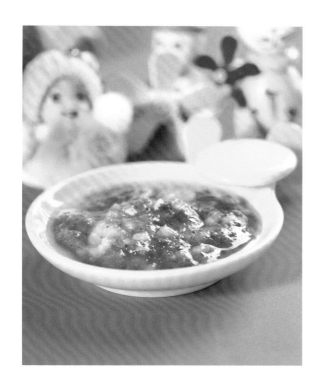

香蕉草莓桃泥

原料：香蕉半根，草莓80克，桃1个

做法

1. 香蕉去皮，用汤匙压碎成泥；

2. 草莓洗净去蒂，桃去皮洗净，将草莓和桃用磨泥器均磨成泥；

3. 将香蕉泥和草莓泥、桃泥混合拌匀。

提示 水果所含的丰富的维生素、矿物质和部分微量元素是婴幼儿生长发育不可缺少的。草莓和香蕉中含有的纤维素及其他营养成分对改善食欲不振、便秘等有一定的效用。

番茄土豆泥

原料：番茄、土豆各1个，肉末30克

做法

1. 番茄洗净去皮、子，切碎；

2. 土豆洗净，去皮切块，蒸熟软后压成泥；

3. 将番茄碎、土豆泥与肉末一起拌匀，上锅蒸熟即可。

提示 番茄中含有丰富的维生素C和大量纤维素，能帮助宝宝预防感冒，防止便秘。有的宝宝不喜欢吃单调的番茄，这样将番茄切碎，与土豆泥、肉末做成羹或泥，能缓解番茄的酸味，又能使营养更全面。

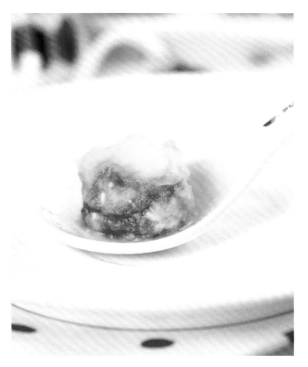

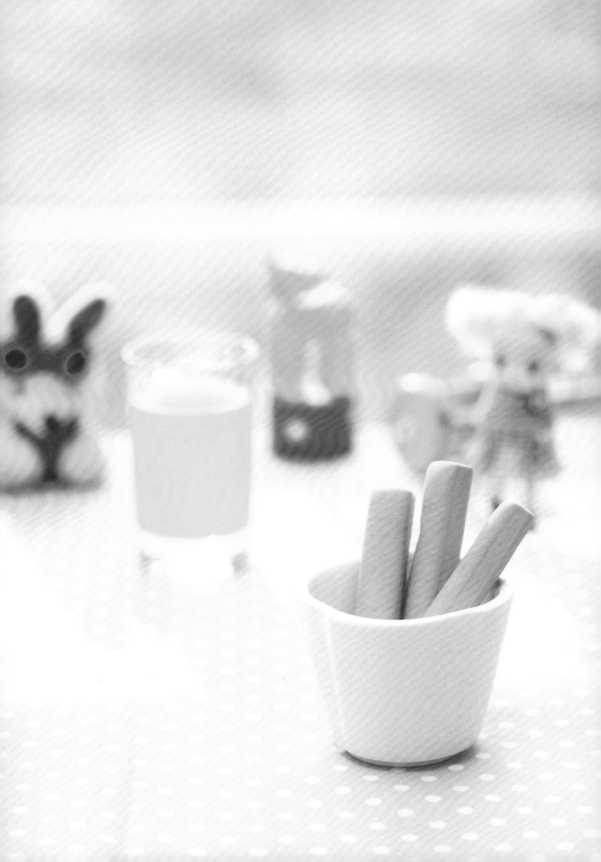

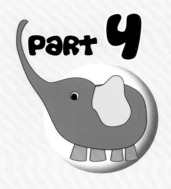

PART 4

10～12个月宝宝

此阶段的宝宝要逐渐学会适应固体食物，添加辅食次数也应增加到早、中、晚三次，并按照正常的餐点时间来进行。此阶段最好让宝宝与家庭成员一同吃饭，开始培养婴儿好的饮食习惯。宝宝的主要食物应该有蛋类、乳制品、豆腐、鱼类、肉类、蔬菜、水果等，让食物多样化，以逐步取代母乳和配方奶，让之前的辅食变为主食。

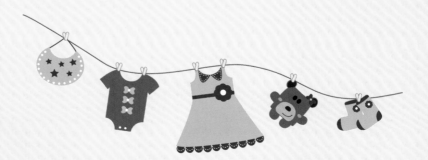

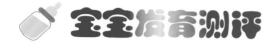

宝宝发育测评

⇨10个月

身高	男宝宝平均为73.9厘米；女宝宝平均为72.5厘米。
体重	男宝宝平均达9.4千克；女宝宝平均达8.9千克。
头围	男宝宝平均达45.8厘米；女宝宝平均达44.8厘米。
胸围	男宝宝平均达45.7厘米；女宝宝平均达44.6厘米。
睡眠	此月宝宝和上月差不多，每天需睡14～16小时，白天睡2次。
出牙	宝宝将先萌出一颗下侧切牙。

⇨11个月

身高	男宝宝平均为75.3厘米；女宝宝平均为74厘米。
体重	男宝宝平均达9.7千克；女宝宝平均达9.1千克。
头围	男宝宝平均达46.3厘米；女宝宝平均达45.2厘米。
胸围	男宝宝平均达46.2厘米；女宝宝平均达45.1厘米。
睡眠	此月宝宝每天睡眠12～16小时，白天睡2次。
出牙	萌出一对下侧切牙后再萌出一对上侧切牙。

⇨12个月

身高	男宝宝平均为77.3厘米；女宝宝平均为75.9厘米。
体重	男宝宝平均达10.1千克；女宝宝平均达9.5千克。
头围	男宝宝平均为46.5厘米；女宝宝平均为45.4厘米。
胸围	男宝宝平均为46.5厘米；女宝宝平均为45.4厘米。
睡眠	此月宝宝每天需睡眠12～16小时，白天睡2次，每次1.5～2小时。
出牙	宝宝会按照由前向后、左右对称、成对萌出、先出上牙后出下牙的规律继续萌出其余乳牙。

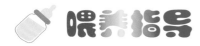 喂养指导

⇨ 这个月龄段宝宝的饮食特点

　　这个阶段的宝宝对食物的接受能力强了，应该习惯吃奶以外的很多食物了。但对食品的要求还是要碎、烂、软。宝宝能吃些烂饭，煮的时候多加些水就可以了；宝宝能吃肉了，但给宝宝做的肉一定要剁成肉泥。不过饭菜不用烂到糊糊那种状态。至于宝宝吃什么、吃多少，应该完全根据宝宝的个性去决定，只要你能满足宝宝的爱好，他就会顺从地吃你给的食物。这个阶段的宝宝奶量仍然是要满足的，每天要给宝宝喝500～600毫升配方奶。如果宝宝不爱喝奶，也可以顺其自然，而不要一味强迫，可让宝宝喝豆浆等富有营养的饮品。

⇨ 不要强制宝宝多吃饭

　　许多父母可能会担心宝宝不好好吃饭长不好，而强制宝宝多吃一点。其实，父母不必对宝宝不好好吃感到忧虑，因为宝宝有一种本能，他们的进食量恰恰与其需要量相等。宝宝的饮食情况是变化莫测的。同一种食物，他们可能今天认为好吃，吃起来狼吞虎咽，明天又觉得不好吃而拒食，后天也许又喜欢吃了。但是，这种进食的不规律性，不会对每天消耗的热量产生影响。宝宝有时也会因为心情、环境因素的变化而吃饭时多时少，关于这一点父母也不用太担心，不用刻意非得一餐固定喂多少量才满意。如果宝宝的生长曲线在合理范围内，精神很好，也没有肚子胀、便秘、拉肚子等不良症状，就不必强迫他吃东西。

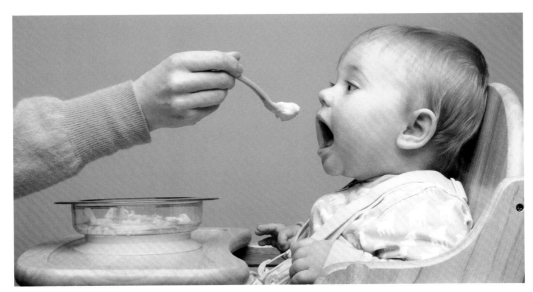

⇨让宝宝适当吃点硬食

宝宝的咀嚼能力都是在不断的锻炼中获得发展强健的。这个时期的宝宝，有6颗左右的乳牙，具备了一定的咀嚼能力。父母往往会低估宝宝的咀嚼能力，喜欢给宝宝吃易嚼的食物。总以为没长几颗牙齿的宝宝吃不了成块的食物，实际上快1岁的宝宝是可以吃些松软碎块状食物的，他光凭几颗门牙和牙床就可以把熟菜块、水果块、饼干块弄碎嚼烂再咽下。为了给宝宝锻炼牙齿的机会，在不断的练习中使宝宝的咀嚼能力变得越来越强，父母应适当给宝宝吃些有一定硬度的食物，如烤薯片、干面包，注意食物的硬度不要太大，以免损伤宝宝的牙齿。

⇨宝宝的食物也要色香味俱全

宝宝虽然小，他也会享受食物的色香味，给宝宝做的食物不能是简单的大杂烩，只注意营养价值而忽略了宝宝的口味。食物的外观色泽和气味可以刺激人的食欲，而食物的味道可以由舌头品尝出来。人的舌头上有味蕾，味蕾可分辨出食物的酸、甜、苦、辣等味道。同样是豆腐，放在香浓的鸡汁里煮和放在开水中煮，味道显然是不同的。宝宝的食物要注意色香味是因为宝宝可以分辨出这些，举例来说，宝

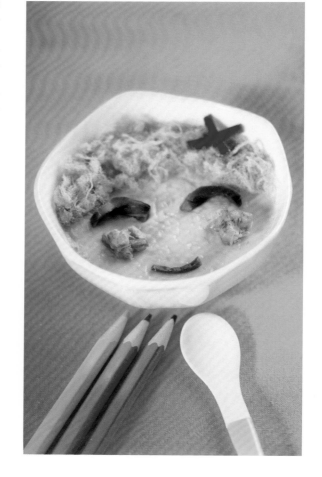

食物鲜美，吃得津津有味，肠胃能提高对食物的吸收率，所以，美味可口的食物，愉快地进餐，还具有促进消化吸收的生理意义。

宝吃的豆腐、蛋黄等，虽然都是柔软的东西，但是，他可以凭味觉、视觉和嗅觉来判断这些食物的不同。

因此，爸爸妈妈在给宝宝准备食物的时候要注意色香味，以便调动宝宝的食欲，提高宝宝对食物的兴趣。注意食物的色香味，并不是指要往食物中添加调味品，宝宝吃的食物最好是原汁原味，新鲜的食物本身就有它的香味和鲜味。

⇨让宝宝练习自己吃饭

10个月以上的宝宝总想自己动手拿勺吃东西，喜欢摆弄餐具，这正是训练宝宝自己吃饭的好时机。对食物的自主选择和自己吃饭，是宝宝早期个性形成的一个标志，而且对锻炼协调能力和自立性很有帮助。如果宝宝自己想拿勺，就让他自己拿着试一试，即使撒了也没关系。当宝宝自己费劲地舀起食物送到嘴里，这是练习吃饭的开始。吃饭还是自己主动地吃才吃得香，所以保护宝宝的积极性是很重要的。自己吃东西是一种能

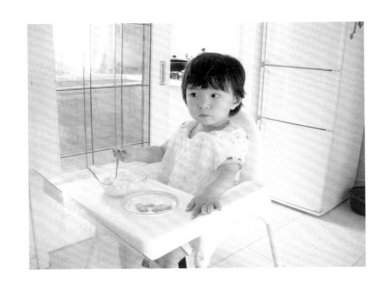

力，对宝宝来说不是一件简单的事，要花上一定的时间去学习，所以训练宝宝自己吃东西要有个过程，就像大人要学会做一件事也得花点时间练一样。宝宝开始练习使用勺子，爸爸妈妈要做好经常给宝宝打扫"战场"的思想准备，宝宝是不可能利利索索地使用勺子的。如果宝宝觉得练习用勺子吃饭麻烦，就会用手抓着吃，即使这样也不要斥责孩子，宝宝长大了自然不会用手抓饭吃的。

⇨正确安排点心

◎ 体重正常的宝宝

这样的宝宝，在正餐之间应尽量给他吃点心。

◎ 过重的宝宝

过重的宝宝应该限制他吃过多的粥、米饭和面食。这样的宝宝，如果不到吃饭时间要吃东西，应该给他水果吃。

◎ 过轻的宝宝

有的宝宝吃的粥、米饭、面食等都很少，体重也比同月龄的宝宝轻。对这样的宝宝，在中餐和晚餐之间要给一些点心。体重过轻的宝宝如果不喜欢吃饼干或蛋糕之类的甜食，那就给他吃原味的饼干。父母可把给宝宝吃点心的时间固定下来，在宝宝吃完后，要让宝宝喝点凉开水漱一下口，以防龋齿。

⇨宝宝要多吃蔬菜、水果和薯类

　　蔬菜含有多种营养成分，是人体获取维生素的主要食物来源，蔬菜品种多，可以变换着花样吃。水果肉质细腻，好消化，是维生素C的良好来源。薯类，不管是红薯、土豆，还是木薯，都含有丰富的淀粉、纤维素、无机盐和维生素。所以，这些食物宝宝都可以多吃。

⇨**不要让宝宝嘬空奶瓶**

　　有些断奶的宝宝很依恋奶瓶，经常喜欢嘬空奶瓶，而父母在婴儿吵闹的时候或在婴儿睡觉前，为了省心，就给婴儿嘬空奶瓶。其实，这种做法对宝宝健康有害。因为宝宝嘬空奶瓶时容易把大量的空气吸入胃内，引起宝宝腹部不适、呕吐或

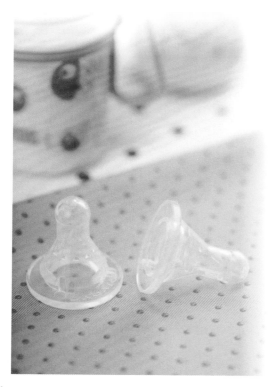

腹泻。长期如此，还容易造成宝宝牙齿不齐。如果宝宝养成了嘬空奶瓶的习惯，父母要帮孩子改掉。父母可以利用转移孩子注意力的方法，使他忘记空奶嘴，即使孩子大声哭闹，也不应该让步。可以让他先哭一会儿，不理睬他，过一会儿，再给他一个他喜欢的玩具，让孩子慢慢地忘记空奶瓶。

⇨**宝宝断奶时的注意事项**

　　◎ 掌握宝宝对其他食物的接受程度

　　为了顺利给宝宝断奶，断奶前的准备工作必不可少，辅食的添加就是为断奶做的准备。从宝宝4个月起，就要按月龄适当地给宝宝添加断奶食品，让宝宝习惯于奶以外的食物。宝宝8个月后，就可以把宝宝吃辅助食物的量和次数慢慢加多，而吃奶的次数慢慢减少。宝宝10～12个月时，就应该能吃相当数量的食品了，而且宝宝的咀嚼能力已充分得到锻炼，也已习惯了用碗、勺、杯、盘等器皿进食。

　　◎ 掌握宝宝对母乳的依恋程度

　　吃惯母乳的宝宝，不仅只是把母乳作为赖以生存的需要，而且对母乳有种特殊的感情，因为它给宝宝带来信任和安全感，所以断奶不是说断就能断掉的，更不可采用粗暴简单的方法。其实，随着辅食的增多，宝宝会逐渐淡忘妈妈的乳头，不再像从前那样迫不及待地需要了，就可以完全断奶了。对于特别依恋母乳的宝宝，断奶的过程可能会长一些。

　　◎ 断奶季节的选择

　　断奶要选择合适的季节，一般春末和

秋凉的时候比较合适。这时，生活方式和习惯的改变对宝宝的冲击较小。如果夏季断奶，天气太热，宝宝的消化能力差，断奶会让他大哭大闹，易得肠胃病；严冬断奶，会使宝宝睡眠不安，易着凉，容易引起上呼吸道感染。

◎ 断奶时机的选择

要根据宝宝的身体状况来选择合适的断奶时机。只有宝宝身体状况好，消化能力正常才可以断奶。在宝宝生病期间不能断奶，因为断母乳，改吃配方奶和辅食后，宝宝的消化功能需要有一个适应过程，此时宝宝的抵抗力有可能略有下降。另外，如果宝宝到了断奶月龄时，若恰逢出牙，或是换保姆，最好先不要断奶，否则会增大断奶的难度。

◎ 父母要有决心

断奶的时候，妈妈一定要下定决心。断奶时，宝宝大都会吵闹几天的。不要因宝宝一时哭闹就改变了主意，觉得再晚点断奶也无所谓，从而拖延断奶时间。如果坚持了两天，到第3天见

孩子哭得太可怜而又重新喂奶，孩子会认为这两天是故意整他，以后再断奶就更难了。

◎ 注意断奶期间的营养均衡

在断奶期间，宝宝的喂养更要强调营养的合理搭配。宝宝生长发育很快，对营养需求量也大，如果不注意喂养方法而突然断奶，宝宝就会不习惯，严重的甚至会引起断奶综合征。

⇨断奶期宝宝的喂养

给宝宝断奶时，宝宝的食物构成就要发生变化，要注意以下几点：

1. 选择食物要得当，要给宝宝增加一些土豆、甘薯等含糖较多的根茎类食物。经常给宝宝吃些蔬菜（包括海产品）和瓜果，它们能提供维生素和矿物质，促进消化、增加食欲。经常给宝宝吃一些肝脏、动物血，以保证铁的供应。

2. 每日三餐应变换花样，巧妙搭配，使宝宝有食欲。

3. 烹调食物要尽量做到色、香、味俱全，而且要软、细、碎、烂，不宜煎、炒、爆，以适应宝宝的消化能力，并能引起宝宝的食欲。

4. 饮食要定时定量。刚断母乳的宝宝，每天要保证三餐。早、中、晚餐的时间可与大人统一。

5. 如果宝宝在断奶过程中不适应，喂

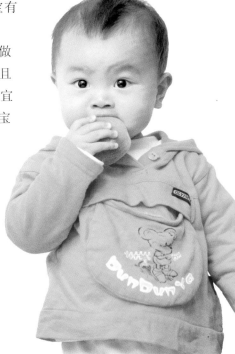

食要有耐心，让宝宝慢慢咀嚼。

6.除每日三餐外，还应该在两餐之间给宝宝增加配方奶、点心、水果等。

7.每次进食后，再喂少量白开水，可清洁口腔、防止龋齿。

⇨偏食宝宝的喂养

宝宝这么小，却也会偏食，对某种或某几种食物拒不接受。应该怎么对待偏食的宝宝呢？

◎ 不要对宝宝采取强制态度

有的宝宝在8个月时，就会对食物表示出喜厌，这就是最初的"偏食"现象。不过，这种偏食并不是真的偏食。家长有时候会发现，宝宝在这个月不喜欢吃的东西，到了下个月又喜欢吃了。相反，最爱吃的食物也会在不知不觉中吃腻。因此，不要过早地下宝宝爱吃什么、不爱吃什么的结论。此时，家长不要较真，采取强硬的态度，否则这种态度会结合这种食物在宝宝的脑海中留下不良印象，使宝宝以后很难再接受这种食物，从而导致真正的偏食。

◎ 耐心地帮助宝宝适应

如果宝宝拒绝某种食品，家长不要气馁，隔一段时间再把同样的食品拿来给宝宝尝试。也可以把食物变一下形状或烹饪方法，配上别的菜，使其口味有点改变，宝宝就有可能接受了。

◎ 不要娇纵宝宝

有的宝宝碰到喜欢吃的食物，就会无节制。这时候，家长可不要一味地娇纵宝宝，因为某一种食物吃得过多，可能会使宝宝倒了胃口，以后再也不吃这种食物，这是另一种偏食的原因。

◎ 改正自己的不良饮食习惯

有的宝宝偏食是受家长的影响。如果家长本身就偏食，喜欢吃的菜就经常做，不喜欢吃的菜总也不做。时间久了，宝宝自然就跟着偏食了。家长做菜时，应选择尽量多的品种，以使宝宝获得均衡的营养。另外，家长不应在宝宝面前表现出对食物的喜或厌，那样会使宝宝先入为主，对某些食物没等进口就感到厌恶了。

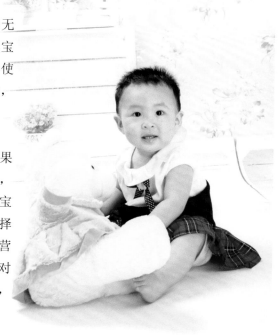

专家解疑

⇨什么时候断奶

宝宝10～12个月时，是断奶的最好时机。因为这段时间，母乳质量有所下降，宝宝也逐渐适应母乳以外的食品，而且9～10个月时，宝宝已经长出几颗牙齿，胃内的消化酶日渐增多，肠壁的肌肉也发育得比原来成熟，所以，多数妈妈要给宝宝真正意义上断奶了。

⇨怎样顺利断奶

母乳喂养的宝宝断奶的方法最好使用自然过渡法。自然过渡法就是一顿一顿地用辅助饮食代替母乳，逐渐实行断奶。比如在宝宝10个月时，先减掉白天的一顿奶，因为，白天有很多吸引宝宝的事情，他不会特别在意妈妈。断奶的时候，要加大宝宝的辅食供给量。过一周左右，如果宝宝没什么不良现象，妈妈的乳房也不太胀，可以再减一顿奶，加大断奶食品量，但要注意一定要在完全不吃母乳之前让宝宝习惯吃配方奶。人工喂养的宝宝断奶的方法也应该选择自然过渡法，就是在添加辅食的基础上，逐渐减少宝宝每日配方奶的奶量和次数，到最后一天只喝两次配方奶。

所以，顺利断奶的诀窍就是逐渐地先减去白天的一次母乳（配方奶），以其他食物代替这顿母乳（配方奶），用同样的方法就可以逐渐减少白天哺乳或喂配方奶的次数。到宝宝1岁左右的时候，无论是

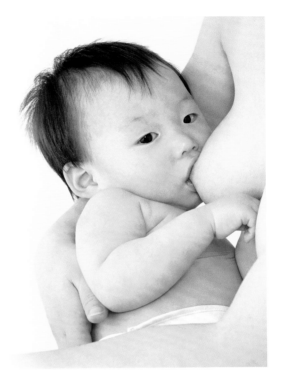

母乳喂养还是人工喂养的宝宝，每天就只喝两次配方奶了，母乳也就自然断掉了，而一天喝两次奶的习惯就不需要再改变了。如果条件不允许，至少也要让宝宝每天喝一次奶。

⇨哪些食品不适合喂给宝宝

这个时候的宝宝很可爱，他能够理解大人的一些话，模仿大人做一些事，会用手势加上发音来表示自己的要求，尤其是看到大人吃东西，会迫切地想要吃。父母看到宝宝这样子，一般都应把食物给他一点，让他尝尝。不过，爸爸妈妈可要分清

哪些是可以给宝宝吃的，哪些是不能给宝宝吃的。不适合这么大宝宝吃的食品有以下几种：

◎ 小颗粒的食品

瓜子、花生、糖果都是人们爱吃的零食，却不能给宝宝吃。这些食品又小又滑又硬，虽然这时宝宝已长牙，但他的咀嚼功能不完善，还没有能力去吃这些东西。而且，宝宝吃这些东西，容易把食物呛入气管发生意外。

◎ 糯米食品

元宵、年糕、粽子等食品虽然很好吃，但是比较黏，又不易消化，不宜让宝宝食用。

◎ 刺激性食品

咖啡、浓茶、辣椒等食品，不利于宝宝神经系统及消化系统的正常发育，也是不适合宝宝吃的。

◎ 太甜、太油腻的食物

这种食物营养价值低，宝宝吃后会影响正常吃饭，最好也不要给宝宝吃。

▷宝宝的食欲不好怎么办

◎ 给宝宝准备专用餐具

给宝宝准备一套他专用的碗盘和汤匙，可以选择有可爱造型的，这会让宝宝吃得更好，更有参与感。

◎ 减少外界的刺激

吃饭的时候，不要开电视，避免声音太嘈杂，让宝宝分心。尽量让家里保持安静，这样宝宝吃饭会专心一点。

◎ 选择颜色鲜艳的蔬果

父母可以在辅食中添加颜色鲜艳的水果做的水果泥，吸引宝宝的注意力，让宝宝开胃。

◎ 给宝宝洗个澡

宝宝玩耍一天后，妈妈可以先给宝宝洗个澡，这样也会增加宝宝的食欲。因为宝宝玩耍、消耗热量后，情绪仍处在兴奋状态，洗澡可以舒缓宝宝的情绪，宝宝自然就会胃口大开。

▷婴儿何时吃固体食物

这个月龄段的婴儿，长了几颗牙齿，也有了些咀嚼能力，但要吃固体食物，还应有个习惯的过程。这个时间如果早了，宝宝可能会不消化，或堵住嗓子眼儿发生意外；迟了，宝宝可能不能摄入足够的营养，影响发育。什么时候才能让宝宝去

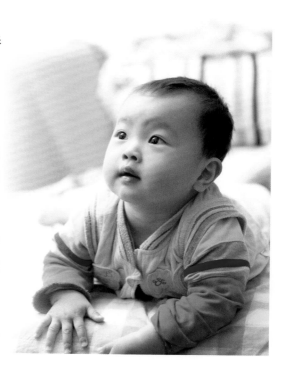

学吃固体食物呢？儿科专家认为，孩子在12个月大时，就可以开始吃固体食物了，因为在这个阶段，宝宝通常已能掌握拿东西、咀嚼食物的基本技巧了。

开始时，可以先让宝宝吃去皮、去核的水果片和蒸煮过的蔬菜（如胡萝卜）等，也可以把固体食物弄成细条，好让孩子便于咀嚼。如果宝宝吃这些东西没问题，就可以让他们尝试吃煮过的蔬菜（不宜太甜或含太多的脂肪，以免倒了胃口，产生厌恶、拒食行为），然后逐渐吃和大人一样的食物。

⇨引起宝宝厌食的原因有哪些

不管父母的意愿怎样，总有些宝宝会出现不愿意吃饭的现象。如果宝宝厌食，就可能导致体格发育达不到正常的平均值，智力发育也受到影响，因此一定要引起注意。宝宝为什么会厌食呢？一般来说，有以下几个原因：

◎ 甜食影响食欲

食欲不振的宝宝，大多喜欢喝各种饮料，这样会使大量的糖分摄入体内，无疑使糖浓度升高，血糖浓度达到一定的水平，会兴奋饱食中枢，抑制摄食中枢，因此，这些宝宝难有饥饿感，也就没有进食的欲望了。

◎ 冷饮的影响

冷饮中含糖量很高，而且宝宝的胃肠道功能还比较弱，常喝冷饮易造成胃肠道功能紊乱，宝宝当然就没什么食欲了。

◎ 缺锌引起味觉改变

锌含量低于正常值的宝宝，其味觉比健康宝宝差，而味觉敏感度的下降会造成食欲减退。

◎ 消化不正常

有的妈妈认为宝宝多吃就好，不知道宝宝吃多少合适，所以盲目地让宝宝多吃。还有的妈妈片面地追求宝宝的营养，凡是自以为有营养的东西都给宝宝吃，吃了饭还要吃补品，用吃的东西哄孩子，破坏了宝宝消化吸收的正常规律，加重了消化系统的负担，所以造成宝宝厌食。

◎ 精神状态的影响

这个月龄段的宝宝，已懂得了家长的斥责，若在进餐前申斥宝宝，或逗宝宝大哭大闹，都会使宝宝处于紧张、精神不集中状态而不能愉快进餐，影响宝宝的食欲。时间长了，宝宝就会

 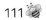

厌食。

◎ 心理因素的影响

一般来说，孩子在饥饿时，胃内空虚，血糖下降，都会表现出很好的食欲。但是，有的父母往往不知道孩子的胃肠功能可自行调节，总是勉强孩子吃，甚至有的采取惩罚手段强迫孩子吃，长此以往，这种强迫进食带来的病态心理，也是影响孩子食欲的原因之一。

◎ 父母吸烟

如果宝宝长期生长在烟雾缭绕的环境中，也会造成宝宝厌食。

⇨宝宝不爱吃某种食物怎么办

小孩子也有偏食的习惯，有些宝宝对某种食物情有独钟，对某种食物却很抗拒，比如胡萝卜。胡萝卜的营养价值很高，有"赛人参"的美誉，多吃能增强人体抵抗力。它虽是一种蔬菜，但吃了它，却能获得在动物性食品里才有的维生素A。因为它含有丰富的胡萝卜素，而在体内，胡萝卜素可以转变为维生素A。维生素A是婴幼儿不可缺少的一种营养素，它能明目、润肤、强身。所以应该多给宝宝吃些胡萝卜。不过，有些宝宝不爱吃胡萝卜，该怎么办呢？其实，变变花样，讲究些烹调方法，就可以让孩子爱吃，且大大提高胡萝卜素的吸收利用率。做胡萝卜食品，要诀就是"掺"、"碎"、"油"、"熟"这几个字。

"掺"。胡萝卜与肉、蛋、猪肝等搭配着吃，可以遮盖胡萝卜的味。

"碎"。胡萝卜的植物细胞壁厚，难消化，切丝、剁碎可以破坏细胞壁，使细胞里的养分更易释放出来。另外，弄碎了宝宝也就没法把它挑出来了。

"油"。在体内，胡萝卜素转变成维生素A得有脂肪作为"载体"。没有油，同样多的胡萝卜素，转变成维生素A的比例会大打折扣。

"熟"。胡萝卜不宜生吃。因为生吃被吸收利用得少，还会浪费渣中的纤维素和果胶。胡萝卜如果榨汁喝就太浪费了，当汁太浓时，摄入过量的胡萝卜素还会使皮肤变黄，不了解这一情况的父母还以为孩子是患上了什么疾病呢，其实停食胡萝卜就可以改善这种症状。

同理，对宝宝不爱吃的其他蔬菜，也可采取这样掺、碎，改变烹饪方式等方法。

营养配餐

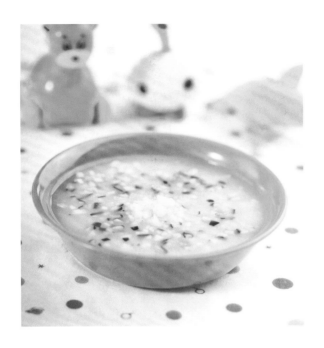

荸荠香菇粥

原料：荸荠2个，香菇1朵，大米50克

调料：盐少许

做法

1.荸荠洗净去皮，切成细末；

2.香菇泡发开后去蒂洗净，也切成细末；

3.大米淘净，倒入锅中加水煮沸，下入荸荠和香菇末，一同熬煮成粥，加少许盐调味即可。

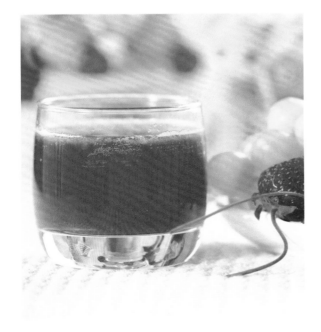

草莓葡萄汁

原料：草莓80克，葡萄80克

做法

1.将草莓洗净，葡萄洗净后去皮、子；

2.将草莓、葡萄一起放入榨汁机中榨成汁；

3.倒入杯中，加入少许凉开水调匀即可。

提示 葡萄汁中含有丰富的维生素、烟酸，有强壮身体之效，此外葡萄汁还含有大量的天然糖、微量元素，能促进宝宝新陈代谢，对血管的神经系统发育有益，并能预防宝宝感冒。

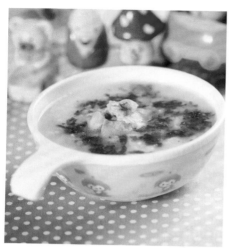

碎菜三文鱼粥

原料：青菜20克，三文鱼、大米各50克

做法

1. 大米淘净浸泡半小时；

2. 青菜洗净切成细末，三文鱼洗净也切细丁；

3. 将大米和水倒入锅中，大火煮沸，加入三文鱼丁，一同熬至米粒开花，加入青菜末，煮至粥稠菜烂即可。

提示 这道粥融合青菜丰富的维生素，以及三文鱼中能使宝宝大脑更聪明的DHA，非常适合这个月龄段的宝宝食用。

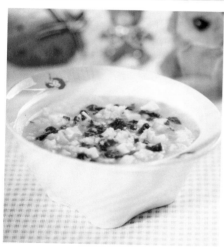

鱼泥豆腐苋菜粥

原料：鱼肉40克，嫩豆腐30克，苋菜嫩叶20克，大米40克

调料：盐少许

做法

1. 嫩豆腐洗净切丁，苋菜嫩叶用开水烫后切碎；

2. 鱼肉洗净，放入锅中煮熟，捞出去皮和刺，放入研磨器压碎成泥；

3. 大米淘净浸泡半小时后倒入锅中，煮至米粒开花，加入豆腐丁、苋菜碎、鱼肉泥煮5分钟，再加入少许盐调味，待凉后即可喂食。

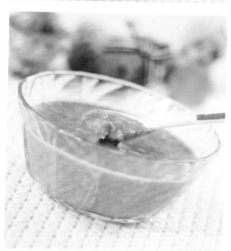

果仁芝麻麦片糊

原料：核桃仁、花生仁、腰果、黑芝麻、麦片各50克

调料：白糖少许

做法

1. 将核桃仁、花生仁炒熟研碎，腰果泡2小时后切碎，黑芝麻炒熟后研碎；

2. 将麦片加适量清水，放入锅中用大火煮沸，放入核桃仁碎、花生仁碎、腰果碎再煮沸后转小火煮5分钟，最后放入黑芝麻碎搅拌均匀，加少许白糖调味即可。

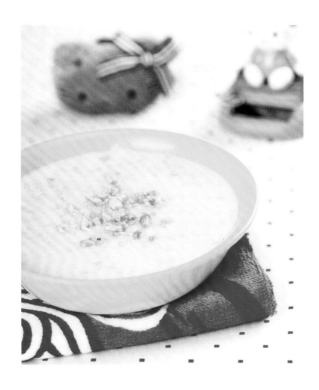

松子燕麦粥

原料：熟松子仁10克，原味燕麦片50克，配方奶200毫升

做法

1. 将熟松子仁捣碎备用；

2. 原味燕麦片倒入锅中，加适量水煮至熟软；

3. 倒入配方奶和熟松子仁碎，边煮边搅拌，继续煮2分钟即可食用。

提示 松子含脂肪、蛋白质、碳水化合物等营养物质，有养血润肠、滋补强身的作用，体弱者、小儿生长发育迟缓者适合多吃。

虾皮鸡蛋羹

原料：鸡蛋1个，虾皮6克
调料：生抽、香油各少许

做法

1. 虾皮洗净，浸泡10分钟，切细；

2. 将鸡蛋磕入碗中，加入生抽、香油搅打均匀，再加入凉开水调匀；

3. 将调好的鸡蛋液放入蒸锅中，蒸至蛋液凝固，放入虾皮，再蒸2分钟即可。

提示 宝宝正处在快速生长发育阶段，钙是不可缺少的营养物质，虾皮含丰富的钙。不过此时食用虾皮最好剁碎再烹饪。

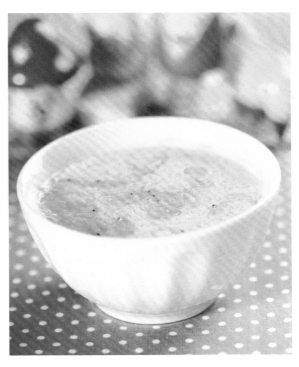

南瓜瘦肉皮蛋粥

原料：南瓜50克，瘦肉40克，皮蛋适量，大米50克

调料：盐少许

做法

1.大米淘净，浸泡半小时；

2.南瓜去皮洗净切小块，瘦肉洗净剁细，皮蛋去壳切小块；

3.将大米倒入锅中，加水煮5分钟，加入肉末、南瓜、皮蛋，改小火继续煮至肉烂粥稠，加少许盐调味即可。

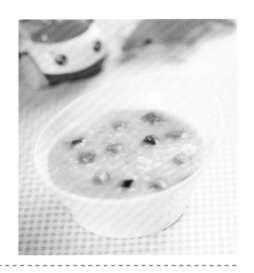

冬瓜鲜虾羹

原料：冬瓜100克，鲜虾100克，鸡蛋1个

调料：高汤适量，盐少许

做法

1.冬瓜去皮和瓤后剁成蓉，鲜虾去壳和肠泥后切丁，鸡蛋打散备用；

2.锅置火上，放入高汤，烧沸后放入冬瓜蓉、虾丁，大火煮至锅内原料熟透时，加盐调味，淋入蛋液搅匀即可。

芹菜牛肉粥

原料：大米50克，牛里脊肉30克，嫩香芹20克

做法

1.将大米淘净，浸泡1小时，再沥干；牛肉洗净切成末，芹菜洗净切细末；

2.锅中加水煮沸，放入泡好的大米和牛肉末，煮至沸腾后改中小火熬煮30分钟；

3.最后撒上芹菜末，继续熬煮至菜熟米烂即可。

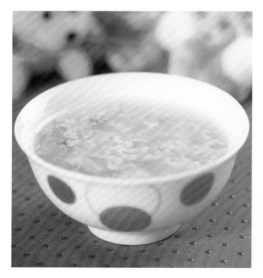

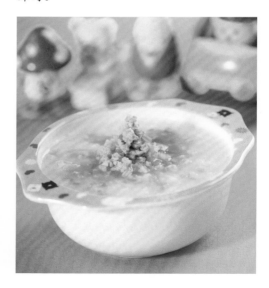

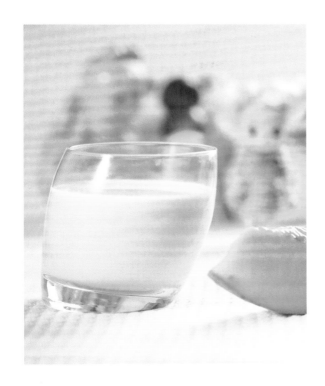

奶香哈密瓜

原料：哈密瓜200克，配方奶200毫升

调料：白糖少许

做法

1.将哈密瓜去皮和子，洗净后切丁备用；

2.将哈密瓜丁、配方奶、白糖放入搅拌机内，搅打均匀，倒入杯中即可。

提示 哈密瓜搅打成汁更有利于吸收，搭配牛奶能提高机体免疫力。

南瓜奶酪

原料：南瓜120克，葡萄干20克，奶酪2小匙

做法

1.葡萄干洗净后用热水浸泡一下，沥干水后切碎末；

2.将南瓜去皮、子洗净，切成小块，入锅中蒸熟；

3.将南瓜块装入碗中，加入葡萄干末、奶酪，拌匀即可食用。

提示 奶酪是牛奶经浓缩、发酵而成的奶制品，它除含有优质蛋白质外，还含有糖类、有机酸、钙、磷、钠、钾、镁等微量矿物元素。

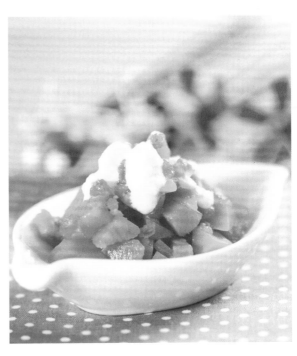

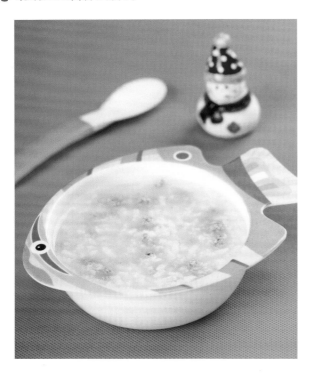

牛肉粥

原料：牛肉40克，大米30克，骨头汤适量

做法

1. 牛肉洗净，切成碎末；
2. 大米淘净，浸泡半小时；
3. 将大米、牛肉末和骨头汤一同下锅，大火煮沸，转小火熬煮至熟烂即可。

提示 牛肉可以补脾胃、强筋骨，牛肉粥可以使宝宝身体更强健。

白菜面条

原料：儿童面条30克，白菜叶30克，高汤适量

调料：生抽少许

做法

1. 将白菜叶洗净，切成末；
2. 锅中放入高汤烧沸，放入儿童面条，待煮至面条将熟时放入白菜末一起煮，直至面条熟烂，加少许生抽即可。

提示 白菜含有维生素C、钙、磷和铁等，加上富含碳水化合物的面条，可为宝宝补充充足的能量，提高身体抵抗力。

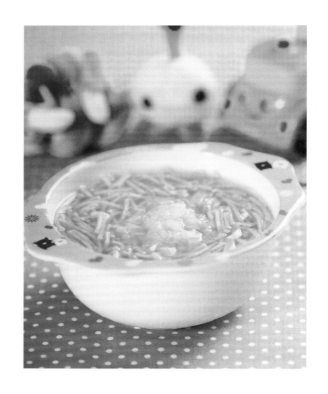

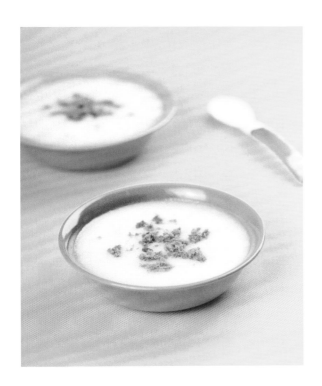

肉松米糊

原料：大米30克，儿童肉松10克，熟白芝麻3克

做法

1.大米和白芝麻洗净，沥干；

2.将大米和白芝麻一起放入料理机中打成粉末；

3.将大米和白芝麻粉倒入锅中，加适量水，大火煮沸后转小火，熬煮成米糊，撒入肉松碎即成。

提示 将大米和白芝麻打成粉末再煮，可节约熬煮时间，也更利于宝宝食用。

三鲜蛋羹

原料：鸡蛋1个，基围虾2个，猪肉40克，鲜香菇20克

调料：植物油、生抽各少许

做法

1.将虾剥去壳、去除肠泥洗净，剁成泥；

2.猪肉洗净，切成末；鲜香菇去蒂洗净，并切成末；

3.锅置火上，放油烧热，将香菇末、肉末、虾泥炒熟，盛出；

4.鸡蛋打散，加少许生抽和温水拌匀，蒸3分钟后放入炒好的虾泥、肉末、香菇末，继续蒸3～5分钟至熟即可。

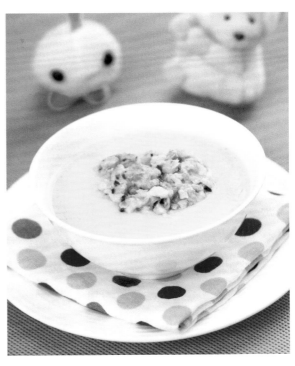

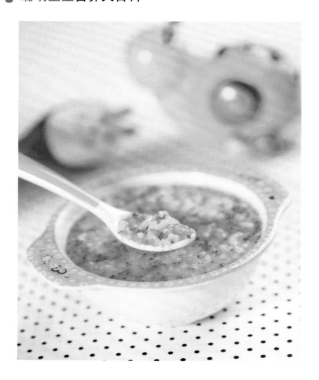

西蓝花肉末粥

原料： 西蓝花80克，猪瘦肉40克，大米50克

调料： 盐少许

做法

1. 大米淘净，浸泡半小时；
2. 西蓝花洗净切成细末，猪瘦肉洗净剁成泥；
3. 将大米放入锅中，加水煮至沸，改小火慢熬至米粒开花，加入肉泥和西蓝花末，继续煮至米烂菜熟，加少许盐调味即可。

胡萝卜青菜肉末粥

原料： 胡萝卜60克，青菜20克，猪瘦肉末30克，大米粥1小碗

做法

1. 将胡萝卜去皮洗净，蒸至熟软后磨成泥；
2. 青菜洗净，煮熟后切细末，猪瘦肉末蒸熟备用；
3. 锅内放入肉末、米粥，再加入胡萝卜泥、青菜末，小火煮开，加少许盐调味即成。

提示 此时的宝宝需要更多样的食材，以丰富口味、提升营养。宝宝常食的粥中可经常更换食物品种。

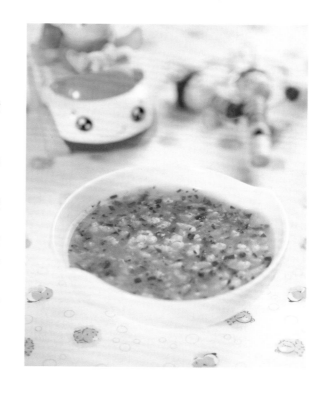

鱼菜米糊

原料：米粉糊200克，鱼肉100克，油菜末适量
调料：盐、香油各适量

做法

1. 鱼肉洗净，剔去骨、刺，剁成鱼肉泥；
2. 锅置火上，将米粉糊倒入锅中，大火煮5分钟至沸，再加入鱼肉泥和油菜，中火煮熟，出锅前放少许盐调味，淋入香油即可。

提示 鱼肉中含有丰富的蛋白质、氨基酸、维生素及磷脂，它们都是人脑营养的必需元素，对宝宝的大脑发育极为有益。

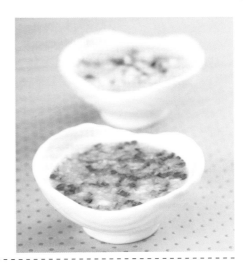

核桃仁芝麻糊

原料：核桃仁40克，黑芝麻20克
调料：白糖适量

做法

1. 核桃仁切碎，和黑芝麻一起用小火炒香；
2. 将核桃碎和黑芝麻盛出待凉后，放入搅拌机中搅打成细末；
3. 加入热水冲调核桃芝麻末，再调入白糖拌匀即成。

提示 核桃仁与芝麻的搭配，可谓是"强强联手"，是促进宝宝大脑发育、增强记忆力的佳肴。

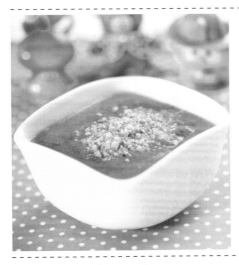

南瓜汁烩豆腐

原料：嫩豆腐150克，南瓜100克

做法

1. 南瓜洗净去皮，切成块，入锅中加水煮至软烂，压成泥；
2. 嫩豆腐洗净，切成块，入锅中煮熟；
3. 取压好的南瓜泥连同少许汤汁淋入豆腐块上即可。

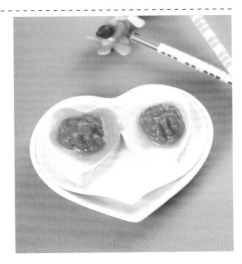

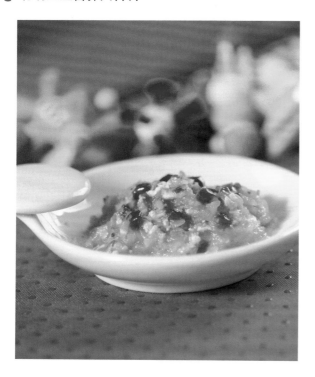

鸡肉菜花拌南瓜

原料：鸡胸肉80克，西蓝花50克，南瓜100克

调料：番茄酱、盐各少许，高汤适量

做法

1. 鸡胸肉洗净，放入加盐的沸水中煮熟，捞出切成细末；
2. 西蓝花切小朵后洗净，入锅中焯熟，捞出切细末；
3. 南瓜洗净去皮和子，切丁，入锅中隔水蒸熟，取出压成泥；
4. 将鸡肉末、西蓝花末、南瓜泥倒入锅中，加高汤煮沸，加少许番茄酱拌匀即可。

鳕鱼香菇粥

原料：鳕鱼40克，鲜香菇1朵，大米50克

调料：盐少许

做法

1. 大米淘净，加水浸泡半小时；
2. 将鳕鱼洗净切碎，鲜香菇洗净后切细末；
3. 将大米和适量水倒入锅中，煮开后加入香菇末和鳕鱼碎，待水再沸后转小火，慢慢熬至粥成，加少许盐调味即可。

提示 菌菇类的营养价值极高，能增强机体免疫力，可让宝宝多食。

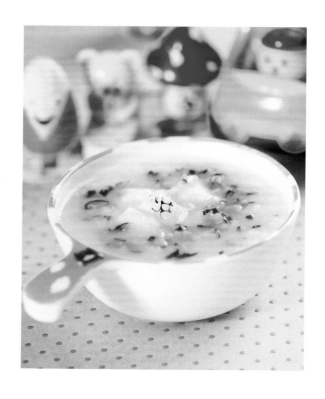

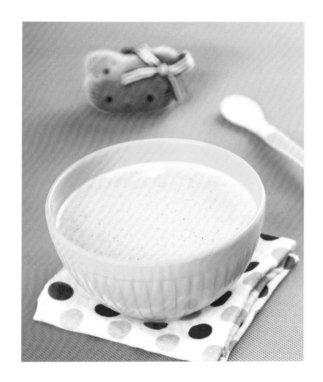

薏仁牛奶露

原料：薏仁粉10克，配方奶250毫升

调料：白糖少许

做法

1. 将配方奶倒入锅中，煮沸后倒入薏仁粉；

2. 边倒边搅拌，至熟即可加入白糖拌匀。

提示 薏仁富含淀粉、多种维生素及人体所需的氨基酸，具有健脾祛湿、清热利水等功效。薏仁较硬实，难煮熟，此阶段的宝宝食用薏仁需将之磨成粉，有利于消化吸收。

菜花肉末拌番茄

原料：西蓝花150克，番茄100克，瘦肉80克

调料：盐少许

做法

1. 将西蓝花取嫩花朵洗净，番茄去皮切块，瘦肉洗净备用；

2. 锅中放水烧沸，加入盐，先下入瘦肉焯熟，盛出切成细末，再分别下入西蓝花和番茄焯至熟软，盛出均剁成细末；

3. 将西蓝花末、番茄末和猪肉末拌匀即可。

提示 这道菜可以促进肠道蠕动，预防便秘，还可提高儿童免疫力。

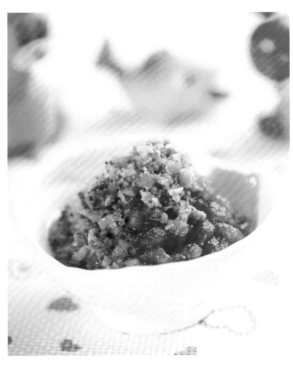

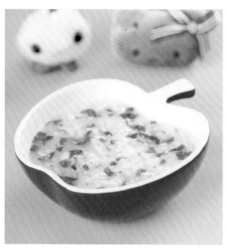

鸡肉豌豆苗粥

原料：鸡胸脯肉50克，大米30克，豌豆苗30克

做法

1. 大米洗净，浸泡1小时；
2. 豌豆苗洗净，切成末；
3. 鸡胸脯肉洗净，切成末；
4. 锅置火上，加大米和水，大火煮沸，放入鸡肉末，再次煮沸后转小火煮至米粒开花，下入豌豆苗末煮至粥黏稠即可。

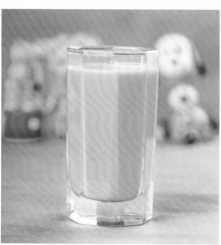

蔬菜牛奶羹

原料：西蓝花、油菜各50克，牛奶200毫升

做法

1. 西蓝花和油菜分别洗净，切成小块；
2. 将油菜、西蓝花放入榨汁机中榨出汁；
3. 取洁净的锅，将牛奶与榨出来的蔬菜汁混合倒入锅中，煮沸即成。

提示 也可将西蓝花、油菜等换成其他蔬菜与牛奶混食。

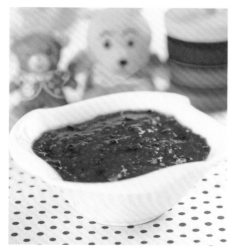

黑芝麻桑葚糊

原料：黑芝麻粉40克，桑葚80克，大米30克
调料：白糖适量

做法

1. 桑葚、大米分别洗净，同放入研钵中捣烂；
2. 沙锅内放4碗清水，煮沸后加入白糖，然后倒入捣烂的米浆、芝麻粉，煮至熟软即可。

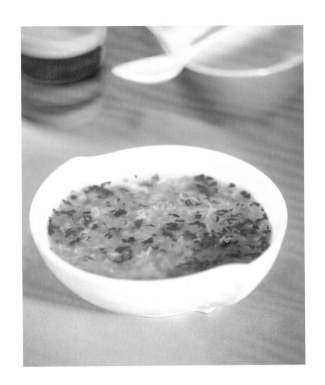

海鲜蔬菜羹

原料：油菜15克，香菇、胡萝卜、玉米、虾仁各25克，鸡蛋1个

调料：食用油、盐、水淀粉各少许

做法

1.将虾仁洗净后剁碎；

2.香菇泡发开，胡萝卜去皮，油菜、玉米洗净，均剁碎；

3.锅中下入油烧热，倒入香菇和胡萝卜炒匀，再加入玉米、虾仁，翻炒匀后加适量清水一起煮开，再倒入青菜末，淋入鸡蛋液，加盐调味，最后用水淀粉勾芡即可。

虾肉鸡肝面

原料：婴儿面条30克，鸡肝2个，新鲜虾仁2个，菠菜叶20克

调料：植物油、盐、鸡蛋清、淀粉各少许

做法

1.将虾仁去虾线后洗净，切碎，加少量蛋清、淀粉拌匀备用；

2.鸡肝洗净后煮熟，剁成细末，菠菜叶焯烫后切碎；

3.起油锅，放入虾肉煸炒至熟，加入鸡肝和菠菜，炒匀后加盐调味；

4.将面条放入开水锅内煮熟，倒入炒好的虾肉、菠菜、鸡肝，拌匀即可。

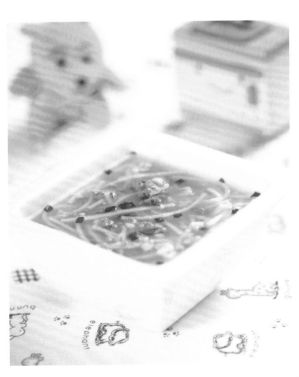

杂粮紫薯粥

原料：紫薯50克，红豆、小米各30克，大米40克

做法

1. 将红豆、小米、大米淘净，加水浸泡1小时；
2. 紫薯去皮洗净，切成小粒备用；
3. 将泡好的原料倒入锅中，再添加适量水，大火煮沸后转小火，慢熬20分钟，加入紫薯粒，继续煮至薯粒、红豆熟软即成。

提示 此粥能补血健脾，抵御疾病，促进宝宝健康发育。

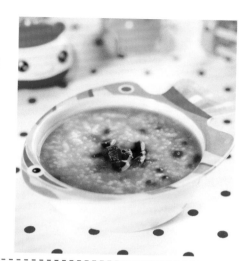

土豆山楂糕

原料：新鲜土豆120克，山楂糕15克

做法

1. 将土豆洗净、去皮，切成片；
2. 山楂糕切成末备用；
3. 将土豆片放入蒸锅，大火蒸熟后趁热压成泥；
4. 将土豆泥装入碗中，撒上山楂糕末拌匀即可。

提示 山楂可健胃、促消化。

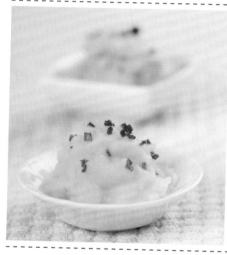

山药羹

原料：山药100克，糯米50克，枸杞子少许
调料：白糖少许

做法

1. 糯米淘洗干净，入清水中浸泡3小时；山药去皮洗净，切小块；
2. 将糯米和山药块一起放入搅拌机中，加适量水搅打成汁液备用；
3. 糯米山药汁、枸杞子下入锅中煮成羹，加入白糖调味即可。

提示 山药健脾益气，能增强消化功能，可以促进宝宝食欲。

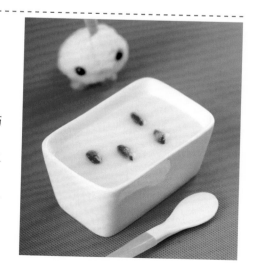

豆腐番茄

原料：日本豆腐1根，番茄1个

【做法】

1. 将日本豆腐切成段，装入盘中；
2. 番茄去皮和子洗净，剁成泥；
3. 将番茄泥放入豆腐块上，入锅中蒸5分钟即可。

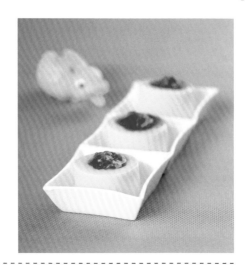

水果面包粥

原料：面包半个，桃汁适量，苹果、芒果、橘子各20克

【做法】

1. 面包去硬边，再切成均匀的小碎块；
2. 苹果、芒果、橘子分别去皮、核后切成小块；
3. 将桃汁和面包块放入锅中煮沸，下入切好的苹果块、芒果块、橘子块煮开即可。

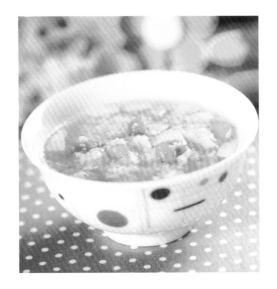

鸡蛋番茄疙瘩汤

原料：番茄半个，鸡蛋1个，面粉30克
调料：盐、香油各少许

【做法】

1. 番茄去皮、子洗净，切成小丁，鸡蛋打散备用；
2. 面粉加适量水，搅拌成极小的疙瘩；
3. 锅中放水烧开，下入小疙瘩煮开，倒入番茄块，煮至疙瘩熟后淋入鸡蛋液，加盐和香油调味即可。

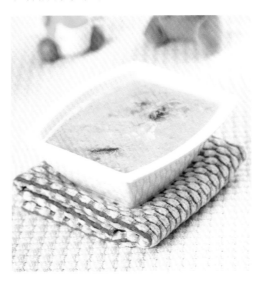

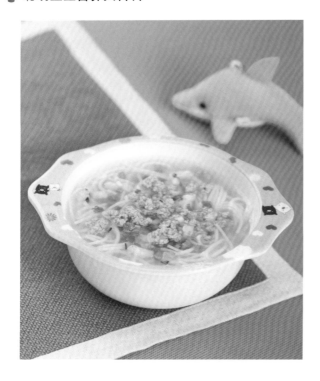

牛肉碎菜细面条

原料：牛肉15克，细面条50克，胡萝卜、黄瓜各适量

调料：盐少许，高汤适量

做法

1.细面条剪成段备用；

2.锅置火上，放入适量清水，煮沸后下入细面条，煮2分钟，捞出备用；

3.将牛肉洗净，煮熟后切碎；胡萝卜、黄瓜去皮，洗净切末；

4.另取一锅，将牛肉、胡萝卜、黄瓜与高汤一同放入，大火煮沸后加入细面条煮至熟烂，最后加入少许盐调味即可。

桑葚奶昔

原料：桑葚40克，原味优酪乳100毫升，鲜奶100毫升

调料：细砂糖1匙

做法

1.将桑葚洗净，去蒂；

2.将桑葚、优酪乳、鲜奶一起放入搅拌机中，搅打均匀，加入细砂糖提味即可。

提示 桑葚中铁和维生素C的含量较高，不仅能补血，提高免疫力，还能防治便秘，改善消化不良及厌食。此桑葚奶昔除了可以为宝宝提供营养外，更有帮助睡眠的功效。

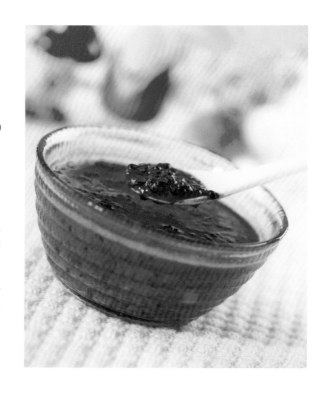

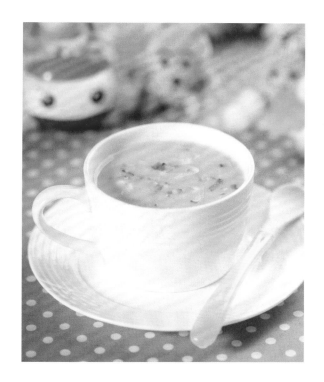

蔬菜玉米面

原料：油菜叶20克，番茄50克，玉米面30克

做法

1. 玉米面加水调稀备用；

2. 番茄去皮洗净，剁成细泥，油菜叶洗净也切成细末；

3. 将玉米面倒入锅中烧沸，下入番茄泥和油菜叶末，一同煮至熟软即成。

提示 妈妈要让宝宝尽可能地接触更多的食物，这样可以让他记住更多食物的味道，避免日后出现挑食现象。

红薯胡萝卜泥

原料：红薯250克，胡萝卜100克，西蓝花少许

做法

1. 将红薯去皮洗净，切成块，胡萝卜去皮洗净也切成块，一起放入蒸锅蒸至熟软，趁热压成泥；

2. 将西蓝花洗净，入锅中焯熟；

3. 将红薯和胡萝卜泥拌匀搓成圆形再按扁，用模具压成花形，用西蓝花作花茎即成。

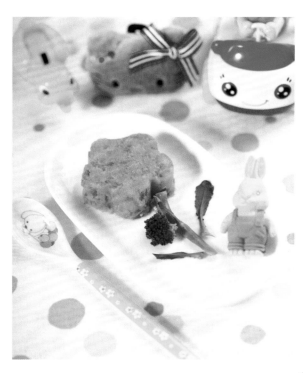

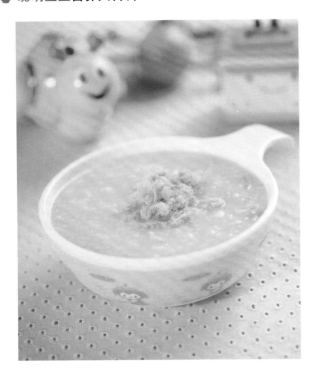

双米肉松粥

原料：婴儿猪肉松适量，大米、小米各30克

做法

1.将大米和小米淘净，加水浸泡半小时；

2.将大米、小米连同水一起倒入锅中，大火煮开；

3.转小火慢熬至米粒开花，加入婴儿猪肉松拌匀，继续煮至米粥香浓即可。

提示 猪肉松是猪肉除去水分制成，一般都磨成了末状，很适合宝宝食用。肉松甜咸适中，色、香、味俱全，并含有丰富的蛋白质，加入双米粥中，大大提升了粥的营养。

肉末豆腐拌土豆

原料：嫩豆腐60克，土豆80克，肉末50克，高汤适量

调料：盐少许，葱花3克

做法

1.将嫩豆腐洗净，用勺背压碎；

2.土豆洗净去皮切块，入锅中隔水蒸熟，趁热压碎，装入碗中；

3.将高汤放入锅中烧沸，倒入肉末、豆腐碎煮熟，加盐调味，撒入葱花，淋在土豆上即可。

提示 此时宝宝膳食中不要加胡椒粉、五香粉等调料，其余如酱油、盐等也要少用。

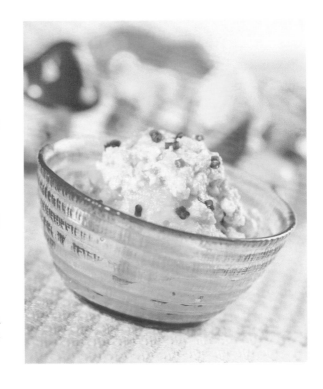

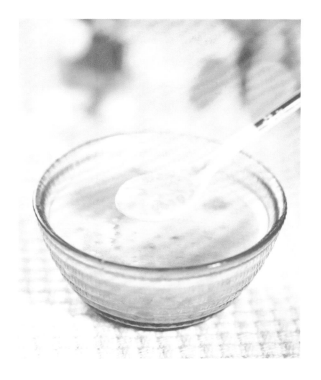

牛奶西米露

原料：牛奶1杯，西米20克，香蕉半根

调料：白糖少许

做法

1. 西米用冷水浸泡20分钟；

2. 香蕉去皮，放入碗中，用勺子压成泥备用；

3. 将西米连同浸泡的水一起倒入锅中，煮至西米呈透明状，加入牛奶和香蕉糊，再稍煮一下，加入白糖拌匀即可。

提示　西米浸泡的时间及烹饪时间均不宜太久，煮西米时要经常搅动，以免西米粘连在一起。

山药虾仁粥

原料：山药30克，虾2个，大米50克

调料：盐、葱花各少许

做法

1. 将大米洗净，浸泡1小时；

2. 山药去皮，洗净，切成小丁；

3. 虾去壳，去除虾线洗净，切成小丁备用；

4. 锅中放入大米和适量水，煮沸后再加入山药丁，用小火煮15分钟左右；

5. 放入虾肉丁，再煮5分钟，加入少许盐、葱花调味即可。

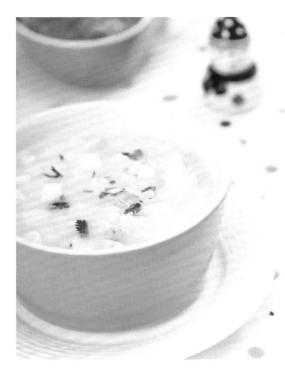

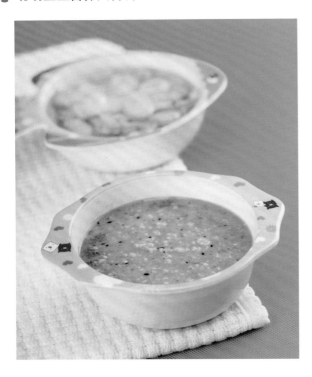

果仁黑芝麻糊

原料：核桃仁、花生仁、腰果、黑芝麻、麦片各50克

调料：白糖适量

做法

1.将核桃仁、花生仁炒熟，研成碎末；

2.腰果泡2小时后切碎；

3.黑芝麻炒熟后研碎；

4.将麦片加适量清水，放入锅中用大火煮沸，加入核桃仁、花生仁、腰果转小火煮5分钟，最后放入黑芝麻碎搅拌均匀，加适量白糖调味即可。

三色蔬菜面疙瘩

原料：面粉80克，菠菜100克，胡萝卜150克，土豆150克

调料：高汤200毫升，盐适量

做法

1.菠菜洗净后切段，放入沸水中烫熟，捞出后用果汁机搅打成菠菜泥；胡萝卜与土豆分别去皮后切小丁，放入开水中煮软，捞出后用果汁机搅打成胡萝卜泥和土豆泥；

2.往菠菜泥、胡萝卜泥、土豆泥中分别加入适量面粉拌匀呈糊状；

3.锅中放入高汤烧开，用勺挖取各种面疙瘩放入碗中，煮至熟后加盐调味即成。

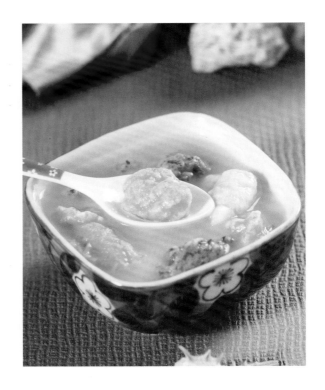

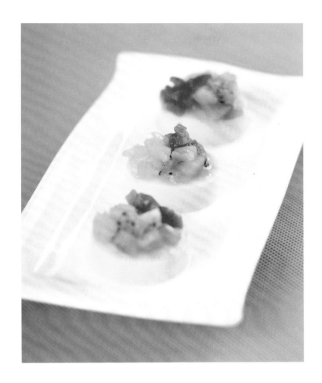

水果豆腐

原料：日本豆腐2根，猕猴桃、橘子、圣女果各少许

【做法】

1.日本豆腐切成块，入锅中焯烫2分钟，捞出摆入盘中；

2.猕猴桃、橘子去皮，圣女果去皮、子，都切成小丁；

3.将水果摆在豆腐块上即可。

提示　此水果豆腐中所用的水果可以选用应季的时令水果，也可根据宝宝的喜好来选择。颜色鲜艳的水果搭配在一起，可以吸引宝宝的注意力，从而提高其进食欲望。

碎牛肉土豆泥

原料：瘦牛肉50克，新鲜土豆150克

调料：生抽少许，高汤适量

【做法】

1.将土豆去皮洗净切成片，入锅中蒸熟，趁热压成泥备用；

2.瘦牛肉洗净，切成碎末，加生抽拌匀；

3.高汤倒入锅中烧开，下入牛肉碎煮至熟，捞出撒在土豆泥上，拌匀即可食用。

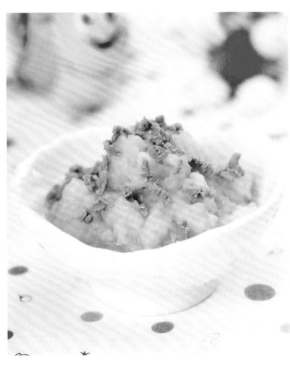

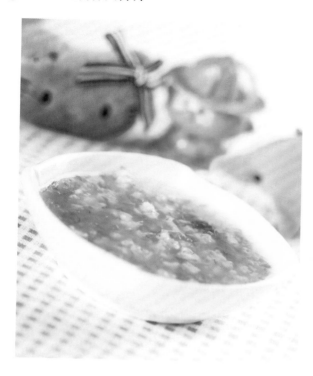

虾肉菜泥

原料：鲜虾仁50克，生菜叶1片

调料：香油、鸡汤各少许

做法

1.把生菜叶洗净，切碎成泥，鲜虾仁去肠泥，也剁成泥；

2.将生菜泥和虾仁泥放入碗内，加入少许鸡汤拌匀，上笼蒸至熟烂；

3.淋入少许香油，即可食用。

提示 宝宝的膳食千万不能为了提鲜就多放味精，因为味精的主要成分为谷氨酸钠，在消化过程中分解的谷氨酸可以与血液中的锌结合，生成不能被利用的谷氨酸锌被排出体外，从而导致人体缺锌。

小米绿豆花生粥

原料：小米40克，绿豆30克，花生20克

做法

1.小米淘净，绿豆挑净沙石，洗净后用水浸泡1小时，花生冲净浸泡半小时再捣碎；

2.锅中加适量水，放入泡好的绿豆、花生碎和小米，一起熬至熟烂即成。

提示 小米与大米相比，其蛋白质、脂肪、维生素的含量都要高，还有丰富的尼克酸和胡萝卜素，有益肾和胃、清热解渴和益智安神的作用，能促进睡眠，而良好的睡眠对宝宝神经系统的发育十分重要，且小米容易被人体消化吸收，搭配绿豆、花生，营养更丰富。

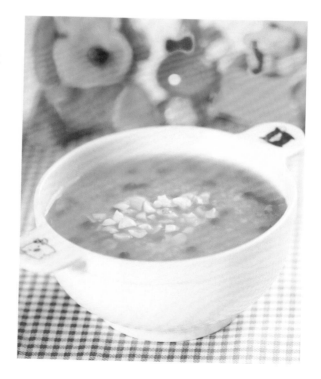

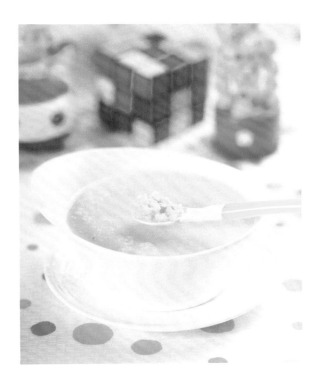

小米蛋奶核桃粥

原料：小米60克，配方奶150毫升，鸡蛋半个，核桃仁30克

调料：白糖少许

做法

1.将小米淘洗干净，用冷水浸泡后沥水备用；

2.核桃仁用开水泡一下，去掉外膜，捣碎成泥状；

3.锅内加入约350毫升水烧开，放入小米，用大火煮至小米涨开，加入配方奶、核桃泥继续煮至米粒松软烂熟；

4.鸡蛋用筷子打散，淋入奶粥中，调入白糖熬化即成。

提示 此粥可养心安神，还对宝宝贫血有良好的预防作用。

苹果枸杞汁

原料：苹果1个，枸杞子10克，凉开水适量

调料：白糖少许

做法

1.苹果去皮、核洗净，切成块；

2.枸杞用开水泡发透，洗净；

3.将苹果块和枸杞放入榨汁机中榨成汁，加入适量凉开水、少许白糖调匀即可。

提示 枸杞子含有丰富的胡萝卜素、维生素A、维生素B_1、维生素B_2、维生素C及钙、铁等，对宝宝视力发育有益。

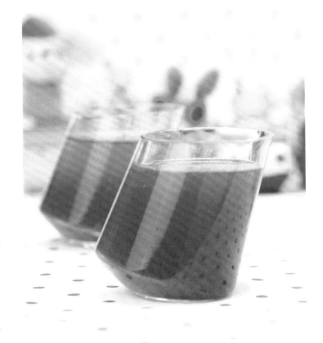

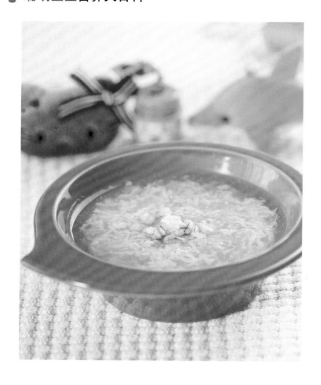

虾仁玉米羹

原料：玉米粒100克，鲜虾仁80克，鸡蛋2个

调料：盐、水淀粉各少许

做法

1. 鸡蛋磕入碗中，搅拌均匀，鲜虾仁去肠泥洗净后切成丁；

2. 玉米粒入锅中煮熟，盛出后倒入搅拌机中，加少许水搅打成汁；

3. 将玉米汁倒入锅中烧沸，下入虾仁丁和鸡蛋液，边煮边搅匀，加少许盐调味，用水淀粉勾芡，煮沸即可。

虾肉水饺

原料：面粉150克，虾100克，鸡蛋1个，猪肉末50克，韭菜末、胡萝卜末各20克，姜末5克

调料：香油、酱油、盐、鸡精、料酒各少许

做法

1. 将虾去净外壳和肠泥，切成碎末，装入一大碗中，加入猪肉末和韭菜末、胡萝卜末、姜末，调入香油、盐、酱油、料酒、鸡精，搅拌均匀成馅；

2. 将面粉加鸡蛋和少许水和匀，揉成面团，揪成小剂子，擀成小圆饺子皮，加入馅包成饺子；

3. 锅置火上烧开水，下入饺子煮熟后捞出，待稍凉后即可用小勺喂食宝宝。

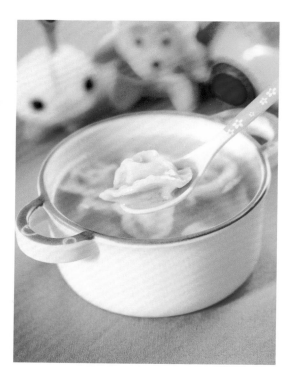

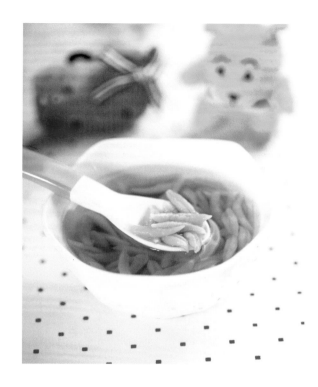

彩色面疙瘩

原料：紫甘蓝、胡萝卜、菠菜叶各适量，小麦面粉60克

调料：盐、油各少许

做法

1.将紫甘蓝、菠菜叶洗净，切小后分别放入榨汁机中榨出汁，胡萝卜去皮切块后也榨成汁；

2.将榨出的三种汁分别加入面粉，和成软硬适中的面团；

3.将和好的面团盖上保鲜膜饧15分钟，再次揉匀后用剪刀剪成小块的面团，放入锅中煮至浮起，加少许油和盐调味即可。

烩豆腐

原料：嫩豆腐80克，胡萝卜、青菜叶、鲜香菇各20克，鱼汤适量

调料：水淀粉、盐各少许

做法

1.将嫩豆腐洗净，切成小块；

2.胡萝卜去皮，青菜叶洗净，鲜香菇去根洗净，均切成末；

3.锅中放入鱼汤烧开，下入豆腐块、胡萝卜末、青菜叶末、鲜香菇末，一同煮至熟软后用水淀粉勾芡，加少许盐调味即可。

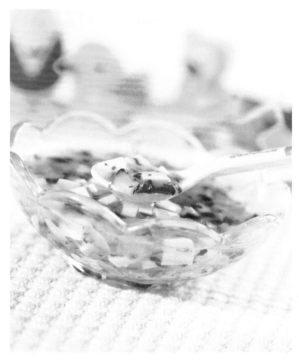

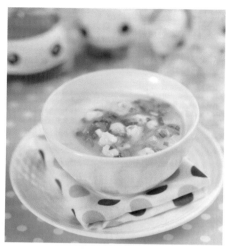

浇汁蛋羹

原料：鸡蛋1个，鲜虾仁3个，青菜25克

调料：盐、水淀粉、香油各少许

做法

1. 将鸡蛋磕入碗中打散，加少许温水和盐调匀，入烧开水的蒸锅中蒸熟成蛋羹；

2. 虾仁、青菜处理干净，分别切成碎丁；

3. 小锅内加少许水烧开，放入虾仁末、青菜末和少许盐，煮熟后用水淀粉勾芡，出锅浇在蒸好的蛋羹上，再滴上少许香油即成。

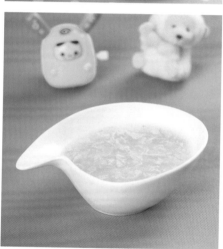

玉米羹

原料：新鲜玉米粒40克，鸡蛋1个

调料：水淀粉少许，高汤适量

做法

1. 将玉米粒洗净，剁成蓉备用；

2. 鸡蛋取蛋黄搅打散；

3. 锅中放入高汤烧沸，下入玉米蓉煮至熟软，加入蛋黄液搅匀，再加入水淀粉，煮沸即可。

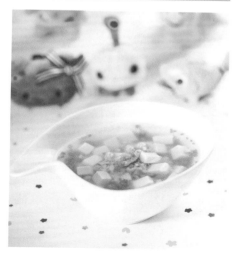

胡萝卜肉汤

原料：胡萝卜100克，猪瘦肉50克，豆腐40克

调料：食用油、盐、水淀粉各少许

做法

1. 胡萝卜洗净，切成细末，豆腐冲净后也切成小丁；

2. 猪瘦肉洗净，剁成细末；

3. 锅中放油烧热，下入肉末炒散，再加入胡萝卜翻炒匀，加入适量水，煮至沸后加入豆腐，继续煮至肉菜熟软，加盐调味，用水淀粉勾芡后即可出锅。

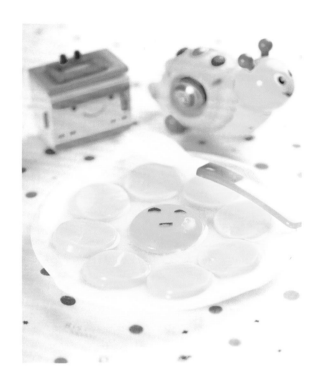

豆腐蒸蛋

原料： 日本豆腐2根，鸡蛋1个，红椒少许

调料： 香油、盐各少许

做法

1. 将日本豆腐切开，再横切成厚薄均匀的圈，摆入盘子四周；

2. 鸡蛋打入豆腐中间，撒入少许盐，滴入香油，再将盘放入蒸锅蒸至鸡蛋凝固；

3. 将红椒做成眼睛和嘴巴，摆放在鸡蛋上做装饰即可。

提示 新颖的造型可吸引宝宝的眼球，从而激发进食的兴趣。

芝麻紫米粥

原料： 大米、紫米各50克，白芝麻少许

调料： 红糖适量

做法

1. 白芝麻炒香备用；

2. 紫米、大米分别淘洗干净，浸泡1小时；

3. 将紫米、大米倒入锅中，加适量清水，大火煮沸，再转小火煮40分钟左右至粥软烂黏稠；

4. 把炒过的白芝麻、红糖放入粥内，搅拌均匀即可。

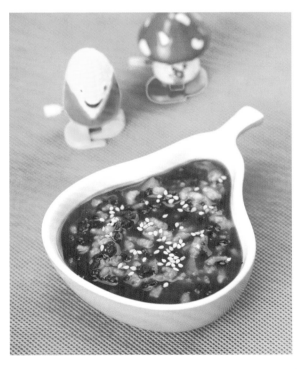

鸡肉蔬菜软饭

原料：鸡肉30克，胡萝卜15克，生菜10克，软饭少许，鱼汤适量

做法

1. 鸡肉和生菜洗净，切碎；胡萝卜去皮，洗净后剁碎末；

2. 鱼汤放入锅中，倒入软饭，小火煮开后放入鸡肉碎、生菜碎和胡萝卜末，继续煮至菜熟肉烂即可。

提示 此时期的宝宝喜欢吃有点嚼头的软饭，为了锻炼宝宝咀嚼功能，妈妈们应该将粥煮得稠一些，并慢慢将粥变成软饭。

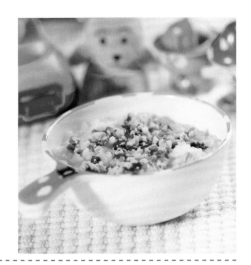

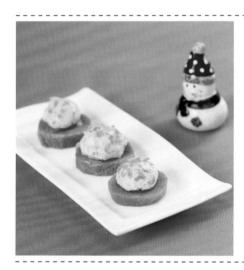

鸡蓉豆腐球

原料：嫩豆腐100克，鸡腿肉80克，胡萝卜50克

做法

1. 将鸡腿肉洗净，胡萝卜去皮洗净，嫩豆腐冲净备用；

2. 鸡腿肉、胡萝卜剁成末，与嫩豆腐拌匀，捏成小球状；

3. 将鸡蓉豆腐球放在切成厚块的胡萝卜片上，放入蒸锅蒸20分钟至熟即可。

椰汁炖猕猴桃

原料：椰汁100毫升，猕猴桃半个
调料：白糖少许

做法

1. 将猕猴桃洗净去皮，切成块；

2. 椰汁倒入碗中，放入水果块，放入锅中蒸至滚沸；

3. 加白糖调匀即可。

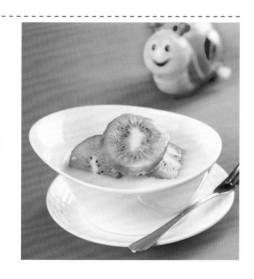

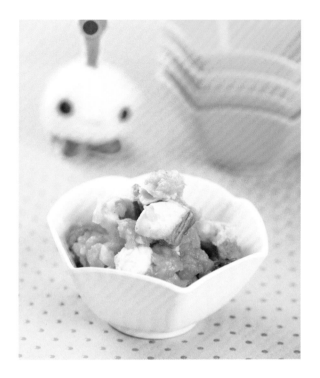

鱼肉拌茄泥

原料： 茄子半个，净鱼肉80克

调料： 盐、香油各少许

做法

1. 茄子洗净，放入沸水锅中蒸至熟烂，去皮压成茄泥；
2. 鱼肉切成小粒，用热水焯熟；
3. 将晾凉后的茄泥与鱼肉混合，加入一点点盐和香油拌即可。

提示 鱼肉营养丰富，含有蛋白质及多种微量元素，能促进宝宝脑部发育；茄子含有一定量的胡萝卜素、维生素B_2、维生素P、粗纤维、铁、钙、磷等，有助于宝宝的成长。

葡萄干土豆泥

原料： 葡萄干15克，土豆100克，配方奶半杯

做法

1. 葡萄干用温水泡软，切成细末；
2. 土豆洗净去皮，切成块，入蒸锅中蒸熟软，压成泥；
3. 将土豆泥和配方奶、葡萄干末一起倒入锅中，煮至葡萄干软烂即成。

提示 葡萄干中铁和钙的含量较丰富，对贫血有较好的预防作用。此时的宝宝食用葡萄干要注意切小一点，并适当煮得软一点，以免发生噎住的危险。

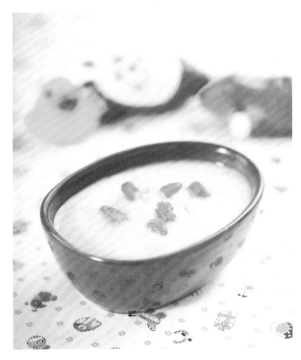

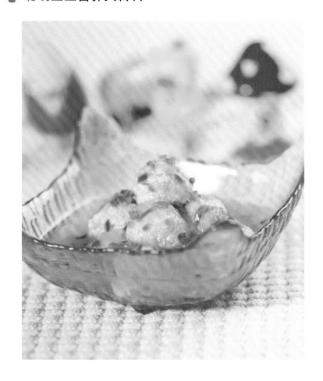

浇汁豆腐丸子

原料：豆腐150克，荸荠末30克，胡萝卜、扁豆各20克，鱼汤适量

调料：淀粉适量，酱油少许

做法

1. 将胡萝卜去皮洗净，扁豆洗净，分别切成细末备用；
2. 豆腐冲净后用纱布挤去水分，压碎成泥，加入荸荠末、酱油、淀粉拌匀，再捏制成一个个的小丸子，放入蒸锅蒸10分钟至熟，取出摆入碗中；
3. 锅中放入鱼汤，下入胡萝卜末、扁豆末煮至熟软，用水淀粉勾芡，淋在豆腐丸子上即可。

芋头糖桂花

原料：芋头150克

调料：糖桂花1小匙

做法

1. 将芋头去皮洗净，切成块；
2. 将芋头块放入蒸锅中蒸至熟软，压成泥；
3. 加入糖桂花拌匀即可。

提示芋头所含的矿物质中，氟的含量较高，具有洁齿防龋、保护牙齿的作用。此时食用芋头要注意煮得软烂一点。还可以用此方法做山药糖桂花。

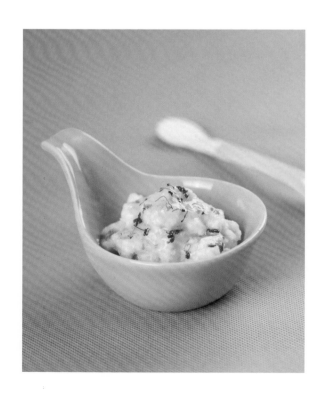

虾末卷心菜

原料：鲜虾仁50克，卷心菜叶1片

调料：香油、盐、鸡汤各少许

做法

1.虾仁去肠泥洗净，切末；

2.卷心菜叶洗净后也切成末；

3.锅中放入鸡汤烧开，下入卷心菜叶和虾仁末，一同煮至熟，加盐和香油，煮匀即可。

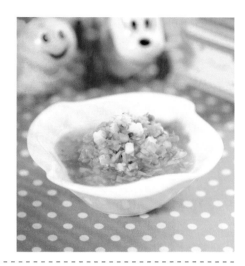

绿豆芽拌豆腐

原料：绿豆芽30克，嫩豆腐60克

调料：盐、香油、葱花各少许

做法

1.将绿豆芽洗净，切成末；

2.嫩豆腐冲净，入锅中煮熟，盛出压成泥；

3.将豆腐泥、豆芽末加入盐、香油、葱花拌匀即可。

草莓橙汁奶露

原料：草莓200克，柳橙半个，配方奶适量

调料：白糖少许

做法

1.草莓洗净，去蒂，切成小块；

2.柳橙洗净，对切后入榨汁机压榨成汁；

3.将草莓、橙汁、配方奶放入搅拌机内，高速搅打30秒，倒入杯中，加白糖搅匀即可。

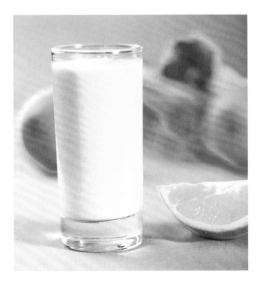

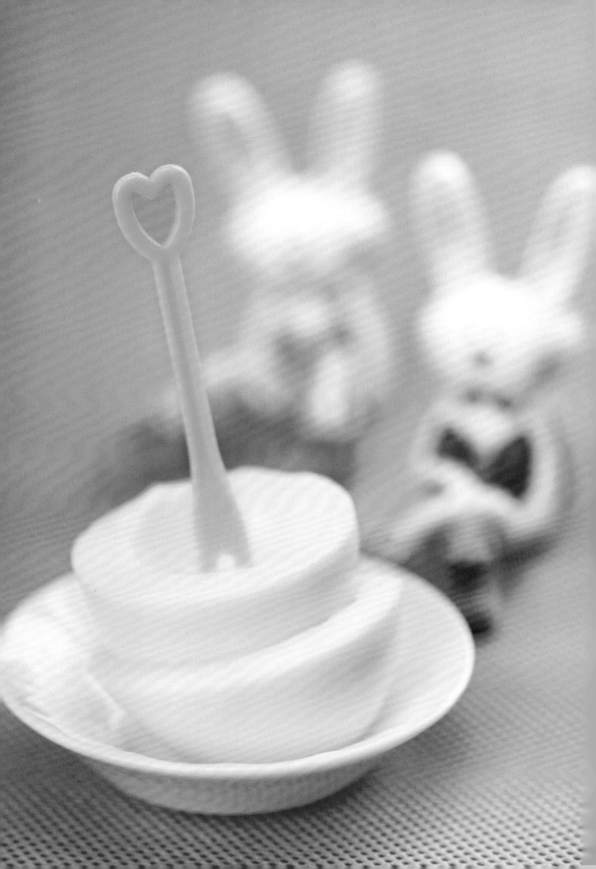

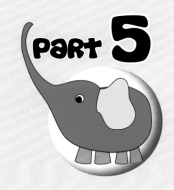

PART 5

1～2岁宝宝

幼儿期与婴儿期相比，消化系统不断完善，咀嚼能力也有了明显提高。宝宝随着年龄的增长，会越来越好动，活动量很大，身高和体重增加十分快速，对营养有了更多的需求。建议妈妈不断增加辅食的种类，合理安排早、中、晚三餐以及适时的点心，保证营养充足和均衡，让宝宝逐渐过渡到幼儿的饮食方式。

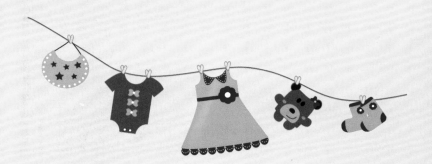

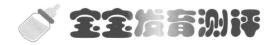 宝宝发育测评

⇨13～15个月

身高	男宝宝平均为79.9厘米；女宝宝平均为78.7厘米。
体重	男宝宝平均达10.4千克；女宝宝平均达9.7千克。
头围	男宝宝平均达46.8厘米；女宝宝平均达45.7厘米。
胸围	男宝宝平均达47.4厘米；女宝宝平均达46.3厘米。
出牙	幼儿在1岁3个月，已经长出9～11颗乳牙了。

⇨16～18个月

身高	男宝宝平均为82.3厘米；女宝宝平均为81.6厘米。
体重	男宝宝平均达10.8千克；女宝宝平均达10.1千克。
头围	男宝宝平均达47.2厘米；女宝宝平均达46.2厘米。
胸围	男宝宝平均达48.1厘米；女宝宝平均达46.9厘米。
出牙	幼儿在1岁半时大约长出12颗牙，已经萌出上下尖牙。

⇨19～21个月

身高	男宝宝平均为84.4厘米；女宝宝平均为84.1厘米。
体重	男宝宝平均达11.2千克；女宝宝平均达10.5千克。
头围	男宝宝平均达47.6厘米；女宝宝平均达46.6厘米。
胸围	男宝宝平均达48.6厘米；女宝宝平均达47.5厘米。
出牙	1岁9个月时，大约长出16颗牙，已经萌出第二乳磨牙。

⇨22～24个月

身高	男宝宝平均为87.9厘米；女宝宝平均为86.6厘米。
体重	男宝宝平均达12.2千克；女宝宝平均达11.7千克。
头围	男宝宝平均达48.2厘米；女宝宝平均达47.2厘米。
胸围	男宝宝平均达49.4厘米；女宝宝平均达48.2厘米。
出牙	幼儿2岁时20颗乳牙基本出齐。

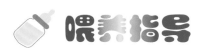

⇨1～2岁幼儿所需的营养成分

在幼儿的生长发育过程中，应保证孩子摄取以下营养成分。

◎ 蛋白质

蛋白质是构成人体细胞和组织的基本成分，是人体所需最主要的营养素之一。为了摄取足够的蛋白质，应给幼儿多吃鱼、肉、豆制品、蛋和各种谷类等含有丰富蛋白质的食物。1～2岁的幼儿一般每日蛋白质需要量为35～40克。

◎ 脂肪

脂肪可给人体提供热量，保证人体活动，调节体温。肉、鱼、乳类、蛋黄中都含有丰富脂肪。

◎ 水

水也是人体最主要的成分之一，没有足够的水分，人体就不能进行新陈代谢和体温调节。幼儿每日所需的水量与体重成正比，即1日需水量为：体重（千克）×（125～150）毫升。

◎ 糖类

糖类主要是提供人体所需的热能，在幼儿的主食中（禾谷类）可以得到，同时豆类、蔬菜、水果等也富含糖类，幼儿每天需糖类140～170克。

◎ 矿物质

人体所需的矿物质主要有钙、碘、铁、锌等。钙主要从乳类、蛋类、蔬菜等中摄取，幼儿每天大约需要500毫克；铁主要存在于瘦肉、动物肝脏、蛋黄、绿色

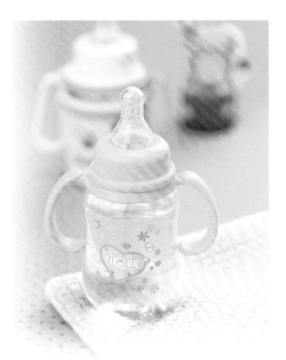

蔬菜中，每天所需量为8～10毫克；碘可从盐、海产类食品中得到。幼儿每日所需的碘量不多，约为0.7毫克。

以上是人体所需的营养素，但无论哪一种营养素都不能过多或者过少，过多或过少都会造成营养不良。只有各种营养摄取平衡，才有利于孩子的身体发育。

⇨宝宝断奶后的饮食安排

◎ 蛋白质类食物

断奶的宝宝需要较多的蛋白质，所以就应多食用富含蛋白质的食物，宝宝能吃的含优质蛋白质的动物食品有：鱼、新鲜瘦猪肉、动物肝脏、牛奶、乳酪等；能吃的植物蛋白类食物有：豆腐、豆类等。因

为动物性蛋白比植物性蛋白好，所以宝宝应该多吃动物性的食物。如果宝宝不爱吃鱼、肉，可以给宝宝每天喝一定量的配方奶。

◎ 主食

断奶后，宝宝以前的辅食现在就成了主要食物，如面条、软饭、面包、薯类、热点心、饼、燕麦粥等。对于主食，宝宝也有自己的喜好，有的宝宝喜欢吃粥，有的宝宝喜欢吃米饭，有的宝宝则喜欢吃面食，这没有多大的差别。可按宝宝的喜好来喂，只要能满足每日所需营养量即可。

◎ 海藻类食物

海藻类食物营养丰富，含有多种矿物质和多种人体必需的维生素等，所以也可以让宝宝适当吃一点海藻类食物，如紫菜、海带、裙带菜等。

◎ 蔬菜

断奶后的宝宝应该多吃蔬菜。这个时候的宝宝可以吃的蔬菜品种也很多，像青菜、菠菜、西红柿、胡萝卜、土豆、豆芽等。有的蔬菜味较浓，宝宝不愿吃也就不要勉强，蔬菜品种繁多，可以给宝宝做他喜欢吃的蔬菜。

有的宝宝一点蔬菜都不吃，父母也不要太担心，他早晚会喜欢吃蔬菜的，不吃蔬菜造成的暂时营养缺失，可以通过吃水果、肉、牛奶、蛋来弥补。

◎ 水果

这个时候的宝宝吃水果一点也不费事，削（剥）了皮、去了籽，让他自己拿着吃就可以了。每个季节的时令水果都可以给他吃。

在缺乏新鲜水果的季节，也可以给宝宝吃水果罐头，不过水果罐头要少吃，因为不如新鲜水果营养价值高。

⇨ 应注意幼儿饮食卫生

父母在给幼儿制作食物时，如果不注意卫生或消毒不彻底，就可能导致一些有害细菌（如痢疾杆菌、大肠杆菌等）侵入幼儿体内，极易造成腹泻。为了减少幼儿患病的机会，父母在给幼儿制作食物时一定要注意饮食卫生。

◎ 食物一定要新鲜

不新鲜的食物有时会引起腹泻、痢疾等疾病，更严重的还会引起中毒。

◎ 食物要煮熟煮透

有些食物如扁豆、豆浆等，如不煮熟煮透后给幼儿食用极有可能发生中毒症状。因此，父母一定要保证在烹调时将食物煮熟煮透后再给幼儿食用。

◎ 少吃生冷、凉拌食物

生冷、凉拌食物常因卫生不达标而带有病菌或虫卵。因此，幼儿应少食此类食物，非吃凉拌食物不可时，父母应用凉开水清洗食物。

父母在家中还要注意：淀粉类食品不要放置过久；每日的米饭吃多少做多少，尽量避免剩饭过夜；食用剩米饭必须加热到100℃并持续10分钟以上；各种食品，特别是营养丰富适宜细菌繁殖的乳类、肉类食品，必须冷藏；要经常打扫环境卫生，保持厨房清洁整齐，并妥善地保管食品，使之不被苍蝇、蟑螂及鼠类侵染。

如何培养幼儿良好的饮食习惯

◎ 食物要多样化

有的宝宝长大后，只吃自己喜欢的，对于自己不喜欢的食物，即使营养再好也不感兴趣。其实这就是他小时候养成的挑食习惯造成的。因此，从添加辅食开始就应该给孩子喂食各种各样的食物，不论是鱼、肉还是豆腐，不论是水果还是蔬菜，不论是细粮还是粗粮，都应搭配着吃。不能只吃某些食物而不吃其他食物，以保证孩子获得全面的营养。

◎ 在固定而安静的环境中进餐

不要在吃饭前或吃饭时责备孩子，也不要强迫他进餐，避免孩子情绪紧张，影响其大脑皮质的功能，使其食欲减退。更不要催促宝宝吃这、吃那，也不要总盯着宝宝，这些行为都会导致他情绪紧张，一到吃饭时就感到不舒服和恐惧。这样对宝宝的发育很不利。

◎ 吃饭要定时、定量

饮食要定时，按顿吃饭，食量要基本固定，少吃零食。一般安排每天三顿正餐，上午、下午加一次点心，每顿饭间隔四小时左右，如果每天坚持按这种规律进食，孩子就会养成按顿吃饭的好习惯。

◎ 培养宝宝良好的就餐习惯

每次吃饭前用肥皂仔细洗手，让孩子坐稳，细嚼慢咽。不可边吃边玩，边说边笑。这些习惯都是要经过长期强化才会逐渐养成的。所以妈妈不要性急，只要大人在进餐的时候给宝宝做出榜样，久而久之，宝宝就会习惯成自然。

适合幼儿的烹饪方法

食物通过适当的加工烹调可增加食物的色、香、味，提高对食物中各种营养素的消化、吸收和利用。针对幼儿消化功能的特点，常采用的烹调方法有如下6种。

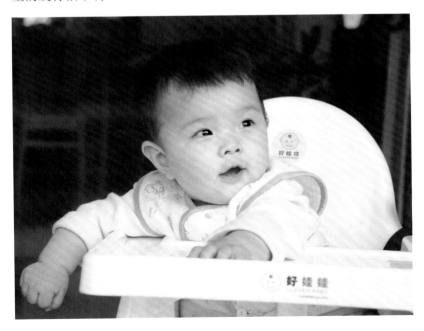

培养宝宝良好的饮食习惯会让其一生受益。

◎ 蒸

可以省时间，且保持原汁原味，减少营养成分的流失。

◎ 炖、熬

可保持原汁原味，制作的食品味道清香、淡雅、软而酥烂、清爽利口。

◎ 瓤

如黄瓜塞肉、葫芦塞肉、瓤冬瓜盅等。此法制作细腻，注意外形，制成的菜肴美观别致，荤素相配，口味鲜美。

◎ 熘

如豆腐丸子、土豆丸子等。食物为片、丁、丝状等，经过油滑或水烫熟后再熘，以旺火速成能保持菜肴的香脆、滑软、鲜嫩。

◎ 烧

红烧、汤烧，菜肴味鲜，咸微甜，色泽发红。

◎ 汆

是烹制汤菜或连汤带菜的一种烹调方法。

⇨怎样给宝宝补钙

钙，享有"生命元素"之称，它是构成骨骼和牙齿的主要成分，人体99％的钙存在于骨骼和牙齿中，1％存在于体液内。一个婴儿生下来身高约50厘米，1岁时约75厘米，2岁时约为85厘米，以后就以每年5～7厘米的速度增高。这其中就少不了钙的作用。幼儿如果钙摄入不足，再加上缺少维生素D，就容易患佝偻病，幼儿易惊厥、夜啼，出现枕秃和一系列骨骼改变，如串珠肋、脚镯征和手镯征、O

形腿或X形腿，学坐后可致脊柱后突成侧弯，对体格生长造成不可挽回的损失。所以，父母要注意给孩子补钙。其中合理膳食，多吃含钙多的食物是预防幼儿缺钙的最理想的方法。日常有许多食物可补充钙源。这里介绍一些富含钙的食品：

乳类与乳制品。牛奶、羊奶及奶粉、乳酪、酸奶、炼乳等。

豆类与豆制品。黄豆、毛豆、扁豆、蚕豆、豆腐、豆腐干、豆腐皮等。

水产品。鲫鱼、鲤鱼、鲢鱼、泥鳅、虾、虾米、虾皮、螃蟹、海带、紫菜、蛤蜊、海参、田螺等。

肉类与禽蛋。羊肉、猪肉、鸡肉、鸡蛋、鸭蛋、鹌鹑蛋、猪肉松等。

蔬菜类。芹菜、油菜、胡萝卜、萝卜缨、芝麻、香菜、雪里蕻、黑木耳、蘑菇等。

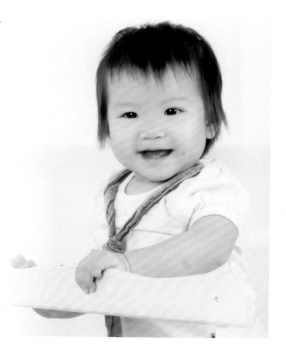

水果与干果类。柠檬、枇杷、苹果、黑枣、杏脯、橘饼、桃脯、杏仁、山楂、葡萄干、西瓜子、南瓜子、桑葚干、花生、莲子等。

除注意从食物中摄入钙外，父母也可以给幼儿适当补充钙制剂。现在市面上的钙制剂很多，父母在选择时一方面应遵从医嘱，另一方面也要注意钙的含量及其在体内的吸收情况。

⇨防止宝宝营养不良和营养过剩

在哺育婴幼儿的过程中，如果只要孩子能吃，就无节制地喂，长期下去，就可能使孩子营养过剩，患上肥胖症；而如果一味迁就孩子挑食、偏食、吃零食的坏习惯，正餐吃得很少，

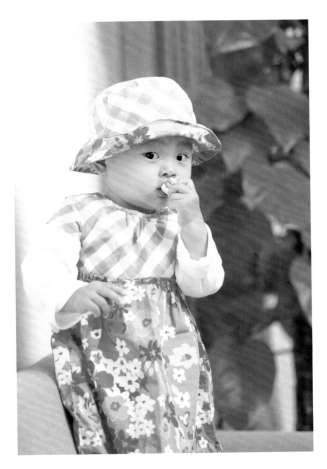

时间长了，就会导致孩子营养不良。这两种情况对婴幼儿的发育都是极为不利的。

◎ 预防营养不良

营养不良是由于营养素摄入不足、吸收不良、需要量增加或消耗过多等因素而引起的一种疾病。防治营养不良，妈妈要注意维持幼儿合理充足的进食量，注意食物营养成分，保证各种营养物质的消化吸收。此外，要积极防治幼儿各种急、慢性疾病，对幼儿的疾病要及早发现，及早治疗。要保证宝宝充足的睡眠时间，加强锻炼，增加户外活动时间，多晒太阳，以增强婴幼儿的体质。

◎ 预防营养过剩

要为婴幼儿提供营养丰富的合理膳食。即需要根据婴幼儿生长发育的要求，提供充足的营养物质，但不可过量。每日提供给幼儿的热量，其中蛋白质提供的热量占一日总热量的12%～15%；脂肪提供的占总热量的30%；碳水化合物提供的占50%左右。这样可以做到既无营养素的浪费，又无多余脂肪堆积。

⇨平衡膳食的方法

婴幼儿大致在8～12个月断奶，然后到一岁半左右时其食品

种类开始向成人过渡，在这个食物的转变过程中，必须做到各种营养素的摄入平衡，也就是人们常说的"平衡膳食"。要做到平衡膳食，需遵循以下方法。

◎ 主食间的搭配

存在于不同食物中的蛋白质，其氨基酸比例与人体需要有不同程度的差别。就粮食而言，如果将五谷杂粮混合食用，就可以充分发挥蛋白质的互补作用，使人体获得更丰富更全面的营养。从营养学的角度来讲，我们提倡食用各种粥类，如绿豆大米粥、红豆大米粥、八宝粥、玉米粥，另外豆包、金银卷都是良好的主食搭配方法。

◎ 主食与副食间的搭配

主食与副食间的搭配同样可以提高蛋白质的生物利用率，如小麦、小米和牛肉按39%、13%、22%的比例混合食用，其蛋白质的利用率可提高到89%，从而超过其中任何一种食物的蛋白质的生物利用率。食物性质相差越远，其氨基酸的组成差别越大，氨基酸的互补作用则更加明显，其生物利用率提高得也更加显著。另外，同时摄入的食物种类越多，互补作用也越显著。

◎ 粗细搭配

各种粗粮所含的营养素都各有所长。如小米含铁及B族维生素比较高，全麦粉含钙比较多。此外，粗粮所含纤维比细粮多，对防治幼儿便秘有良好作用。所以营养学家的建议是，不可把粗粮从餐桌上撤走。从小养成粗细搭配的饮食习惯，这样能使孩子获得多方面的营养素，也能有效地预防心血管疾病、糖尿病、结肠癌等疾病。

⇨ 补锌最好通过食物途径

婴幼儿缺锌的情况比较普遍，这是因为很多食物中含锌量很少，而且不易被人体吸收。在人体内，锌是由胃肠道吸收，由胰腺、胆囊分泌的消化液消化的。诊断婴幼儿是否缺锌，应做血清检测，用药物补锌最好在医生指导和监督下进行，要有一定的疗程。这是因为体内锌过多也是有害无益的。所以，最理想的补锌方法是吃含锌量较高的食物。因为食物含锌量少，食补不会出现副作用。含锌较多的食物有：麸皮、地衣、蘑菇、炒葵花子、炒南瓜子、山核桃、酸奶、松子、豆类、墨鱼干、螺、花生油等，这些食物中有些较干硬，需要烹制成适合婴幼儿食用的程度。另外，鱼、蛋、肉、禽等动物性食物中的含锌量高，利用率也较高。

⇨ 婴幼儿食品的合理烹调

烹调幼儿食品时，不仅营养要合理，还应兼顾婴幼儿的生理特点，使幼儿喜欢吃。如何做到合理烹调呢？

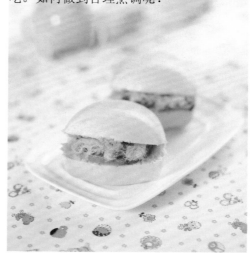

◎ 做到细、软、烂

面食以发面为好，肉、菜要切细点，鸡、鱼要去骨刺，花生、核桃要制成泥、酱，瓜、果去皮核，含粗纤维多及油炸食物要少吃，刺激性食品不要给幼儿吃。

◎ 形态各异、小巧玲珑

不论是馒头还是包子，或是其他别的食品，一定要小巧。小就是切碎做小，以照顾孩子的食量和咀嚼能力，巧就是形态各异，让孩子好奇、喜欢，从而增加食欲。

◎ 色、香、味俱佳

色，即蔬菜、肉、蛋类保持本色或调成红色，前者如清炒蔬菜、炒蛋等，后者如红烧肉丸等；香，保持食物本身的维生素或蛋白质不变质，再加上各种调料使鱼、肉、蛋、菜各具其香，但由于幼儿口清，调料不宜太浓；味，幼儿喜欢鲜美、可口、清淡的菜肴，但偶尔增加几样味道稍浓的菜肴，如糖醋味、咖喱味等，有时更会引起孩子的好奇、兴趣和食欲。

◎ 保持营养素

如蔬菜要快炒，少放盐，尽量避免维生素C的破坏。煮米饭宜用热水，淘洗要简单，使B族维生素得以保存。对含脂溶性维生素的蔬菜，炒时应适当多放点油，如炒胡萝卜丝，这样能使维生素A的吸收率增高，炖排骨时汤内稍加点醋，使钙溶解在汤中，更有利于婴幼儿补钙。

⇨给幼儿做的食物不可太咸

给幼儿制作的食物，仍然不可过咸，即要比大人的口味清淡些。因为食物过咸的话，就会使幼儿体内的钠增加，由于幼儿肾脏发育尚未成熟，不能将体内过多的钠排除，这样就会加重肾脏的负担。时间一长，幼儿体内的代谢产物就不能正常地排出体外，致使肾的功能衰退，出现各种病变。

另外，在体内钠升高的同时，钾的含量则相应

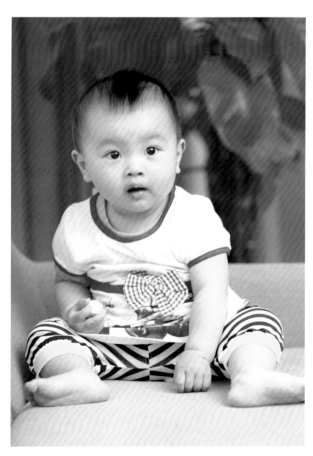

地降低，而钾缺乏时肌肉就无力，持续的缺钾将导致心脏衰弱。因此，幼儿的饮食提倡低盐，但并不是说盐越少越好。盐过少，会造成钠离子在体内的不平衡，还会影响菜的味道，从而影响幼儿食欲。

⇨宝宝夏季饮食的宜与忌

入夏以后，气温升高，容易导致食欲不振，妈妈更应关注宝宝的饮食。宝宝夏季饮食有以下几点宜与忌。

◎ 食物宜适当咸些

宝宝出汗过多，排出的盐分往往超过摄入量，易出现头晕、乏力、中暑等症。在菜肴中适当多放些盐，可补充宝宝体内盐分的丢失，但不宜吃盐过多，否则有害无益。

◎ 菜肴宜适量用醋

夏季人体需要大量维生素C，在烹调时放点醋，不仅味鲜可口，增加食欲，还

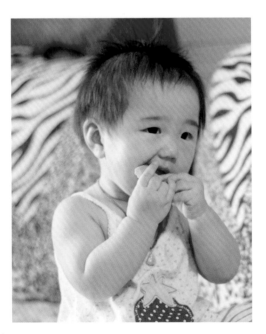

有保护维生素C的功效。醋有收敛止汗，助消化的功效，对夏季宝宝肠道传染病有一定预防作用。

◎ 宜多食汤

汤的种类很多，易于消化吸收，且营养丰富，并有解热祛暑等作用。夏季婴幼儿进餐，更应该有菜有汤，干稀搭配。

◎ 忌狂饮

宝宝大量喝水，会影响消化功能，还会引起反射性排汗亢进等。

◎ 忌多吃冷食

幼儿对冷饮有特殊的偏爱，而且百吃不厌。大量的冷饮进入胃中，胃液因被稀释而减弱杀菌能力。有的孩子的肠胃对冷刺激比较敏感，吃较多的冷饮后，胃黏膜受损，导致胃痉挛，胃酸、胃消化酶大量减少，既影响了食物的消化，又因刺激使胃肠蠕动加快，大便变得稀薄，次数增多而致腹泻。而且冷饮中含有大量的糖，多吃会使幼儿食欲不振。

◎ 忌喝汽水过量、过急

幼儿过多饮用汽水，会降低消化与杀菌能力，使脏腑功能降低，影响食欲。

⇨宝宝要少吃甜食

适当吃些甜食，对幼儿的活动和增强记忆力都有好处，但幼儿吃糖绝不能过多，若超过身体功能的需要就会对身体带来危害。甜食几乎不含蛋白质、维生素、矿物质和纤维素，宝宝吃多了这类食品后，会感觉饱胀，不想吃饭了，而实际上宝宝是处于半饥饿状态，长期这样下去会造成营养不良。甜食另一个坏处是坏牙

齿，吃完甜食后往往有部分食物残留在口腔内，容易被口腔中的细菌利用，产生酸性物质，使牙齿脱钙，引起蛀牙，尤其是在临睡前吃或含着甜食睡觉，更易引起蛀牙。

此外，吃糖过多还会诱发近视。因为近视的形成与人体内所含微量元素铬有关，如果幼儿过多地吃糖和高糖食物，就会使眼内组织的弹性降低，体内微量元素铬的含量减少。

⇨幼儿要多吃些绿色、橙色蔬菜

颜色越深、越绿的蔬菜，其维生素含量就越高。如油菜、小白菜、苋菜、菠菜和青椒等含胡萝卜素、B族维生素较多。橙色蔬菜如胡萝卜、黄色南瓜等也含有较多的胡萝卜素。胡萝卜素是绿色、橙色蔬菜中的一种

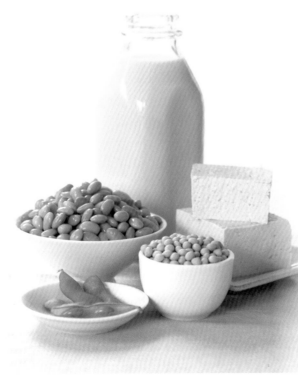

植物色素，它在人体内受胡萝卜素双氧化酶的作用转变成维生素A，维生素A对人体起着重要的生理作用。当人们不易获得含维生素A丰富的动物性食物时，可考虑让幼儿多吃一些物美价廉的绿色、橙色蔬菜。

⇨适量吃豆制品对幼儿有好处

黄豆的营养价值可与肉、蛋、鱼相媲美。它含有幼儿生长发育必需的优质蛋白质、钙、磷、铁和各种维生素，但由于黄豆外层的纤维和肠胃蛋白酶抑制了胃肠道消化酶对蛋白质的分解作用，因此，黄豆在肠道吸收效果较差，消化率仅为60％。而经过加工后的豆制品，由于黄豆外层的纤维和肠胃蛋白酶抑制素被解除，蛋白质结构在钙离子的作用下变得疏松，其吸收率因此大大提高，可以达到90％～94％。对幼儿来说，豆制品质地软嫩，且营养价值比黄豆更高，是营养十分丰富又可口的食物。

豆制品不仅营养丰富，易于消化，而且价格低廉，食用方便，是幼儿理想的辅食。例如当母乳不足、牛奶又缺乏时，豆浆完全可以作为代乳食品，用以补充乳类的不足。但要注意不能食用未经煮熟的豆浆，因为生豆浆中含有对胃肠黏膜有强烈作用的皂素，幼儿吃了会在短时间内出现恶心、呕吐、腹泻和腹痛的症状。因此，在给幼儿喝豆浆之前必须将其充分煮沸。

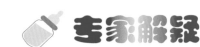

⇨宝宝吃饭时可以喝水吗

宝宝吃饭时最好不要喝水，原因有以下两点：

1．吃饭时喝水会造成胃液稀释，使胃的消化能力暂时变弱，消化过程延长，给胃造成额外负担。

2．如果吃饭时喝水，宝宝肚子里装满了水，会影响食欲。

如果宝宝很想喝，给宝宝用小杯子喝。平时，两餐之间要督促宝宝喝水，他到吃饭时就不会那么渴了。

⇨宝宝爱吃零食怎么办

适量给宝宝吃一些零食，可及时补充宝宝的能量以满足机体需要，也给宝宝带来快乐。但如果零食吃得太多，就会扰乱宝宝胃肠道正常的消化功能，减弱对正餐的食欲。如果宝宝已经养成了爱吃零食的习惯，爸爸妈妈一定要纠正这种不好的习惯。

第一要逐渐减少给宝宝的零食，不要一下子全部断掉。

第二要耐心给宝宝讲零食吃多了的坏处，不要错过任何的正面宣传，无论是电视还是报纸杂志上的正面宣传，父母都应该与宝宝一起分享，一起了解多吃零食会对人体造成的不良影响。

第三要将宝宝吃零食的时间和次数逐渐固定下来，特别是饭前不能给零食。

第四要给宝宝安排好一天的活动，不

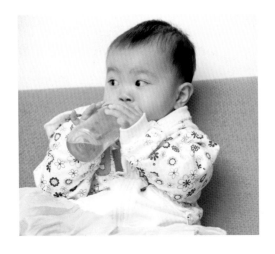

要让他把注意力总放在零食上。只要慢慢调整，宝宝爱吃零食的习惯是能够改变的。

⇨幼儿不爱吃蔬菜怎么办

常常看到有的孩子不爱吃蔬菜，或者不爱吃某些种类的蔬菜。在孩子小的时候早一点给孩子喂食蔬菜可以避免日后厌食蔬菜。从婴儿期开始，就应该及时地给孩子添加一些蔬菜类的辅食。刚开始时可以给孩子喂一些用蔬菜挤出的汁或用蔬菜煮的水，如西红柿汁、黄瓜汁、胡萝卜汁、绿叶青菜水等，当孩子大一点时，可以给孩子喂一些蔬菜泥。到了孩子快一岁的时候就可以给他吃碎菜了，可以把各种各样的蔬菜剁碎后放入粥、面条中喂孩子。饺子、包子等食品大多以蔬菜、肉、蛋等做馅，这些带馅食品便于幼儿咀嚼吞咽和消化吸收，且味道鲜美，营养也比较全面，而成为幼儿的理想食物。

宝宝的早餐应该怎样吃

对处于生长发育旺盛期的宝宝来说，早餐一定要"吃饱、吃好"。因为宝宝的胃容量有限，上午的活动量又比较大，所以早晨这顿尤为重要。宝宝早餐要吃饱吃好，并不是说吃得越多越好，而是应该进行科学的搭配。一般来讲，早餐的热能要占全天总量的25％～30％。早餐应吃较多的谷类及部分蛋白质。举例来说，光喝牛奶吃鸡蛋还不够，虽然已经有了脂肪和蛋白质，但缺少碳水化合物，即缺乏提供热量的淀粉类食品，如果除牛奶鸡蛋外再吃点面包或馒头、包子，这样营养就全面了。但是只吃馒头咸菜的早餐也不科学，倒不如鸡蛋挂面更营养全面些。

哪些饮料适合幼儿饮用

矿泉水。矿泉水是天然物质，含有幼儿需要的矿物质，是一种很好的饮料。但要注意不要给幼儿饮用那些伪劣的不合格产品，如有些人工矿泉水，其中常常含有

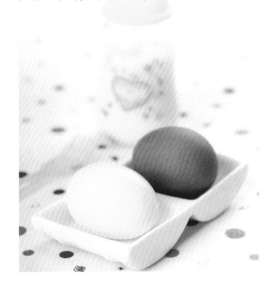

有害物质如铅、汞等，对幼儿的身体危害很大。

橘子汁、番茄汁或山楂汁。这些水果汁含有大量的维生素C，对幼儿的生长发育很有好处。其中，用新鲜橘子自制橘子汁，再用凉开水稀释后，最为卫生有益。

夏季消暑饮料。如用金银花、红枣皮、绿豆、杨梅等煮成汤，再加一点糖，是夏季消暑解毒的好饮料。

怎样预防幼儿患龋齿

有的幼儿经常喜欢在睡前吃些饼干、糖果之类的零食，这样一来，宝宝就可能患上龋齿。因为食物残渣都堆积在牙面和牙缝里，而且幼儿吃的食物一般都含有较多的糖，这就为细菌的繁殖提供了有利的条件。此外，幼儿睡眠时间较长，睡眠时口腔唾液分泌减少，也有利于细菌的繁殖。细菌滋长并能分解其中的糖类，使其发酵产生酸性物质，引起牙齿釉质脱钙，日子久了牙齿就会软化，逐渐形成小洞，这就是"龋齿"的形成原因。龋齿引起的牙痛可给幼儿带来很大的伤害，如果患了龋齿不及时治疗，龋洞就会越来越大，最后导致牙齿脱落的严重后果。

因此，幼儿在睡前是不宜吃零食的，还要让幼儿养成漱口、刷牙的好习惯。年龄小的幼儿在睡前总要喝些牛奶或果汁，那么父母就应在宝宝喝完这些后再让宝宝喝一口白开水清洁一下口腔。发现幼儿患了龋齿后应立即治疗，不应拖延，否则小的龋洞不补，就会越来越大，越来越深，给孩子造成更大的伤害。

营养配餐

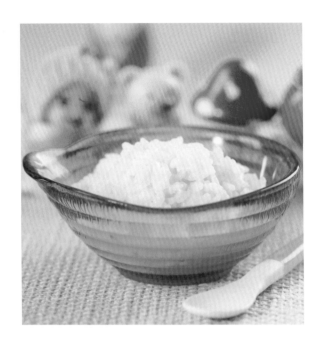

奶香米饭

原料：大米25克，牛奶适量

做法

1.将大米淘净；

2.将牛奶倒入锅中，再倒入淘好的大米拌匀，用小火焖煮30分钟左右，即可食用。

提示 奶香米饭含蛋白质及其他多种营养。注意在倒入牛奶前，应在锅底略微涂上一点油，以防粘锅，焖时要用小火，因为牛奶易外溢，米饭和牛奶的比例以1∶2为宜。

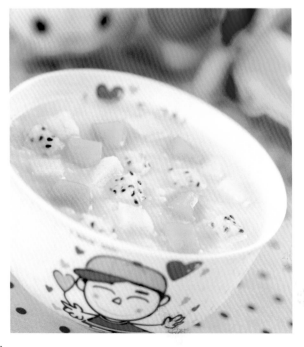

营养水果粥

原料：苹果、火龙果、芒果各40克，大米50克

做法

1.大米淘净，用清水浸泡1小时；

2.将苹果、芒果去皮、核，取果肉切成小丁，火龙果去外皮后也切成小丁备用；

3.将大米和水放入锅中煮开，改小火熬煮成稠粥，加入所有水果丁拌匀即可。

提示 多种水果能确保幼儿成长所要的各种营养需求。比如苹果对增加机体抵抗力、促进心脏健康和帮助消化很有益，桃富含B族维生素及维生素E、钾、钠、钙、磷等。

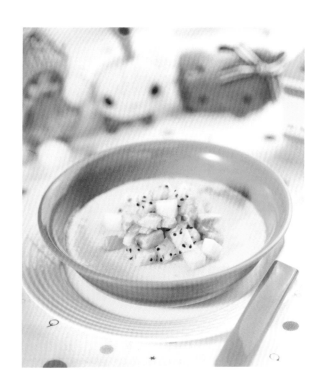

水果蛋羹

原料：苹果、火龙果、香蕉各30克，鸡蛋1个

调料：盐少许

做法

1. 苹果去皮、核切成小丁，火龙果取果肉切成小丁，香蕉去皮也切成同样大小的丁；

2. 将鸡蛋打入碗中，搅匀，加入盐和少许温开水，拌匀后入蒸锅蒸至凝固成蛋羹；

3. 将切好的水果放在蛋羹上即可。

芋头肉末粥

原料：大米50克，芋头80克，熟芝麻10克，猪瘦肉50克

做法

1. 大米淘净，用水浸泡半小时，猪瘦肉洗净后切碎；

2. 将芋头洗净去皮，切小丁，入加水的锅中煮熟；

3. 将大米和适量水放入锅中熬煮，中途放入猪瘦肉末，煮至米烂肉熟时放入熟芝麻和芋头块，再稍煮一会儿即可。

提示 在给芋头去皮时最好戴上手套，以免发生手部瘙痒的现象，也可以将芋头外皮洗净入锅中煮几分钟再去皮。

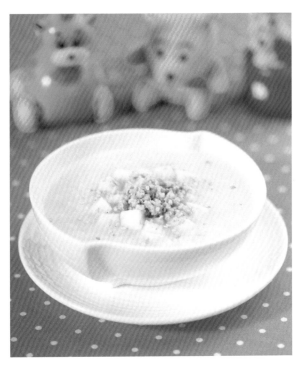

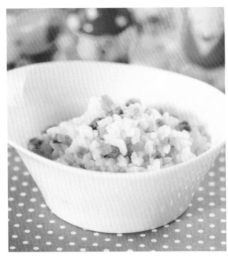

火腿肉末软饭

原料：米饭大半碗，火腿50克，猪瘦肉80克，茄子40克，芹菜30克，姜末少许

调料：植物油、盐、清汤各少许

做法

1. 火腿切成末，猪瘦肉、芹菜洗净后切成末，茄子去皮后也切成同样大小的末；

2. 将植物油倒入锅内，下肉末炒散，再加入姜末、茄子末、火腿末、芹菜末煸炒至五成熟，加少许清汤煮至熟软；

3. 放入米饭拌炒匀，稍焖一下，加入盐煮入味即可出锅了。

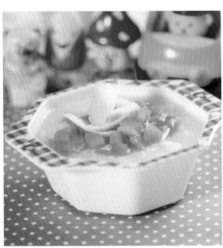

红薯百合粥

原料：新鲜红薯50克，新鲜百合半个，米粥1碗

做法

1. 将新鲜红薯洗净去皮，切成丁，入锅蒸熟；

2. 将新鲜百合洗净，也入锅中蒸熟；

3. 将红薯丁和百合、米粥搅匀即可。

提示 红薯富含膳食纤维，可防止便秘，百合可止咳、开胃、安神。此粥营养全面、丰富，有利于幼儿消化。

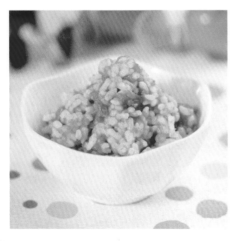

南瓜拌饭

原料：南瓜150克，米饭1小碗

做法

1. 将南瓜去皮、子洗净，切成块，放入蒸锅蒸至熟烂，趁热压成泥；

2. 将南瓜泥和米饭拌匀即可。

提示 南瓜中含有丰富的锌，为人体生长发育的重要物质，可促进儿童的健康成长。

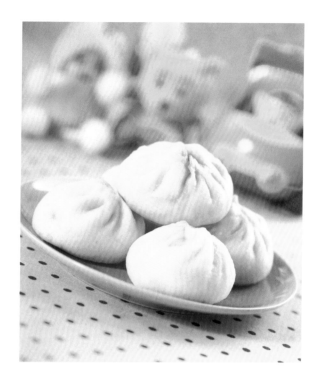

三鲜猪肉包

原料：猪肉馅100克，泡发好的香菇、卷心菜各50克，发酵面团适量

调料：香油、酱油、盐各适量

做法

1. 将卷心菜洗净后剁碎，用盐腌15分钟后挤干水分，泡发好的香菇挤干水分剁碎；

2. 猪肉馅和卷心菜碎、香菇碎一起放入盆内，加适量水搅拌至黏稠状，调入酱油、盐、香油后拌匀；

3. 将发酵面团揪成剂子，按扁后擀成中间厚边缘薄的面皮，包入肉馅，捏成包子生坯；

4. 将包子生坯入锅中大火蒸5分钟，转小火再蒸15分钟即可。

鸡肉蛋黄豆腐羹

原料：鸡胸脯肉60克，嫩豆腐150克，熟咸鸭蛋黄半个

调料：食用油、盐、水淀粉、鲜汤、葱末各少许

做法

1. 鸡胸脯肉洗净剁成泥，熟咸鸭蛋黄研成细泥；

2. 嫩豆腐冲净后切成块，再用勺背压成细泥；

3. 将鸡肉泥、咸蛋黄泥、豆腐泥加入少许鲜汤调匀；

4. 锅中放食用油烧热，爆香葱末，加入拌好的泥糊，煮至熟后加盐调味，用水淀粉勾芡即可。

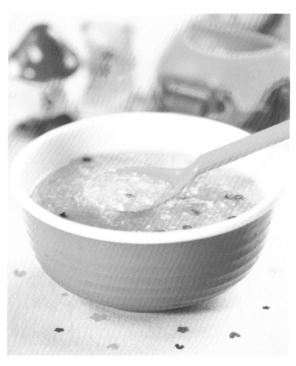

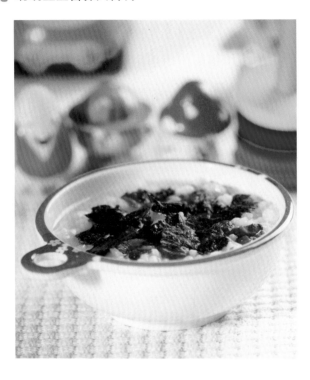

菠菜海苔软饭

原料：菠菜30克，海苔10克，米饭1小碗，高汤适量

做法

1.将菠菜洗净，入沸水中焯烫后沥干水，切成细末；

2.高汤放入锅中烧沸，倒入米饭煮匀；

3.加入菠菜末、撕碎的海苔，再稍煮即可食用。

提示 海苔含有丰富的矿物质和维生素，能活跃脑部神经、预防贫血。在米饭中加入海苔，更添滋味，同时还能促进智力发育。

菠菜汁烧南瓜

原料：菠菜100克，老南瓜200克
调料：盐少许

做法

1.将菠菜洗净，入榨汁机中榨成汁；

2.老南瓜去皮、子，洗净后切成块；

3.将菠菜汁加适量水烧开，下入老南瓜煮至熟软，加盐调味即可。

提示 橙色蔬菜如胡萝卜、南瓜含有较多的胡萝卜素，菠菜汁烧南瓜是促进宝宝视力发育的佳肴。

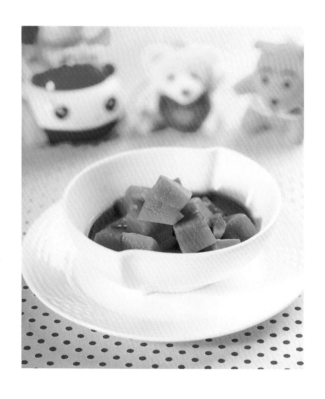

菠菜汁豆沙包

原料：面粉200克，菠菜60克，鸡蛋1个，豆沙馅适量

调料：酵母、白糖各适量

做法

1.将菠菜洗净，打成汁；

2.面粉中加入鸡蛋、菠菜汁、酵母、白糖，和成光滑的面团，揪成小剂子，按扁，包入适量豆沙馅，捏成一个个均等的小包子状，饧发半小时；

3.将菠菜汁小豆沙包放入蒸锅中蒸至熟即可。

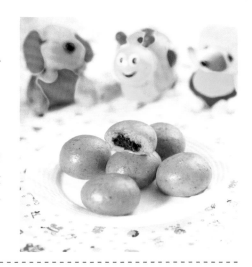

葡萄干粥

原料：葡萄干50克，大米60克

调料：白糖少许

做法

1.将葡萄干洗净，用清水略泡；

2.大米淘净，加水浸泡半小时；

3.将大米连同水倒入锅中，先用大火煮沸，下入葡萄干，改小火一同熬煮成粥，加少许白糖调味即成。

豌豆苗汤

原料：鲜嫩豌豆苗30克

调料：橄榄油、盐各少许

做法

1.将豌豆苗洗净，切成短段备用；

2.锅中加少许橄榄油烧热，倒入豌豆苗稍翻炒，加入一碗清水，大火烧沸，加少许盐调味即可。

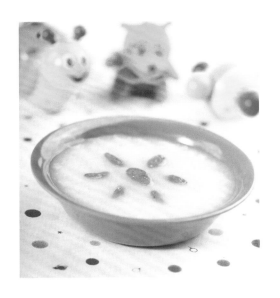

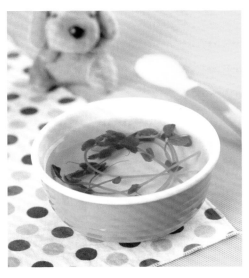

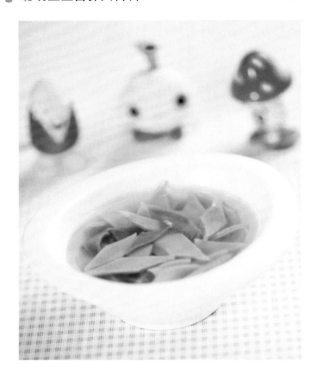

彩色面片

原料：菠菜、紫甘蓝各50克，胡萝卜80克，面粉适量

调料：香油、盐各少许

做法

1. 将菠菜、紫甘蓝、胡萝卜洗净，分别放入榨汁机中榨成汁，加入面粉揉成光滑的三种颜色的面团，饧发20分钟；

2. 将三种面团分别擀薄，切成大小均匀的菱形片；

3. 锅中加水烧沸，放入三种面片煮熟，加盐和香油调味即可。

粉蒸三蔬

原料：大米80克，南瓜、土豆各100克，油菜叶60克

调料：盐、香油各少许

做法

1. 大米淘净，放入搅拌机中打成粉末；

2. 南瓜去皮和子后切成片，土豆去皮洗净，切成块；

3. 油菜叶洗净，切成碎末；

4. 将油菜叶、南瓜、土豆分别拌入大米末，撒入盐、香油再拌匀，放入蒸锅蒸至熟软即可。

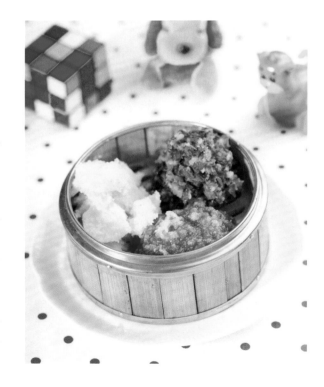

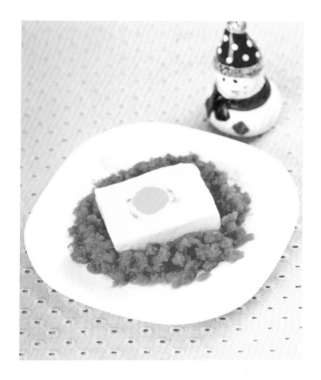

鹌鹑蛋酿豆腐

原料：豆腐块100克，鹌鹑蛋1个，胡萝卜40克

调料：盐、高汤各少许

做法

1. 将豆腐块洗净，用勺子在豆腐块上挖出一个小坑，把鹌鹑蛋打入坑中；

2. 将胡萝卜磨成泥围在豆腐旁，入锅蒸6分钟左右；

3. 将少许盐、高汤调匀，淋在豆腐上，再蒸2分钟即可。

提示 豆腐营养丰富，再加上鹌鹑蛋和胡萝卜泥，更是增添了胡萝卜素和优质蛋白、氨基酸等的含量，营养更全面。

核桃豆腐泥

原料：豆腐200克，胡萝卜100克，油菜50克，核桃仁60克

调料：花生酱5克，白糖少许

做法

1. 将豆腐用沸水焯透，沥干水分后用勺背压成泥；

2. 胡萝卜用水煮熟后切成末；油菜煮熟后切碎；核桃仁用水煮熟，压磨或切成碎粒；

3. 将豆腐泥、核桃仁末、花生酱、白糖、胡萝卜末、油菜末充分拌匀即可。

提示 此菜能促进儿童食欲，调节营养吸收和防止便秘的发生，还特别有利于骨骼、牙齿、大脑的生长发育及眼睛的健康。

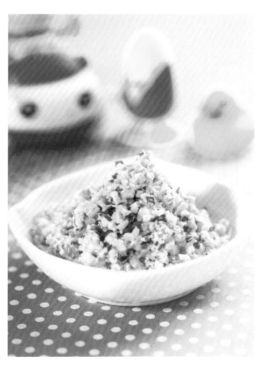

鹌鹑蛋肉末软饭

原料：肉末30克，鹌鹑蛋2个，番茄30克，米饭1小碗，高汤适量

调料：盐少许

做法

1.鹌鹑蛋洗净蛋壳，入锅中加水煮熟，剥去壳后切成小丁；

2.番茄去皮和子，切小丁；

3.将高汤放入锅中煮开，倒入肉末、番茄丁煮至熟，再倒入米饭和鹌鹑蛋丁，一起煮至熟软，加少许盐调味即可。

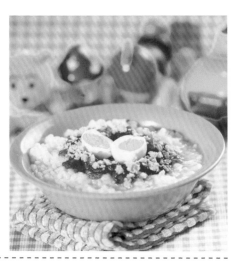

栗子粥

原料：板栗5颗，粳米40克

调料：盐少许

做法

1.将板栗外壳切开一小口，放入沸水内煮5分钟，捞出去壳取肉；

2.粳米淘净，加适量水浸泡半小时；

3.将粳米连同水一起倒入锅中，煮沸后加入板栗肉，一同煮成粥，加少许盐调味即可。

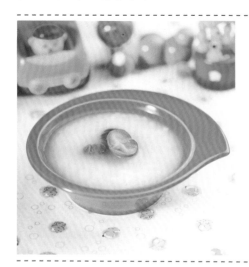

蛋奶鱼丁

原料：鱼肉150克，鸡蛋1个，牛奶适量

调料：油、盐、水淀粉各适量

做法

1.鸡蛋取蛋清备用；

2.鱼肉洗净，剔去骨、刺，剁成蓉，放入适量姜末、盐、蛋清及水淀粉，搅拌均匀后，放入盆中上锅蒸熟，晾凉后切成丁；

3.炒锅内放油，烧热后下入葱末、鱼丁煸炒，然后加适量水和牛奶，烧沸后加少许盐调味，用水淀粉勾芡即可。

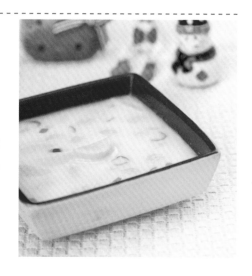

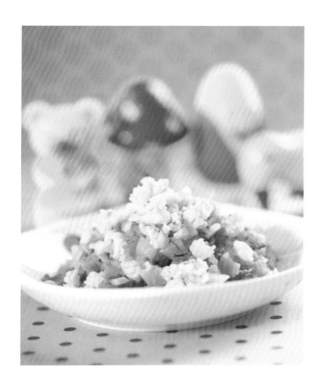

菜花虾末

原料：菜花50克，西蓝花80克，虾60克

调料：生抽、盐、香油各少许

做法

1. 将菜花、西蓝花洗净，放入开水中煮软后切碎；

2. 虾洗净去虾线，加入开水中煮后剥皮，切碎，放入锅中，加生抽、盐、香油煮熟后倒在菜花上即可。

提示 虾仁是补钙、补磷的好食品，对宝宝强壮骨骼很有益。菜花中含有丰富的矿物质、维生素，有助于宝宝发育。

菠菜吐司

原料：菠菜50克，鸡蛋2个，吐司4片

调料：橄榄油、番茄酱各适量

做法

1. 将菠菜洗净，入沸水中稍焯，捞出挤干水分后切成末；

2. 鸡蛋磕入碗中打散，加入菠菜末拌匀；

3. 吐司切成三角形备用；

4. 锅中倒入橄榄油烧热，将吐司片蘸上鸡蛋菠菜液，入锅中用小火将两面煎至焦黄，摆入盘中，淋入适量番茄酱即可。

提示 面包含有蛋白质、脂肪、碳水化合物、少量维生素及钙、钾、镁、锌等矿物质，易于消化、吸收。

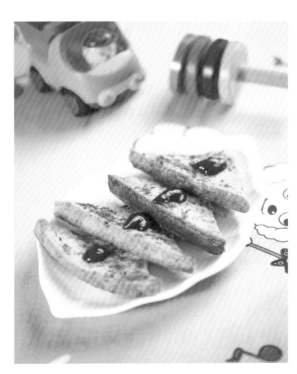

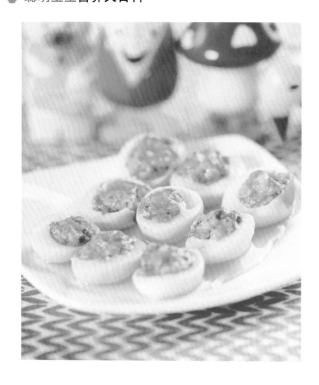

鹌鹑蛋盏

原料：鹌鹑蛋6个，猪瘦肉80克，豌豆30克，胡萝卜20克

调料：香油、盐、鸡精、淀粉、醋各适量

做法

1. 将鹌鹑蛋入锅中加水煮熟，捞出去壳，再从中间一切两半，挖去蛋黄压碎备用；

2. 猪瘦肉剁成泥，豌豆煮熟去硬皮后压成泥，胡萝卜去皮剁成碎末；

3. 将肉泥加入胡萝卜末、豌豆泥、蛋黄拌匀，再放入香油、盐、鸡精、淀粉调匀，酿入挖空的鹌鹑蛋中，入蒸锅蒸10分钟后装入盘中；

4. 锅中放少许水烧开，加入醋、水淀粉烧沸，淋入盘中鹌鹑蛋上即可。

海苔胡萝卜米饭

原料：米饭1碗，海苔、胡萝卜各少许

做法

1. 将米饭用模具压成各种可爱的造型摆入盘中；

2. 胡萝卜去皮洗净，切成大片，放入锅中煮熟或蒸熟，取出用模具压成心形；

3. 将海苔也做成心形，和胡萝卜一起摆放在米饭上即可。

提示 对不爱吃米饭的儿童来说，将米饭做成造型独特的饭团，能引起他们的进食兴趣。

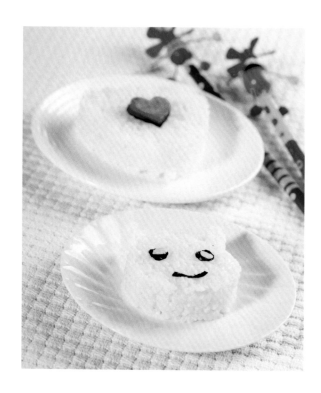

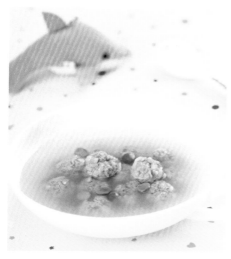

荸荠小丸子

原料：荸荠40克，猪瘦肉80克，青豆少许

调料：盐、香油各适量

做法

1.将猪瘦肉洗净，切末；荸荠去皮，切碎末；

2.将肉末、荸荠末加盐调成肉馅，制成小丸子；

3.青豆洗净，入锅中加水煮2分钟，下入小丸子，再沸后转小火煮5分钟，加入盐，出锅前淋香油即可。

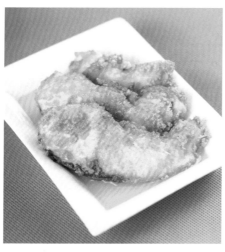

橙汁鱼片

原料：鱼片100克，鸡蛋1个

调料：橙汁、盐、面包糠、橄榄油、料酒各适量

做法

1.鱼片用盐、料酒腌一下，鸡蛋打入碗中搅散后，加入面包糠，裹住鱼片；

2.锅内放油烧热后，将鱼片放入锅中煎熟，取出来盛盘后，将橙汁均匀地洒在上面即可。

提示 煎时不要用勺子翻。多吃鱼可以给宝宝提供丰富的蛋白质，补脑益肾。加了橙汁的鱼片则会给宝宝带来新奇的感觉。

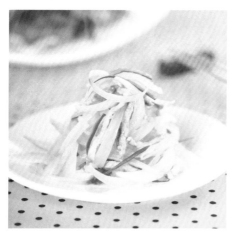

洋葱炒肉丝

原料：洋葱150克，猪瘦肉80克，红椒15克

调料：油、盐、生抽、淀粉、姜末各少许

做法

1.猪瘦肉洗净，切成细丝，加生抽、淀粉拌匀腌渍一会儿；

2.洋葱洗净切成丝，红椒也切成细丝；

3.锅中放油烧热，下入肉丝、姜末滑炒至变色，加入红椒、洋葱，一同翻炒至肉熟、洋葱变软，加盐调味后即可出锅。

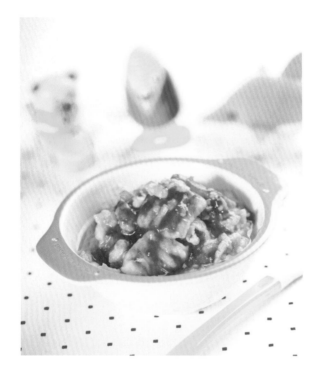

番茄鸡蛋土豆面疙瘩

原料：土豆、番茄、鸡蛋各1个，面粉30克

调料：食用油、盐、醋、白糖、高汤各适量

做法

1. 土豆洗净去皮，入锅中蒸熟后压成泥，加入面粉、盐拌匀，揉拌成不沾手的面团，切成约2厘米的小片，用叉子在表面滚压出沟纹，放入沸水中煮熟，盛出装盘备用；

2. 番茄洗净，去皮后切成小块，鸡蛋打散，加盐拌匀，入锅中炒成块备用；

3. 净锅放油烧热，倒入番茄块，炒软后加入高汤煮沸，放入盐、糖和鸡蛋块，倒入几滴醋，浇淋在土豆疙瘩上即可。

鸡肉土豆丸

原料：鸡肉50克，土豆100克，嫩豆腐50克，胡萝卜泥20克

调料：高汤1大匙，番茄酱少许

做法

1. 土豆洗净，去皮后切成块，入锅中隔水蒸熟，趁热压成泥；

2. 鸡肉洗净，放入开水中煮至熟，捞出沥干水分后切碎成泥；

3. 嫩豆腐洗净，用开水烫至熟，沥干水分后放入碗中，加入鸡肉泥、土豆泥、胡萝卜泥和高汤搅拌均匀，捏成小圆球，入锅中蒸5分钟，可蘸番茄酱食用。

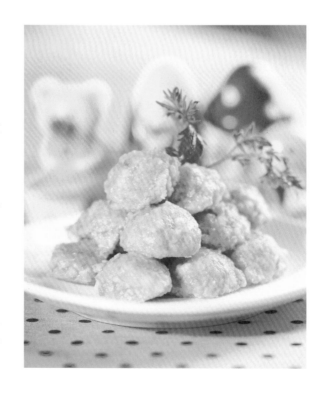

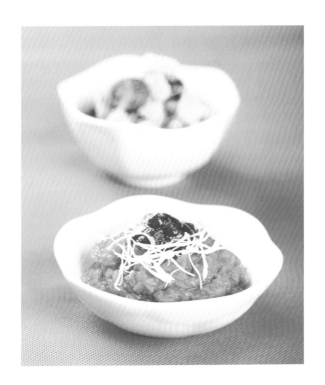

鸡肉拌南瓜

原料：鸡胸脯肉20克，南瓜15克

调料：盐、番茄酱各适量

做法

1. 鸡胸脯肉洗净，放入加盐的沸水中煮熟，捞出撕成细丝；

2. 南瓜洗净去皮、子，切丁，入锅中隔水蒸熟取出，压成泥；

3. 把鸡丝和南瓜泥放入碗中，加入番茄酱拌匀即可。

提示 南瓜富含B族维生素、胡萝卜素等。另外，鸡胸脯肉纤维较粗，务必充分煮至熟烂才能给宝宝食用。

香油蛋包面

原料：鹌鹑蛋2个，儿童面条15克，胡萝卜30克，姜2片

调料：香油、盐、酱油、醋、葱花各少许

做法

1. 将1小匙香油烧热，爆香姜片后把姜片夹出，再把鹌鹑蛋打入煎至两面金黄盛起；

2. 胡萝卜去皮洗净，切成细末；

3. 锅中加水煮滚，下入面条、胡萝卜末煮熟，加盐、酱油、醋调味，放入鹌鹑蛋、葱花即可。

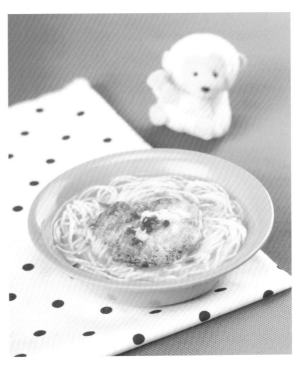

豆腐花

原料：袋装豆腐花100克

调料：白糖少许

做法

1.将豆腐花倒入碗中，加热；

2.撒入少许白糖拌匀即可喂食。

提示 豆腐花又叫豆腐脑、豆花，其口感细嫩，营养非常之高，人体吸收率也较高。

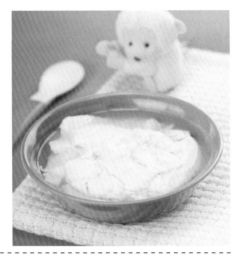

油菜冬瓜豆腐糊

原料：油菜叶25克，冬瓜30克，胡萝卜15克，日本豆腐1根

调料：盐、橄榄油各少许

做法

1.油菜叶洗净，切细，冬瓜、胡萝卜分别去皮洗净，切成小丁；

2.日本豆腐切成丁备用；

3.锅中放橄榄油烧热，下入胡萝卜、冬瓜翻炒匀，再加入油菜叶和豆腐丁，炒匀后加少许水，煮至熟后加盐调味即可。

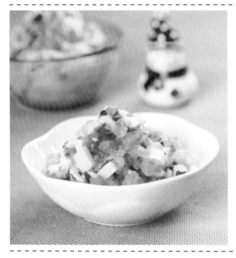

鲜虾芦笋粥

原料：大米50克，鲜虾2个，芦笋50克

调料：盐少许

做法

1.将大米淘净，浸泡半小时；

2.虾去壳和肠泥，洗净后切成小丁，芦笋洗净取嫩尖切小粒；

3.锅中放入大米和适量水，煮沸后转小火煮至米粒开花，下入芦笋和虾肉丁，继续煮至熟软，加盐调味即可。

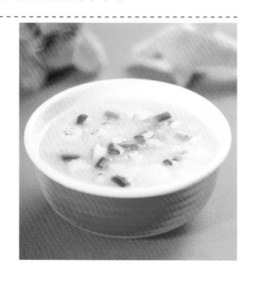

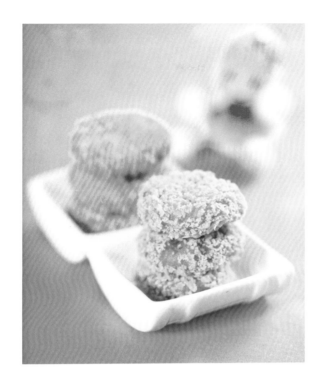

土豆鱼肉汉堡

原料：土豆1个，鱼肉150克，面包糠适量，鸡蛋1个

调料：食用油适量，盐、黄油各少许

做法

1. 土豆去皮切块，放入锅中蒸熟，取出压成泥；

2. 鱼肉去皮和刺，剁成泥，加入土豆泥，再调入盐、黄油拌匀，取适量土豆鱼肉捏成团，压扁成汉堡状；

3. 将鸡蛋打散，土豆鱼肉饼先蘸上蛋液，再裹上面包糠，入油锅中炸至金黄即成。

鲜虾馄饨

原料：馄饨皮适量，鲜虾仁100克，泡发好的香菇40克

调料：香油、盐、味精、白糖、料酒、酱油、鲜汤各适量

做法

1. 鲜虾仁去肠泥洗净，切成小丁，泡发好的香菇挤干水分剁成末，将香菇末和虾仁丁混合，加入盐、味精、白糖、料酒、香油、酱油及少许清水，顺同一方向搅拌上劲；

2. 取馄饨皮放在左手掌上，挑入适量馅心，合拢折成馄饨生坯；

3. 锅中加鲜汤烧沸，下入馄饨煮熟即可。

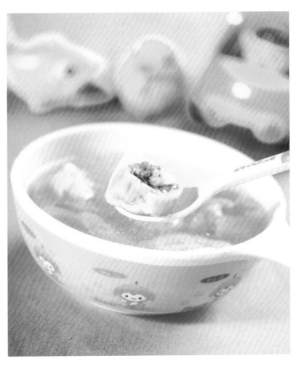

煎面包

原料：面包适量，鸡蛋2个

调料：盐少许，食用油适量

做法

1.将面包切成合适的块备用；

2.鸡蛋取蛋黄，加少许水一同打散，加盐搅匀；

3.平底锅中放油烧热，将面包块蘸上蛋黄液，放入锅中煎至两面金黄即可。

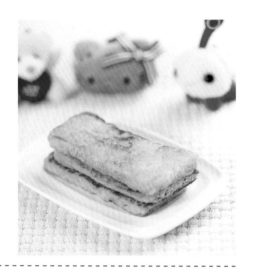

苋菜蝴蝶面

原料：蝴蝶面25克，苋菜30克

调料：香油、盐、生抽各少许

做法

1.将苋菜取嫩叶洗净备用；

2.锅中放入适量水烧沸，下入苋菜煮软，加入蝴蝶面，煮1分钟，加入香油、盐、生抽调味即可出锅食用。

 提示 蝴蝶面不可久煮。

煮鱼饼

原料：鲜鱼150克，豆腐200克

调料：盐少许，鱼汤适量

做法

1.鱼洗净，去皮和骨、刺后剁成泥；

2.将豆腐冲净，沥干焯熟，捣烂成泥；

3.将鱼泥和豆腐泥混合均匀，做成小饼状，放蒸锅内蒸熟，把鱼汤煮开，加少许盐调味，再放入鱼饼煮沸即成。

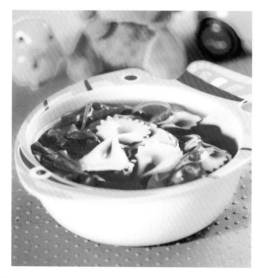

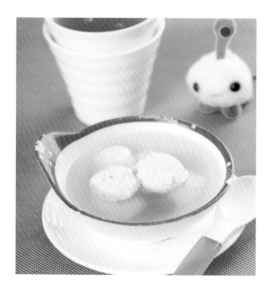

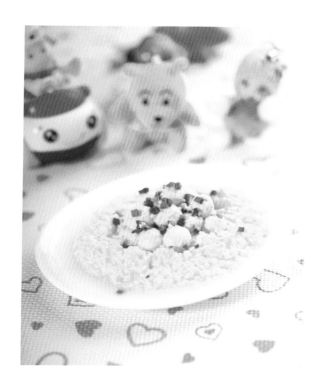

蒸丸子豆腐

原料：日本豆腐1根，老豆腐200克，猪肉馅50克，红椒、葱花各少许

调料：盐、鸡精各少许

做法

1. 老豆腐冲净后压成泥，加入猪肉馅和盐、鸡精拌匀，再搓成圆球状；

2. 日本豆腐压成泥备用；

3. 将豆腐丸子放入盘中，周围围上日本豆腐泥，入锅中蒸至丸子豆腐熟，撒入红椒和葱花点缀即成。

猪肝烩饭

原料：猪肝40克，胡萝卜20克，油菜30克，白饭1碗

调料：植物油、盐、生粉、酱油各适量

做法

1. 将猪肝切成小片，用酱油和生粉腌一会儿；

2. 胡萝卜去皮，也切成小片，油菜洗净后切成段；

3. 锅中放植物油烧热，下入猪肝片翻炒一会儿，再下入胡萝卜片拌炒，炒至菜将熟时放入油菜段，并加盐调味，再炒至猪肝熟透后盛出，铺于白饭上即可。

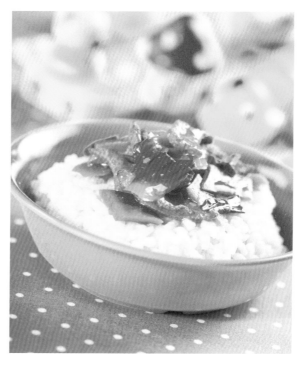

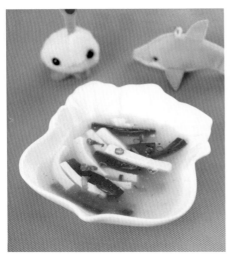

双色豆腐

原料：豆腐、猪血各60克
调料：鸡汤、盐、葱各适量

做法

1. 将葱洗净，切末；猪血、豆腐分别洗净，切成小条，放入沸水锅中煮5分钟，捞出沥水后装入碗中；
2. 锅置火上，放入鸡汤、葱末，用中火煮至黏稠，加盐成芡汁；
3. 将豆腐和猪血码在盘子里，倒入芡汁即可。

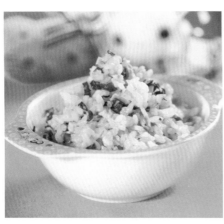

青菜肉末炒饭

原料：肉末30克，青菜20克，软米饭半碗
调料：食用油、酱油、砂糖各少许

做法

1. 将青菜洗净切成末备用；
2. 肉末放锅内，加少许水，用小火煮熟，加入少许酱油、砂糖调匀；
3. 锅内放食用油烧热，倒入加工好的肉末、软米饭翻炒片刻，再放入青菜末一起炒至熟即可。

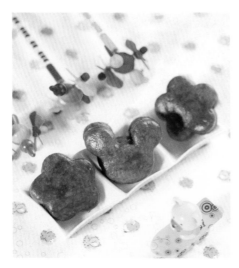

紫薯馒头

原料：小麦面粉200克，紫薯100克
调料：酵母2克，白糖少许

做法

1. 紫薯洗净去皮，放入蒸锅蒸至熟软，趁热压成泥；
2. 酵母用少量温水融化，加入面粉中，揉成团，加入紫薯泥，揉成光滑的面团；
3. 待面团发酵至2倍大，揪成小剂子，用模具压成各种漂亮的形状；
4. 将馒头生坯放入蒸锅，蒸10分钟左右至熟即可。

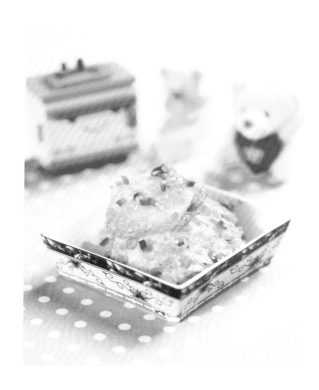

香煎鹌鹑蛋

原料：鹌鹑蛋8个，红椒半个，熟白芝麻8克，葱花5克

调料：盐适量

做法

1. 红椒去子洗净切成末备用；

2. 平底锅烧热，倒入少许油刷匀，将鹌鹑蛋间隔一定距离逐一磕入锅中，中小火煎至两面金黄焦香，依次将所有鹌鹑蛋煎好，装入盘中；

3. 锅中放少许油烧热，爆香红椒、葱花，下入煎制好的鹌鹑蛋翻炒，加盐调味，起锅前撒入熟白芝麻即成。

紫薯西米露

原料：紫薯1个，西米15克，牛奶适量

调料：白糖少许

做法

1. 紫薯洗净，去皮切块，入锅中蒸熟软后再切成小丁；

2. 西米泡发20分钟，入锅中加水煮熟；

3. 往锅中加入紫薯块，再倒入牛奶，煮沸后加少许白糖调味即可。

提示 将煮好的西米捞出过一下冷水再放回锅中可增加西米的硬度和弹性，且可避免放入汤汁中因涨大而吸掉汤汁。

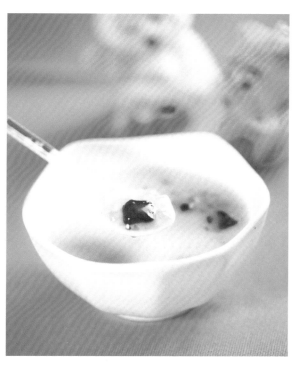

海苔饭团

原料：米饭1小碗，海苔适量，生菜叶30克

【做法】

1.将生菜叶洗净，用冷开水漂洗后沥干水，放入盘底；

2.将米饭打散，搓成熊猫脸的形状，摆在生菜上；

3.将海苔剪成熊猫的耳朵、眼睛、嘴巴的形状，贴在饭团上即可。

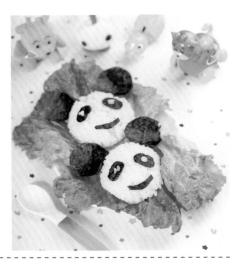

豆腐番茄紫菜汤

原料：嫩豆腐、番茄各100克，紫菜10克

调料：盐、鸡精各少许

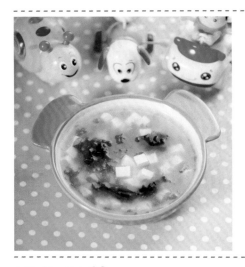

【做法】

1.将紫菜撕碎，加水浸软洗净；

2.嫩豆腐洗净切块，番茄去皮洗净也切成块；

3.锅中放油烧热，下入番茄块略炒，加入一碗水煮开，再倒入豆腐和紫菜，煮沸5分钟，加盐和鸡精调味即可。

 此汤能促进食欲，促进宝宝生长发育。

甜椒豆芽

原料：红甜椒30克，绿豆芽80克

调料：食用油、盐、鸡精、香油、醋各少许

【做法】

1.将红甜椒去子洗净，切成丝；

2.绿豆芽洗净备用；

3.锅中放入油烧热，下入绿豆芽翻炒匀，烹入醋，加入红椒丝，继续炒至豆芽熟，加盐和鸡精调味，最后滴几滴香油炒匀即可出锅。

 可补充维生素C，增强免疫力。

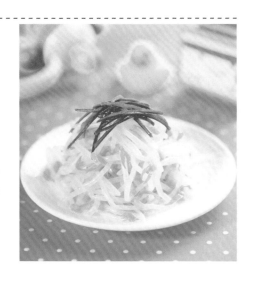

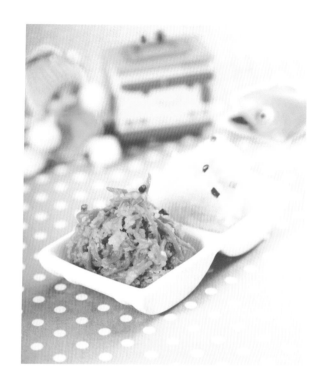

粉蒸双色萝卜

原料：白萝卜、胡萝卜各80克，大米35克，葱花少许

调料：香油、盐、水淀粉各少许

做法

1. 将白萝卜、胡萝卜分别去皮洗净，切成细丝；

2. 大米淘净沥干后放入搅拌机中打成粉末；

3. 将白萝卜丝、胡萝卜丝分别加入大米末、盐拌匀，再放入蒸锅蒸至熟软，装入盘中；

4. 将水淀粉倒入锅中煮沸，加入香油、葱花，淋入白萝卜和胡萝卜上即可。

冬瓜胡萝卜猪肉蒸饺

原料：冬瓜、胡萝卜各100克，猪肉150克，饺子皮10个，葱、姜各少许

调料：食用油、盐、生抽、香油各适量

做法

1. 猪肉、葱、姜都剁成细末，加入盐、食用油、生抽、香油拌匀；

2. 冬瓜洗净后去皮和瓤，胡萝卜去皮，均剁成碎末，用纱布包好挤出水分，放入猪肉馅中搅拌均匀；

3. 将饺子皮包上冬瓜胡萝卜猪肉馅，捏成蒸饺，上蒸笼蒸8～10分钟即成。

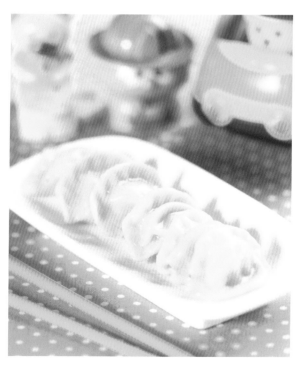

三鲜水饺

原料：猪肉100克，新鲜玉米粒60克，饺子皮适量，红椒丝、油菜各少许，高汤适量

调料：盐、香油、生抽各适量

做法

1. 将猪肉洗净后剁成泥，新鲜玉米粒入锅中煮熟，捞出沥干水；

2. 将肉末和玉米粒、调料拌匀成馅，包入饺子皮中，即成生坯；

3. 将饺子生坯入高汤中煮熟，加入红椒丝、油菜即可。

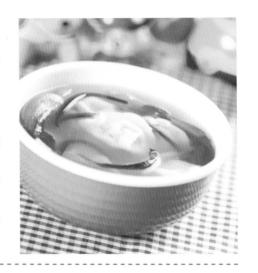

鱼肉馄饨

原料：鱼肉200克，胡萝卜末50克，荸荠2个，馄饨皮适量

调料：香油、姜末、盐各少许

做法

1. 鱼肉去净刺切成末，荸荠去皮切成末；

2. 鱼肉末中加入胡萝卜末、荸荠末、香油、姜末、盐混合拌匀成馅料；

3. 取馄饨皮包入适量馅料，逐一包好后放入水中煮至熟即可。

鱼肉煎蛋

原料：鸡蛋2个，草鱼肉150克，韭菜末15克

调料：食用油、盐各少许

做法

1. 将鸡蛋磕入碗中，搅打散；

2. 草鱼肉去净鱼刺和皮，剁成泥，和韭菜末、盐一起放入蛋液中，搅拌均匀；

3. 锅中放食用油烧热，舀一勺肉蛋糊放入锅中，用锅铲压摊成圆饼状，再翻面，直至煎熟，将剩下的鱼蛋糊煎熟即可。

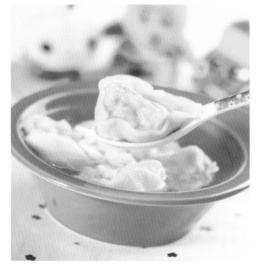

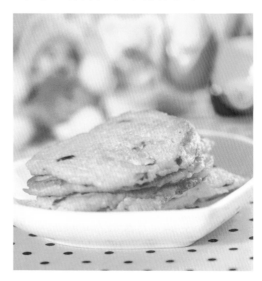

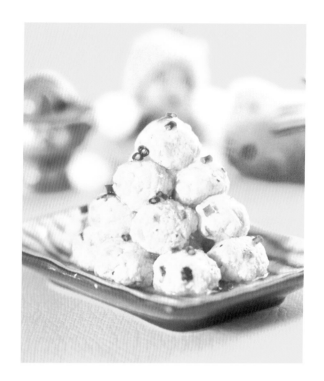

香菇豆腐丸子

原料：老豆腐200克，猪瘦肉100克，鲜香菇2朵

调料：食用油、香油、盐、醋、酱油、味精、水淀粉、葱花各少许

做法

1.将猪瘦肉洗净，剁成泥，鲜香菇去蒂洗净剁成细末；

2.老豆腐冲净，勺背压碎成泥，加入猪瘦肉泥、香菇末、酱油、盐拌匀，再搓成丸子状，摆入蒸锅中隔水蒸熟，装入碗中；

3.锅中放食用油烧热，爆香葱花，倒入水淀粉烧沸，淋入香油、味精、醋，待再沸后倒入豆腐上即可。

奶香玉米鸡蛋饼

原料：玉米面150克，面粉50克，鸡蛋1个，奶粉25克

调料：白糖适量，酵母粉少许

做法

1.将适量酵母用温水冲开调匀；

2.玉米面、面粉、奶粉一起放入一个大碗中拌匀，再加入打散的蛋液、白糖、酵母水和适量温水，一起调成面糊，饧发25分钟；

3.往平底锅中倒入一层薄油，烧热后将火调小，用勺子舀入适量面糊，摊成圆饼，煎至两面金黄，盛出后用模具压成各种形状，装盘即成。

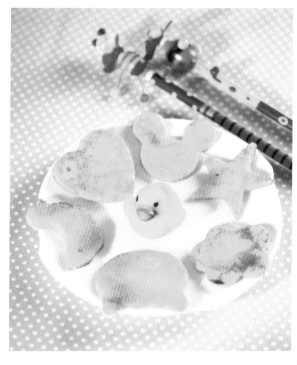

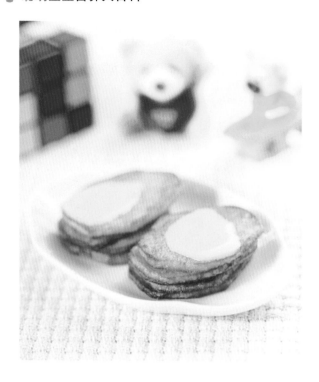

奶酪土豆片

原料：土豆100克，儿童草莓奶酪适量

调料：食用油、水淀粉各适量

做法

1.土豆去皮洗净，切成稍厚的大片；

2.平底锅上火，放适量食用油烧热；

3.将土豆片先放入水淀粉中蘸匀，再放入平底锅中，两面煎至焦黄，装入盘中，淋入草莓奶酪即成。

云耳鹌鹑蛋

原料：鹌鹑蛋6个，云耳10克，葱花少许

调料：食用油、盐、生抽、鸡精、水淀粉各少许，高汤适量

做法

1.将鹌鹑蛋入锅中煮熟，去壳；

2.云耳加水浸泡开，洗净泥沙备用；

3.锅中烧热油，下入云耳翻炒匀，加入高汤烧沸，再下入鹌鹑蛋，一同煮至云耳熟后加盐、生抽、鸡精调味，最后用水淀粉勾芡，撒入葱花即可。

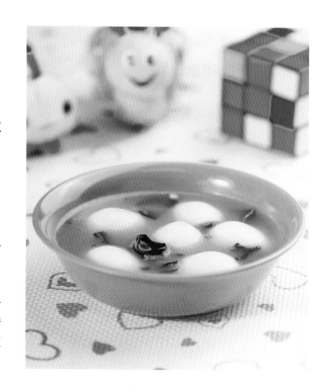

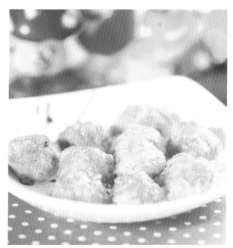

白菜肉泥丸

原料：猪瘦肉60克，白菜叶40克，虾皮3克，肉汤少许

调料：盐、香油各少许

做法

1.将白菜叶洗净，沥干水后切成碎末；

2.将猪瘦肉洗净，剁成泥，虾皮用水浸泡半小时后洗净；

3.将肉泥、虾皮、白菜末加盐、香油和少许肉汤拌匀，制成一个个小丸子，入蒸锅隔水蒸熟即可。

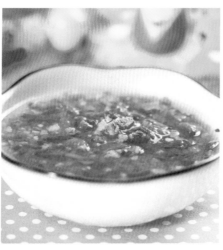

烩猪肝

原料：猪肝100克，白萝卜50克，青菜末25克，番茄60克

调料：肉汤适量，盐少许

做法

1.将猪肝洗净，放入开水中煮熟后切碎；

2.白萝卜去皮洗净后切细末，番茄去皮后也切碎；

3.锅中放入肉汤烧开，下入番茄碎和白萝卜末煮至熟软，再加入青菜末和猪肝碎，一同煮熟后加盐调味即可。

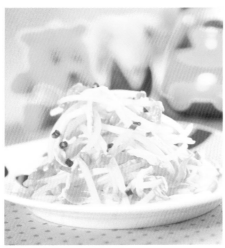

鸡丝拌豆芽

原料：鸡胸脯肉150克，绿豆芽100克

调料：香油、盐、糖、味精各少许

做法

1.将鸡胸脯肉洗净，先切成薄片后再切成丝，入沸水中煮熟，捞出沥干水；

2.绿豆芽去根洗净，也入沸水中煮熟；

3.将绿豆芽和鸡丝装入碗中，加入香油、盐、糖、味精拌匀即可。

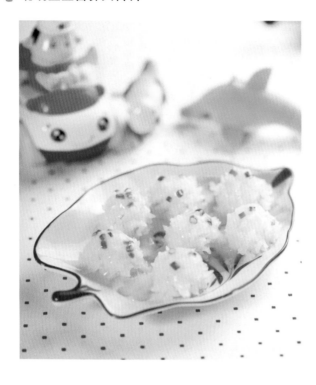

珍珠丸子

原料：猪肉200克，糯米50克，鸡蛋1个，葱花、姜末各5克

调料：盐、鸡精、料酒、水淀粉、香油各少许

做法

1. 糯米淘洗干净，用温水浸泡1小时，放入碗里备用；

2. 猪肉洗净剁成肉泥，加入鸡蛋、盐、鸡精、料酒、姜末、淀粉和少许水，朝一个方向搅拌均匀，然后挤成若干个小丸子；

3. 将丸子放到糯米中来回滚动，使每个丸子表面都裹上一层糯米，装盘，淋入香油，入蒸锅中蒸熟，取出后撒上葱花，淋上用水淀粉勾的芡即可。

猪肉蔬菜烩饭

原料：米饭半碗，猪瘦肉80克，柿子椒、胡萝卜、土豆各30克，葱花少许

调料：植物油、盐各少许

做法

1. 猪瘦肉洗净切成末，柿子椒洗净切小丁，胡萝卜、土豆洗净后去皮，也切成小丁；

2. 锅内倒入植物油，放入葱花爆香，下入肉末翻炒匀，再加入胡萝卜丁、土豆丁、柿子椒丁炒熟，最后加盐调味；

3. 将猪肉蔬菜炒熟后盛出，铺在米饭上即可。

提示 有些宝宝不爱吃胡萝卜，可将胡萝卜切成碎米状，和其他食物混合，这样食用时无法挑拣，便于幼儿获得胡萝卜营养素。

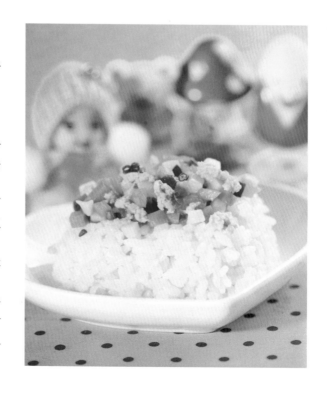

茄汁芋头丸

原料：芋头100克

调料：盐少许，番茄酱适量

做法

1.将芋头洗净，入锅中加水煮沸3分钟，捞出去皮，切成块；

2.将芋头块放入蒸锅，隔水蒸至熟软，趁热压成泥，加少许盐拌匀；

3.将芋头泥搓成丸子状，摆入盘中，番茄酱入锅中加少许水煮开，淋在丸子上即可。

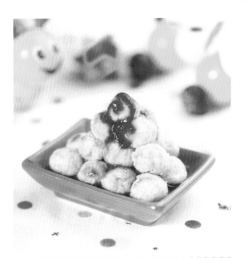

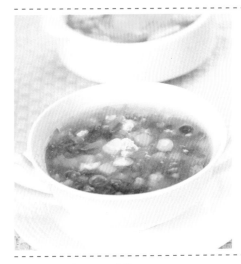

什锦猪肉菜末

原料：猪肉40克，番茄、胡萝卜、玉米、豌豆、柿子椒各30克

调料：盐、肉汤各适量

做法

1.将猪肉、番茄、胡萝卜、柿子椒分别洗净，切成碎末；

2.将猪肉末、胡萝卜末、玉米、豌豆、柿子椒末一起放入肉汤内煮软，快熟时加番茄末略煮，再加少许盐调味即可。

鳕鱼青豆羹

原料：鳕鱼100克，日本豆腐50克，青豆60克

调料：水淀粉、盐、香油各少许

做法

1.鳕鱼洗净，去皮和刺，取肉切成末；

2.青豆入锅中煮5分钟，捞出去壳；

3.日本豆腐切碎，倒入锅中加水煮沸，下入鳕鱼肉和青豆，一同煮至熟后用水淀粉勾芡，加盐、香油调味即可。

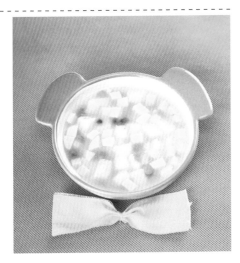

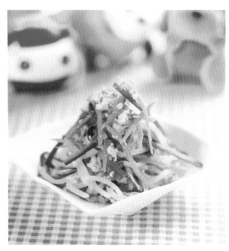

炒合菜

原料：猪肉100克，绿豆芽150克，红椒30克，韭菜、胡萝卜各50克

调料：食用油、盐、生抽、淀粉、鸡精各少许

做法

1. 猪肉洗净切末，加生抽、淀粉拌匀，韭菜洗净切段，胡萝卜切成丝备用；

2. 豆芽洗净，红椒洗净切丝；

3. 炒锅中放少许油，烧热后倒入肉末炒散，再加入豆芽、韭菜、红椒，翻炒匀后加盐、生抽炒入味，最后加味精后即可出锅。

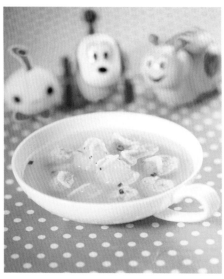

冬瓜肉丸汤

原料：冬瓜150克，猪肉馅100克，虾皮30克，葱花少许

调料：食用油、盐、水淀粉、生抽、香油、料酒、鸡精各适量

做法

1. 猪肉馅加水淀粉、盐、生抽、料酒搅拌至上劲，再搓成丸子状；

2. 冬瓜去皮和子，削成和丸子同样大小的圆球，虾皮洗净浸泡20分钟；

3. 锅中放水烧沸，下入丸子和冬瓜、虾皮一同煮至熟，加盐、鸡精调味，撒入葱花和香油即可。

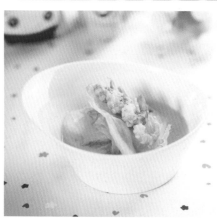

虾干鸡汤烩娃娃菜

原料：娃娃菜200克，虾肉干50克

调料：盐、香油各少许，鸡汤适量

做法

1. 将娃娃菜洗净，切成段；

2. 虾肉干洗净后用清水泡软；

3. 将鸡汤放入锅中烧沸，加入娃娃菜、虾肉干煮至菜软烂，加盐、香油调味即可。

肉丝炒豆皮

原料：猪瘦肉100克，豆皮150克，香葱1根

调料：食用油、盐、味精、水淀粉、生抽各少许

做法

1. 猪瘦肉洗净切成丝，加盐和生抽拌匀腌渍10分钟；

2. 豆皮洗净切成条，香葱洗净切成末；

3. 锅中放食用油烧热，下入肉丝炒散，加入豆皮条，一起翻炒至熟后加盐和味精调味，最后用少许水淀粉勾芡，撒入葱末即可。

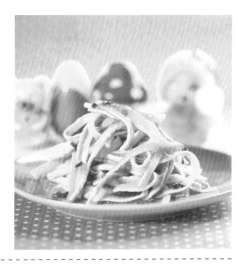

香蕉蛋卷

原料：香蕉1根，鸡蛋1个

调料：食用油少许

做法

1. 将香蕉去皮，切成段，放入碗中，用勺背压成泥；

2. 鸡蛋磕入碗中，搅打散；

3. 将油放入平底锅中烧热，倒入蛋液煎成蛋皮，盛出后铺上香蕉泥，卷紧，再切成段装盘即可。

虾饺

原料：虾250克，油菜叶、海带丝各少许

调料：盐、料酒、淀粉各少许

做法

1. 将油菜叶洗净备用；

2. 虾去壳和虾线，洗净后剁成泥，加盐、料酒、淀粉拌匀；

3. 将虾泥做成圆柱形，外面包入青菜叶，再用海带丝系紧，逐一做好后入锅中蒸5分钟即可。

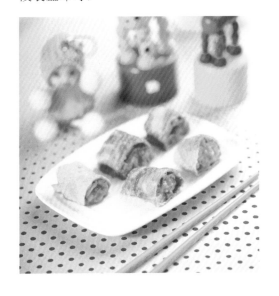

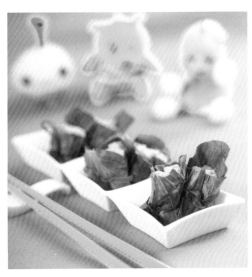

蛋卷海鲜饭

原料：米饭1小碗，虾仁、墨鱼肉各40克，红椒30克，鸡蛋2个

调料：食用油、盐、水淀粉各适量

做法

1.虾仁去虾线洗净，墨鱼肉、红椒分别洗净，均切成丁，入锅中放油炒熟；

2.鸡蛋打散，加入盐、水淀粉调匀，入锅中煎成蛋饼；

3.将米饭和虾仁、墨鱼肉、红椒拌匀，铺在蛋卷上，再卷成卷，切成段即可。

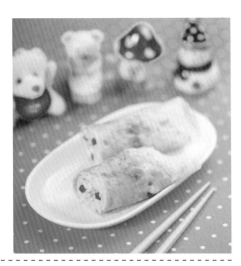

鸡肉香菇软饭

原料：软米饭1小碗，鸡胸脯肉30克，香菇1朵，芹菜20克

做法

1.香菇泡发后洗净，鸡胸脯肉清洗干净，芹菜洗净后切成粒；

2.锅中放适量水烧开，将鸡肉和香菇一起放入水中煮熟，捞出后将鸡肉、香菇均切成小粒，汤撇去油后盛出备用；

3.把软米饭、鸡肉粒、香菇粒、芹菜粒放入锅内，再倒些鸡汤，拌匀后稍煮一会儿即成。

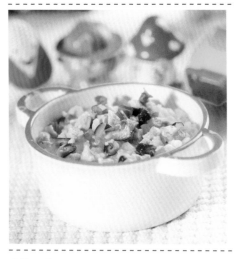

烩豌豆

原料：鸭蛋、豌豆各100克

调料：盐、葱、高汤、水淀粉、油各适量

做法

1.豌豆洗净焯熟，沥水，葱洗净切末；

2.将鸭蛋取蛋黄，打散，入油锅炒成块；

3.放入高汤、豌豆、葱末，小火煮沸后，放入水淀粉用中火将汤汁煨至浓稠，加盐调味即可。

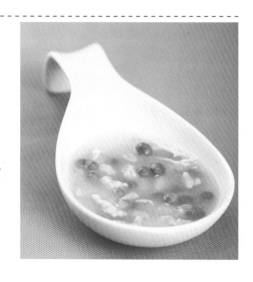

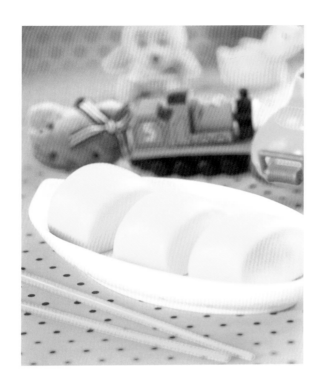

蛋奶馒头

原料：面粉100克，鸡蛋1个，牛奶200毫升

调料：白糖、酵母各少许

做法

1.将鸡蛋搅打散，倒入面粉中，再加入牛奶、白糖和适量水、酵母，揉成光滑的面团；

2.用擀面杖将面团擀成薄面皮；

3.将面皮从外向里卷起，切成馒头大小的形状，放置饧发半小时后再上笼蒸熟即可。

荸荠肉丸

原料：荸荠5个，猪肉馅100克，葱花、红椒各少许

调料：食用油、盐、鸡精、水淀粉、香油各少许

做法

1.将荸荠去皮，洗净后剁成细末；

2.将荸荠末加入猪肉馅中，再加入盐、鸡精、水淀粉拌匀，搓成圆形丸子状，放入蒸锅蒸熟；

3.锅中放入少许油，下入红椒、葱花爆香，再加入水淀粉，煮沸后滴入香油，淋入蒸好的荸荠肉丸上即可。

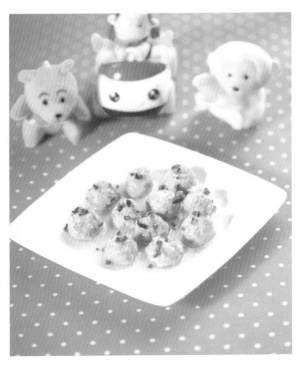

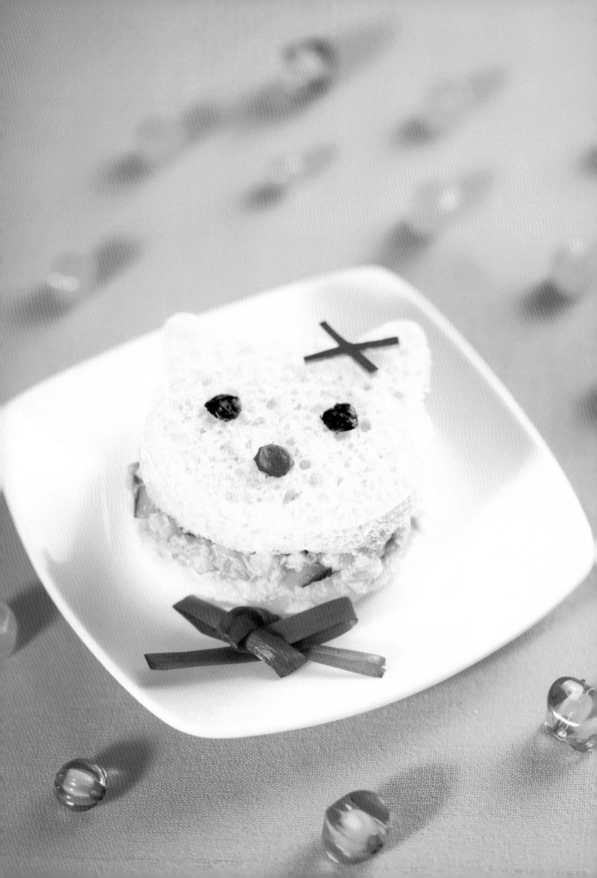

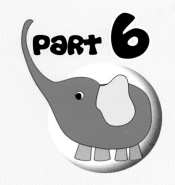

PART **6**

2～3岁宝宝

由于幼儿消化机能不健全，不能立即适应成人的饮食，所以，此阶段既要照顾到幼儿的进食特点，又要考虑到幼儿生长发育的需要。父母要多用心，不能让宝宝养成偏食的习惯。食谱应当是五谷杂粮均有，肉蛋、蔬菜、水果的数量足，质量优。幼儿期还是脑发育的关键时期，也是补脑的最佳时期。合理而平衡的日常食物搭配是补脑的最好方法。

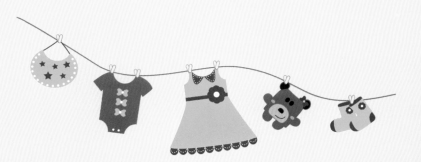

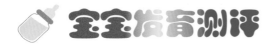

宝宝发育测评

⇨ **25～27个月**

身高	男宝宝平均为87.5厘米；女宝宝平均为87.7厘米。
体重	男宝宝平均达12.2千克；女宝宝平均达11.5千克。
头围	男宝宝平均达48.2厘米；女宝宝平均达47.2厘米。
胸围	男宝宝平均达49厘米；女宝宝平均达47.9厘米。

⇨ **28～30个月**

身高	男宝宝平均为90.1厘米；女宝宝平均为90.2厘米。
体重	男宝宝平均达12.6千克；女宝宝平均达11.9千克。
头围	男宝宝平均达48.5厘米；女宝宝平均达47.5厘米。
胸围	男宝宝平均达49.4厘米；女宝宝平均达48.3厘米。

⇨ **31～33个月**

身高	男宝宝平均为91.6厘米；女宝宝平均为91.7厘米。
体重	男宝宝平均达13.1千克；女宝宝平均达12千克。
头围	男宝宝平均达48.7厘米；女宝宝平均达47.7厘米。
胸围	男宝宝平均达50厘米；女宝宝平均达48.7厘米。

⇨ **34～36个月**

身高	男宝宝平均为94.1厘米；女宝宝平均为93.2厘米。
体重	男宝宝平均达13.5千克；女宝宝平均达13千克。
头围	男宝宝平均达48.9厘米；女宝宝平均达47.9厘米。
胸围	男宝宝平均达50.5厘米；女宝宝平均达49.1厘米。

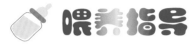

⇨添加鱼肝油不可过量

鱼肝油是用鲨鱼内脏熬制而成的，含有丰富的维生素A、维生素D，适量给宝宝添加鱼肝油，可预防和治疗宝宝患夜盲症和佝偻病。一些年轻的妈妈觉得鱼肝油富含维生素A、维生素D，婴儿多吃一些没有关系，殊不知维生素A和维生素D服用过量会引起中毒。婴儿维生素A、维生素D急性中毒，可引起颅内压增高、头痛、恶心、呕吐、烦躁、精神不振、前囟隆起，常常会被误诊为患了脑膜炎。而慢性中毒则表现为食欲不佳、腹泻、口角糜烂、发热、头发脱落、贫血、多尿和皮肤瘙痒等。

一旦出现以上症状，就应立即停服鱼肝油，少晒太阳，并到医院检查治疗。宝宝出生后半个月时，就应该开始添加鱼肝油，早产儿可于出生后2周添加。维生素D的生理需要量为每日400～800国际单位，采用强化维生素D配方奶喂养的婴儿可给予半量，添加时应从少量开始添加，并观察大便性状，有无腹泻发生等异常情况。

⇨不要盲目限制幼儿的脂肪摄入量

目前，人们往往谈脂色变，唯恐摄入脂肪多了，会影响孩子身体健康。但处在生长发育阶段的婴幼儿，机体新陈代谢旺盛，所需各种营养素相对较成人多，故脂肪也不可缺。否则，易造成以下不良影响：

◎ 热能不足

每克脂肪在体内氧化后，产生热量约为同量蛋白质产热量的2倍，若饮食中含脂肪太少，就会使蛋白质转而供给热能，势必影响体内组织的建造和修补。

◎ 影响脑髓发育

脂肪中的不饱和脂肪酸，是合成磷脂的必需物质，而磷脂又是神经发育的重要原料，因此，脂肪摄入不足，就会影响婴幼儿大脑的发育。

◎ 使体内组织受损

脂肪在体内广泛分布于各组织间，婴幼儿各组织器官娇嫩，发育未臻完善，

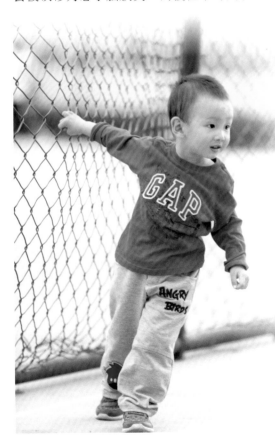

更需脂肪庇护，若体脂不足，体重下降，抵御能力低下，肌体各器官受伤害机会就会增多。

◎ 减弱溶剂作用

脂肪是脂溶性维生素的溶剂，婴幼儿生长发育和必需的脂溶性维生素A、维生素D、维生素E、维生素K，必须经脂肪溶解后才能为人体吸收利用。因此，饮食中缺乏脂肪，可导致脂溶性维生素缺乏。

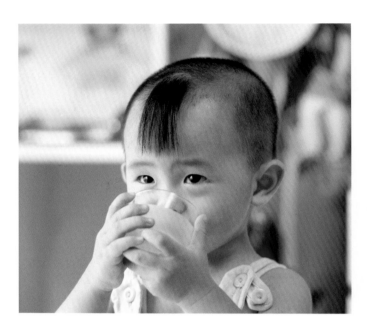

⇨ 婴幼儿补水的学问

水是人体中不可缺少的重要物质，因为它是血液、淋巴、内分泌以及其他组织不可缺少的成分。由于婴幼儿的新陈代谢比成人快，对营养素的需要量比成人多，加之肾脏浓缩功能差，排尿量相对较多，使得婴幼儿每日需水量比成人多。婴幼儿若体内缺水，则会出现消化、吸收不良，体温升高，倦怠无力，烦躁不安等现象，严重影响孩子的生长发育及注意力、记忆力等智力因素的发展。

因此，父母要定时定量为婴幼儿"加水"，饮

水总量应以孩子的体重为标准来计算。每日每千克体重需要饮水70～85毫升。饮水时间应在上午10时到下午5时，避免睡前过量饮水，以保证孩子夜间的休息。夏季因天热汗多，应适当多喝些水，而冬天则要少喝。

家长在给婴幼儿饮水时，则要注意以下几点。

◎ 不要让婴幼儿喝冰凉水

幼儿喜动，经常玩得浑身是汗，十分口渴，总喜欢喝一些冰凉的饮料，尽管当时喝着舒服，可喝冰凉的水易引起胃黏膜血管收缩，影响消化，还能

刺激胃肠蠕动加快，出现肠痉挛，引起腹痛。

◎ 不要喝生水

有的幼儿性急，当口渴难忍而又没有开水时，就要喝生水，这样易发生胃肠道疾病。

◎ 喝水不要过快

有的小孩不喝水则已，一喝水，常一口气喝上一大碗，这极易造成急性胃扩张，也不利水分的吸收。家长要给孩子讲清喝水不宜快的道理，养成慢慢喝、一口口喝的习惯。

⇨给孩子选择饮食的自由

父母应该多给孩子选择饮食的自由，不要强迫他。在孩子吃东西的问题上，家长可按以下要求来对待。

1. 不要过分担心孩子不吃东西，只要他的身体健康没有病痛的征兆，便没有问题。当孩子肚子饿时，他自然想吃，这时，家长只要给他大量营养丰富的食品便可。

2. 孩子若很挑食，可以叫他帮助计划及准备晚餐。妈妈先列好一张菜单，让孩子从中挑选他喜欢的食品，然后带他一起去买，或让孩子帮忙做菜，孩子有机会参与准备晚餐，自然会对食物特别感兴趣。

3. 千万不要哀求或恐吓孩子吃某种食物，这样只会使他更执拗。

4. 以坚决但和蔼的语气告诉孩子，这些就是今天晚餐的食物，你自己选择吧。

5. 尊重孩子的爱好，如果他真的很不喜欢某种食物，也不要强迫他吃。

6. 不要用雪糕或其他零食之类来引诱孩子，这样只会令那些更有益的健康食物在孩子心目中更没有地位。

7. 吃饭时气氛要轻松愉快，如果父母一面吃饭，一面抱怨或教训孩子，孩子再好的胃口、再好的食欲也可能消失。

8. 不要让孩子以为只要他们肯吃更多的食物，父母就会高兴，否则会对孩子造成压力，而且很有可能导致他们吃得太多，长得过胖。

⇨幼儿宜用筷子吃饭

用筷子夹食物是一种复杂、精细的动作，可涉及肩部、臂部、手腕、手掌和手指等30多个大小关节、50多条肌肉的动作。对幼儿说来，一日三餐使用筷子，不但是一个很好的锻炼手指运动的机会，而且有促进其神经发育的作用。但是，有些家长为了图省事，不让幼儿使用筷子，而是一直让幼儿

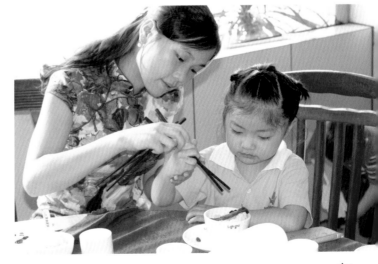

使用汤匙直至入学,这种做法是不太妥当的。一般宝宝到了2~3岁,就喜欢模仿大人用筷子吃饭,有学拿筷子的需求,这时父母就应当因势利导,让他们学习用筷子进餐。但一些家长认为宝宝使用筷子不熟练,边吃边掉饭粒,吃得太慢,常常不让孩子用筷子进餐。这种因噎废食的做法是错误的。因此,父母应尽早教孩子学会用筷子吃饭。

安排好宝宝的一日三餐

一日三餐热量分配应是早餐占30%,午餐占40%,晚餐占30%。有些宝宝不吃早餐或仅吃点稀饭咸菜就去幼儿园,这样热量和营养均不足。不能满足整个上午学习、活动的需要,容易出现饥饿感、头晕、注意力不集中,久了还会导致智力下降,故要吃好早餐再去上幼儿园。中午可让宝宝多吃些含糖类和脂肪丰富的食物,做到粗细粮搭配、荤素兼有、色香味俱佳。晚餐进食应适量。

宝宝多吃点香蕉和苹果

香蕉可使大脑中的5-羟色胺增多,进而使情绪愉悦,因此香蕉又被称为"快乐水果"。另外,香蕉中含有较多的钾,100克香蕉中含钾472毫克,比大多数水果都多。人体缺钾,就会肌肉无力,信息在大脑中传递的速度减慢。补钾,可使宝宝更精神。如果宝宝因便秘而烦躁、易激动,常吃香蕉还可以起到通便的效果。

苹果能够很好地调理消化功能。宝宝如果滑肠(单纯性消化不良),可吃苹果止泻;宝宝如果便秘,可吃苹果通便。一果两治,区别就在于吃法不同。将苹果(带皮)切成八九块,放一碗水,用小火煮烂(或隔水蒸),可治滑肠。苹果去皮,生吃,可防治便秘。注意,无论生吃、熟吃,都要去净果核,以防误食果核中毒。

宝宝多吃芝麻酱有好处

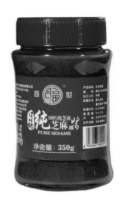

芝麻酱含有丰富的钙,比豆腐、牛奶的含钙量高10倍,在100克芝麻酱中,含钙1170毫克,而豆腐只有138毫克,牛奶只有104毫克,芝麻酱既经济易得又营养丰富,宝宝多吃对身体健康很有好处。芝麻酱还是高蛋白、高铁的食物,每100克芝麻酱中,含20克蛋白质,而100克猪瘦肉中才含蛋白质16.7克,100克鸡蛋仅含蛋白质14.7克。每100克芝麻酱中含铁58毫克,100克鸡蛋中含铁7毫克,100克猪肝中含铁25毫克。芝麻酱所含的脂肪酸中,亚油酸占46%,而动物油脂所含的亚油酸仅为3%。亚油酸有益于动脉的健康。芝麻酱虽然不能大口大口地吃,但吃一点也能补不少的钙,它可以做糖包的馅,可以烙芝麻酱火烧、糖饼,做花卷,也可以拌凉菜。如果宝宝喜欢吃,用芝麻酱拌上白糖每日吃几小匙也很好。

⇨ 幼儿服用维生素不宜过多

由于维生素大多不能在体内合成，必须从食物中摄取，因此，对孩子来讲，就一定要给孩子调整好饮食结构，使孩子从食物中可以摄取到足够的维生素。尽管如此，维生素也不可多服，尤其是脂溶性维生素吸收后容易沉积在脂肪中，会引起不良反应，甚至中毒。

◎ 维生素D中毒症

一些父母怕婴幼儿得佝偻病，常给孩子多服鱼肝油等含维生素D的药剂，如果服多了，会引起中毒。症状是：食欲缺乏、消瘦、尿频，但尿量不多，还有低热、便秘、恶心、呕吐等症状，严重者可表现为精神抑郁、运动失调。

◎ 维生素A中毒症

若幼儿大量进食猪肝、鱼肝、浓缩鱼肝油，即可引起急性或慢性中毒。中毒症状是：骨痛，皮肤黏膜改变，颅内压升高等。此外，过量服用维生素E、维生素K也可出现不良反应。大量长期服用维生素C，可出现草酸结晶尿，伴有尿频、血尿、尿闭等严重反应。总之，幼儿服用维生素不可过量，必须在医生指导下进行。

⇨ 不宜给宝宝食用的零食

◎ 爆米花

爆米花中含有比较多的铅，这种有害重金属可以影响幼儿的智力和体格发育。

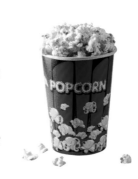

◎ 薯片

薯片的营养价值很低，还含有大量脂肪和能量，多吃破坏食欲，容易导致肥胖。

◎ 水果糖、棒棒糖

水果糖、棒棒糖只有糖分，和水果没有任何关系，其水果味来自香精、色素等添加剂。多吃容易导致龋齿和肥胖。

◎ 果脯、蜜饯

果脯、蜜饯在加工过程中，水果所含的维生素C基本完全被破坏，除了大量热能之外，几乎没有其他营养，经常食用会影响健康。

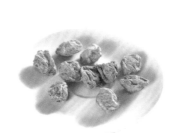

◎ 话梅

话梅含盐量过高，如果长期摄入大量的盐分会诱发高血压。

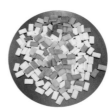

◎ 泡泡糖、口香糖

泡泡糖、口香糖营养价值几乎为零，一些产品含有大量防腐剂、人工甜味剂等，特别是某些质量低劣的次品，对健康的损害很大。

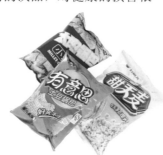

◎ 膨化食品

膨化食品营养尚可，但含有大量色素、香精、防腐剂、人工甜味剂等食品添加剂，多吃不利于健康。

⇨ 吃零食的时间安排

很多宝宝都喜欢吃零食，不过，家长应该给宝宝把关，不能无限量地供应零食，因为零食不能给宝宝提供合理、均衡的营养。宝宝吃零食应该有大体固定的时间，这样才能保证零食与正餐之间有一段时间，吃正餐之前才能有饥饿感，比如可以在上午10点左右、午睡后1小时左右。因为零食绝不能代替正餐，所以不能由着宝宝，想吃就吃。

⇨ 让宝宝养成细嚼慢咽的习惯

宝宝细嚼慢咽，一方面可使胃肠充分分泌各种消化液，对食物进行完全的消化吸收。饭菜在口里多嚼一会儿，能使食物跟唾液充分拌匀。唾液中的消化酶能够帮助人体对食物进行初步的消化，使吃下去的东西消化得更好，吸收利用得多些。同时，充分咀嚼食物，还有利于宝宝颌骨的发育，增加宝宝牙齿的抵抗力，并能使宝宝感到咀嚼食物的香味，从而增加食欲。另外，稍坚硬些的食物，只能靠牙齿才能嚼碎，胃根本无法磨碎。有的宝宝吃什么拉什么，就是因为吃得太快。因此，宝宝吃饭要细嚼慢咽，这样才有利于健康。

细嚼慢咽也是对宝宝胃的一种保护，如果宝宝吃饭速度太快，饭菜尚未嚼烂就吞咽下去，结果会让胃花很大的力量去磨碎食物。而且还因消化液未充分分泌而使食物不能被消化，再加上由于口水没能渗进食物，酶的作用不能发挥，也影响了宝宝对食物的消化，这就有可能造成消化不良和引发各种胃肠道疾病。

⇨ 忌暴饮暴食

暴饮，是指在短时间内喝大量的水。暴饮可致胃急性扩张，并冲淡胃液，同时大量的水分可于短时间内进入血液及组织内而致水肿。若暴饮后引起细胞水肿是相当危险的。

暴食，是指一次吃的量太多，超过了正常的胃容量。许多宝宝遇到特别喜欢吃的食物时就会猛吃一顿，这样在短时间内有大量食物进入胃肠，消化液供不应求，就会造成消化不良；由于胃内容量过大，使得胃失去了蠕动能力，机械性膨胀，可造成胃下垂或急性扩张；暴食也可因胃肠道血液大量集中，脑、心脏等重要脏器缺血缺氧而感到困倦无力；也可能会使胰腺的负担加重而发生胰腺炎。有的父母平时较节约，或是因为工作忙，饮食较马虎，在过年过节的时候，或是比较空闲的时候就"猛撮"一顿，这种暴饮暴食的行为对成人的健康是不利的，对宝宝健康就更有害。因此，专家建议，父母应该合理安排宝宝每天吃饭的时间、次数和食量，切勿让宝宝暴饮暴食。

⇨ 加餐选择要合适

宝宝此阶段活动量很大，能量消耗更多，但由于宝宝的胃容量相对较小，消化快，往往没到吃饭时间便觉得饿了，为了满足宝宝的生理需要，加餐便不可避免。可以在两餐之间给予加餐食物，多餐摄入，能及时为宝宝补充能量以满足机体需求。

值得注意的是，加餐除了在时间上控制好外，在食物的选择上一定要适当。首先不可给予高糖、高脂的食物，刺激性大、黏腻、不易消化的食物也不可给宝宝吃，否则会影响宝宝的正常饮食。加餐食物可以选择饼干、酸奶、鸡蛋、水果、蒸红薯、煮玉米、坚果或馒头等。

⇨ 依然要锻炼宝宝的咀嚼能力

有些妈妈养育宝宝过分细心，每天用肉泥、菜泥喂宝宝，时间一长，宝宝会因此失去咀嚼的机会，只能接受糊状或小颗粒状食物，菜和肉稍微大一些就咽不下去，出现恶心甚至呕吐现象。这对宝宝的生长发育极为不利。不能锻炼宝宝的咀嚼及吞咽能力，这不仅关系到宝宝牙齿的健康，对其智力的发育也是非常有影响的。

妈妈可以逐渐调整宝宝饭菜的性状，循序渐进，从泥状食物到碎末食物，宝宝习惯后再过渡到吃小块食物，锻炼不能松懈。平时还可给宝宝吃一些猪脯肉、肉枣、鱼柳、鱼干之类的零食，让宝宝练习咀嚼，锻炼牙齿。

爸爸妈妈在为宝宝准备饭菜时，要注意食物的色香味。吃饭时，爸爸妈妈的态度也很重要，大人和颜悦色，诱导宝宝尝试不同的食物，宝宝就会心情愉快，乐于接受食物。

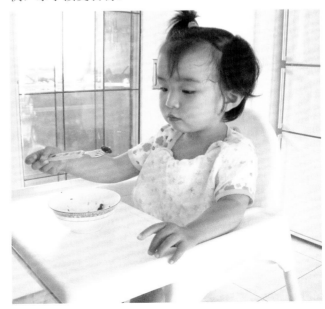

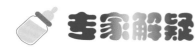

⇨怎样避免摄入致敏物质

如果宝宝吃了某种食物后出现了湿疹、血管神经性水肿，甚至出现腹痛、腹泻或哮喘等症状，这说明宝宝对这种食物过敏。因此，爸爸妈妈在平时给宝宝烹饪食物时要避免摄入致敏食物，尤其应留心过敏体质的宝宝，如果宝宝误食了致敏食物会使病情加重或复发。要判断哪种食物会使宝宝过敏，爸爸妈妈就应仔细观察或去医院做食物负荷试验等，以此来协助诊断。平时，如宝宝食用某一食物后出现过敏症状，之后渐渐消失，再次食用又出现相同症状，如此反复几次即可初步判断宝宝对此食物过敏。父母应尽量避免宝宝食用使其过敏的食物，等宝宝再长大一些，消化能力增强，免疫功能日趋完善时，有可能逐渐脱敏。

⇨宝宝可以喝运动型饮料和电解质饮料吗

运动型饮料是添加了矿物质的饮料。人在大量运动后会出许多汗，体内的矿物质会减少，有必要喝些运动型饮料。电解质饮料，是参照腹泻出现脱水而开发出的口服液剂，饮用目的是治疗脱水症。一般情况下，宝宝没必要喝这类运动型饮料和电解质饮料。但在身体大量出汗的情况下，可以喝一些。

⇨吃动物血就能补血吗

人常说：吃血补血。这句话有没有道理呢？根据科学验证，这句话是有道理的。动物血中含有丰富的血红素铁，血红素铁又极易被人体吸收利用，所以，吃动物血是补血的好方法。各种动物血所含铁量以鸭血最高，鸡血次之，猪血最少，不过，即使是猪血，含铁量也是红枣的7倍左右。

⇨怎样控制宝宝吃零食

◎ 有时间性

上午应安排在早、午饭之间，餐前半小时至1小时内不要给宝宝吃，下午在午睡以后，晚上睡前可适当吃些水果，不要吃难消化的食物，以免影响睡眠。

◎ 方法得当

宝宝是无知的，只要好吃他

就会要个没完，如果爸爸妈妈由着他，那宝宝吃起来就没完没了。父母在给宝宝零食时，不要让他看见装满零食的盒子，或者你事先把少量的零食放在一个容器里，再给宝宝，宝宝吃完了，就会意识到没有了，自然也就罢休了，不然他就会要个没完。

◎ 食物得当

水果类，如苹果、香蕉、橘子等，要切片或切块，生吃为宜，但要注意清洁卫生；硬果类，如花生、核桃仁等，多为颗粒状，要注意安全，防误吸或卡塞在气管等意外情况的发生；糖果类，如硬糖、软糖等，幼儿应以软糖为宜，且应在饭后给予；糕点类，如饼干、蛋糕等，这类零食含糖较高，切忌

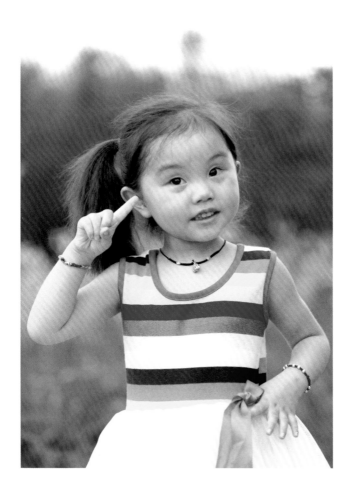

随便给予，宜在下午食用；其他一些零食，如冰淇淋、雪糕、巧克力等极易饱腹，给宝宝吃应有节制，以免吃多了影响宝宝的食欲，但带宝宝外出游玩前可以准备一些，以备宝宝因活动量加大产生饥饿感时食用。

◎ 吃好正餐

要控制宝宝吃零食，还要在正餐上多下工夫，把正餐变成一种美好的享受，让宝宝一见饭菜就像看见零食那样口水直流，正餐吃得多、吃得好，宝宝对零食的兴趣和要求自然就会降低。

⇨能用豆浆代替牛奶吗

豆浆是一种高蛋白食品，含有较多的必需脂肪酸，所含B族维生素和铁均高于牛奶。而且，豆浆中含有大豆的许多营养成分，但是所含的纤维素很少，这一点又比大豆好。

所以，如果宝宝有乳糖不耐受症，可以用豆浆代替牛奶来喂。不过豆浆的含钙量比牛奶少，所含的维生素D也很少。用豆浆喂的孩子，需要另外补充适量的钙和维生素D。

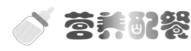

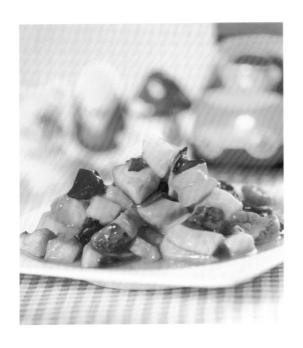

醋熘鱼丁

原料：草鱼肉250克，黄瓜100克，水发木耳50克，彩椒丁50克

调料：食用油、盐、酱油、醋、糖、料酒、味精、淀粉各适量，姜丝少许

做法

1. 草鱼肉洗净，去净刺，切成小丁，装入碗中，加入料酒、酱油、淀粉和少许盐拌匀腌渍15分钟；

2. 黄瓜洗净切成丁，水发木耳洗净切成小片；

3. 锅中放食用油烧热，下入姜丝、鱼丁滑散，再加入黄瓜丁、木耳片、彩椒丁，翻炒2分钟后加入醋、糖，用水淀粉勾芡，加入盐、味精调味即可。

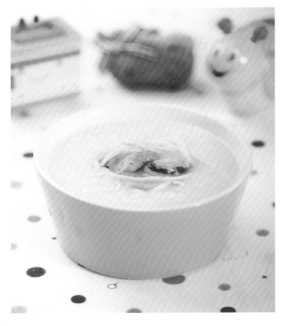

淡菜鸡丝粥

原料：淡菜30克，鸡胸脯肉60克，粳米50克

调料：盐少许

做法

1. 将淡菜洗净，浸泡一会儿；

2. 鸡胸脯肉洗净，入锅中加水煮熟后撕成丝备用；

3. 粳米淘净，倒入锅中，加适量水煮沸，下入淡菜，一同煮成粥，再加入鸡丝稍煮，加盐调味即可。

提示 淡菜可防治小儿夜间盗汗、贫血等症。

豆腐汉堡

原料：豆腐、猪肉馅各100克，鸡蛋1个
调料：淀粉、盐各少许

做法

1.豆腐洗净，放入碗中压成泥，再加入猪肉馅、鸡蛋，与淀粉搅拌均匀，最后搓成球状即可；

2.将豆腐球放入热油锅中，用锅铲稍微压扁使其成饼状，用小火煎至两面均熟透即可。

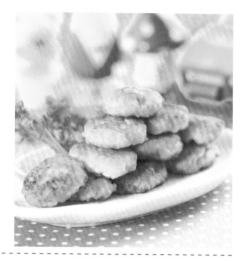

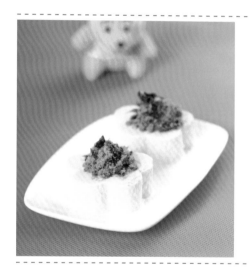

海苔肉松豆腐

原料：嫩豆腐150克，儿童肉松20克，海苔5克

做法

1.将嫩豆腐洗净，用模具压成块；

2.将豆腐块放入锅中，加入适量水，煮3分钟后捞出摆入碗中；

3.将肉松和海苔切碎，撒在豆腐上即可。

青椒甘蓝炒鸡米

原料：青柿子椒丁60克，紫甘蓝片50克，鸡胸脯肉80克，白芝麻、瓜子仁各少许
调料：食用油、盐、生抽、料酒、蚝油、鸡精、香油、淀粉各适量

做法

1.鸡胸脯肉洗净后切成粒，加入料酒、淀粉、生抽拌匀备用；

2.锅中倒入少许油，下鸡肉粒滑炒至变色，下入柿子椒丁和紫甘蓝片，翻炒一会儿后加入白芝麻、瓜子仁，加盐、蚝油、鸡精、香油，炒入味即可。

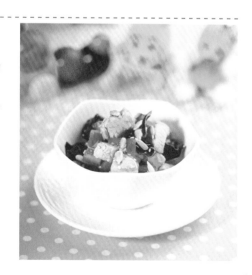

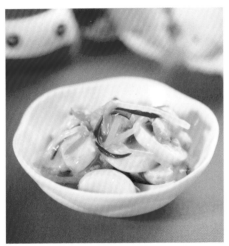

蘑菇豆芽烩肉片

原料：口蘑200克，瘦猪肉100克，绿豆芽50克，红椒丝少许

调料：盐、鸡精、水淀粉、香油各少许

做法

1.将口蘑洗净，切成片；

2.瘦猪肉洗净切成片，绿豆芽洗净备用；

3.锅中放油烧热，下入肉片炒至变色，加入口蘑和豆芽，翻炒一会后加入少许水，煮至肉菜熟软，放入红椒丝，加盐、鸡精调味，最后加水淀粉勾薄芡，淋入香油即可。

水果银耳羹

原料：苹果、梨、火龙果各50克，银耳30克

调料：白糖少许

做法

1.将银耳泡发开，撕成小片；

2.苹果、梨分别去皮和核，切成小丁，火龙果去皮切同样大小的丁；

3.将银耳和适量水放入锅中煮至熟软黏稠，加入苹果丁、梨丁、火龙果丁，再加入白糖，煮开即可。

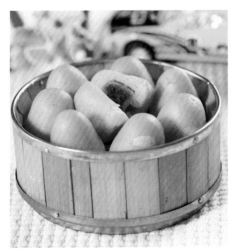

栗子窝头

原料：板栗200克，玉米粉60克，小麦粉40克

调料：泡打粉、酵母粉、白糖各少许

做法

1.将板栗去壳，煮熟后压成泥备用；

2.玉米粉和小麦粉混合，加少许水、白糖、泡打粉、酵母粉揉匀成面团，饧发20分钟，再揪成大小均等的小剂子；

3.将剂子压扁，包入栗子泥，再做成窝头形状，入锅中蒸熟即可。

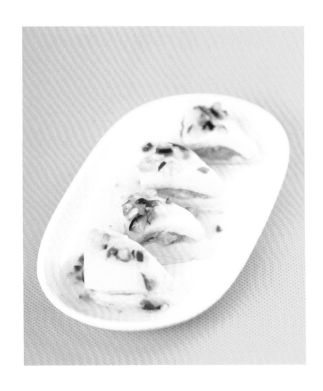

牡蛎豆腐饺

原料：新鲜牡蛎肉100克，嫩豆腐150克，红椒末、香菇末各少许

调料：盐、葱末、蛋清、香油各少许，水淀粉适量

做法

1.将牡蛎肉剁碎，加入蛋清、水淀粉、盐、葱末、香油等搅拌成稠糊状；

2.将豆腐切成三角形片，在每片上放一点牡蛎肉，再在上面盖上同样大小的三角形豆腐片；

3.将两片豆腐蘸上水淀粉，上锅蒸15分钟；

4.锅中爆香香菇末、红椒末，加水淀粉勾芡，淋在豆腐上即可。

土豆炒玉米

原料：土豆100克，鲜玉米粒100克，青豆40克，枸杞5克，青椒40克

调料：植物油、盐、水淀粉各少许

做法

1.将土豆去皮洗净，切成小丁，将玉米粒、青豆下入锅内焯一下，捞出来控水；

2.将青椒去蒂、子洗净后切丁，枸杞用温水泡发；

3.将炒锅注油烧至六成热，放入土豆丁翻炒至变色，下入青椒丁、玉米粒、青豆，翻炒匀后再加少许高汤、盐、枸杞，煮至菜熟水干后用水淀粉勾芡即可。

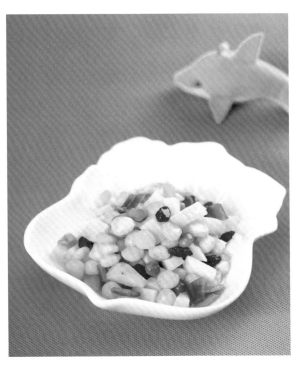

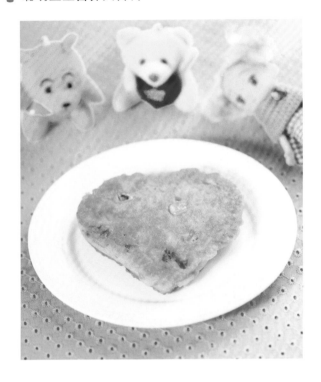

香煎肉饼

原料：猪瘦肉50克，土豆1个，玉米粒50克，鸡蛋1个，面粉适量

调料：盐、生抽、葱花各少许，食用油适量

做法

1. 将土豆去皮，切成丝，猪瘦肉洗净切成小粒；

2. 玉米粒洗净入锅中稍焯烫，捞出沥干水，鸡蛋打散备用；

3. 将猪肉粒、土豆、玉米、面粉、鸡蛋液倒入一大碗中，再加入盐、生抽、葱花拌匀，放入模具中制成饼坯；

4. 平底锅放油烧热，下入饼坯两面煎熟即可。

蔬菜猪肉串

原料：猪瘦肉100克，香菇牛肉丸1个，西蓝花、白菜花、彩椒各80克

调料：盐、料酒、水淀粉、酱油、醋、鸡精各少许

做法

1. 将猪瘦肉洗净切成片，加入盐、料酒、水淀粉、酱油拌匀腌渍20分钟；

2. 西蓝花、白菜花洗净，切成小朵，入沸水中焯熟，彩椒洗净切成片，牛肉丸煮熟一切两半备用；

3. 锅中放油烧热，下入猪肉片煎至熟，加入西蓝花、白菜花、彩椒、牛肉丸炒匀，加入少许盐、醋、鸡精调味，关火后将炒好的食材串在签子上即可。

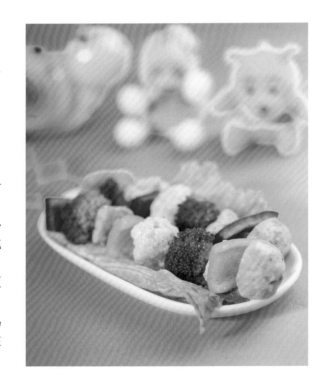

香蕉橘子糖水

原料：香蕉1根，橘子1个
调料：冰糖适量

做法

1.将香蕉去皮切成丁，橘子去皮、去子备用；
2.锅中加适量水烧开，放入香蕉、橘子煮沸5分钟；
3.加入冰糖，煮至溶化即可。

 提示 此糖水可润燥通便。

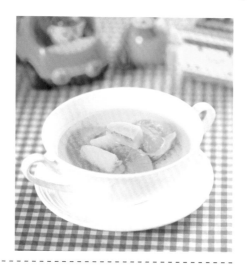

玉米藕丁

原料：玉米粒50克，莲藕100克，红椒1个
调料：盐、白糖、香油、醋各少许

做法

1.玉米粒洗净，莲藕去皮洗净并切成小丁；
2.红椒去蒂、子洗净，切同样大小的丁；
3.锅中加适量水烧沸，下入玉米粒、莲藕丁、红椒丁焯熟，捞出沥去水装入盘中，加入所有调料拌匀即可食用。

青菜蛋卷

原料：嫩豌豆苗30克，鸡蛋2个
调料：盐、植物油各适量

做法

1.鸡蛋打散，加盐拌匀；嫩豌豆苗洗净，焯水后挤掉多余水分，切碎；
2.平底锅放油，将蛋液倒入，用小火煎至表面上的蛋液基本凝固时，倒出锅，加入豌豆苗，卷起来切段摆盘即可。

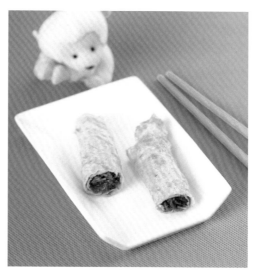

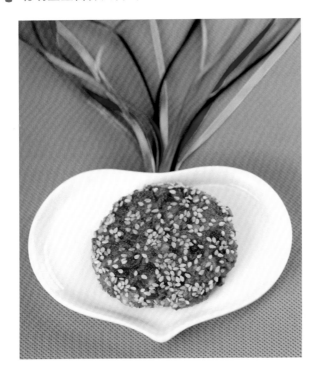

芝麻猪肝

原料：猪肝40克，猪肉末50克，白芝麻5克

调料：小葱末3克，油、姜末、酱油、白糖、淀粉、牛奶各少许

做法

1.将猪肝浸泡在牛奶中约10分钟，以除去血汁和腥味，然后洗净后煮熟，捣碎成泥；

2.将猪肉末、猪肝泥和葱末、姜末、酱油、白糖、淀粉拌匀，捏成椭圆形，撒上白芝麻；

3.油锅烧热，下入芝麻猪肝饼小火煎熟即可。

土豆紫薯鱼肉泥

原料：土豆、紫薯各150克，鳕鱼50克，儿童肉松10克

做法

1.将土豆、紫薯分别去皮洗净，切成块，入蒸锅蒸熟，分别压成泥，整型后摆盘；

2.将鳕鱼洗净，切成块，入锅中加水煮熟，捞出压散；

3.将鳕鱼肉和肉松碎拌匀，撒在土豆和紫薯泥上即成。

提示 发芽的土豆和有腐烂现象的紫薯千万不能给宝宝食用，以免引起中毒。

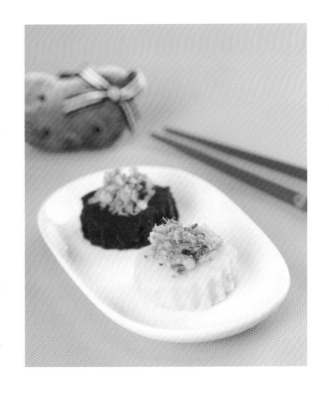

素炒豆腐

原料： 豆腐、鲜冬菇各50克，胡萝卜、冬瓜各20克

调料： 料酒、葱末、姜末、盐、香油、植物油各少许

做法

1. 豆腐洗净压碎，鲜冬菇去蒂洗净后切小块，胡萝卜洗净切小丁，冬瓜去皮洗净切末；

2. 锅内放油，烧热后用葱末、姜末炝锅，随后加入豆腐碎、冬菇块、胡萝卜丁、冬瓜末煸炒透，加入料酒、盐调味，淋入香油即可。

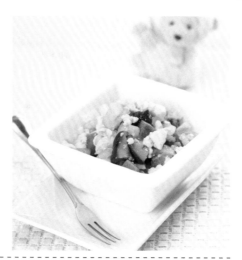

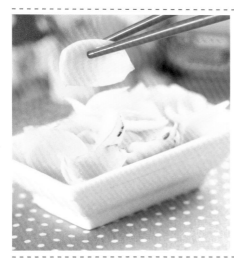

蒸百合

原料： 鲜百合150克

调料： 冰糖适量

做法

1. 将百合剥成瓣，去杂质后洗净；

2. 将百合瓣装入碗中，加入冰糖入锅中隔水蒸20分钟即可。

提示 百合能润肺止咳，在干燥的秋季可以多吃。

韭菜豆干炒肉丝

原料： 韭菜30克，豆腐干50克，猪瘦肉50克

调料： 食用油、盐、生抽、水淀粉、鸡精、香油各少许

做法

1. 将韭菜洗净切成段，豆腐干洗净切成条；

2. 猪瘦肉洗净，切成丝，加入生抽和水淀粉拌匀腌渍一会儿；

3. 锅中放油烧热，下入肉丝炒至变色，倒入豆腐干和韭菜，一同翻炒至熟，加盐、鸡精调味，再滴几滴香油即可出锅。

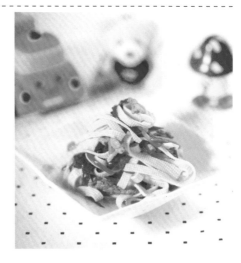

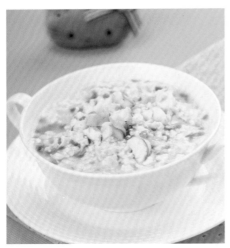

鲜虾豆腐泥

原料：胡萝卜40克，豆腐100克，鲜虾4个

调料：盐少许

做法

1. 胡萝卜去皮洗净，切成末，豆腐洗净压成泥；

2. 鲜虾去虾线洗净，切成小丁；

3. 将胡萝卜末加适量水煮开3分钟，再加入豆腐泥和虾丁，一同煮至熟，加盐调味即可。

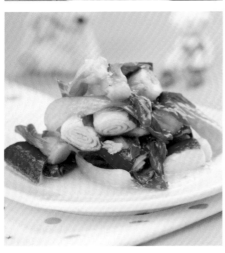

蟹棒小油菜

原料：蟹棒200克，油菜100克

调料：盐、油、葱、姜、水淀粉各适量

做法

1. 蟹棒洗净，沥干水分，切块；葱、姜分别洗净切成末；油菜洗净，切段，用沸水焯烫，捞出沥水；

2. 锅置火上，放适量油烧热后，下入葱末、姜末爆香，加蟹棒块煸炒；

3. 再放入油菜段炒至熟，加盐调味，用水淀粉勾芡即可。

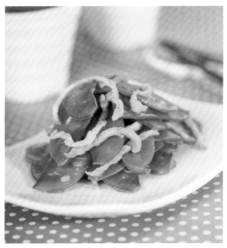

扁豆炒肉丝

原料：扁豆150克，猪瘦肉80克

调料：油、盐、生抽、淀粉、姜末各少许

做法

1. 扁豆洗净去筋，入沸水中焯烫一会儿，捞出备用；

2. 猪瘦肉洗净，切成细丝，加生抽、淀粉拌匀腌渍一会儿；

3. 锅中放油烧热，下入肉丝、姜末滑炒至变色，加入扁豆，一同煸炒至肉熟、扁豆变软，加盐调味后即可出锅。

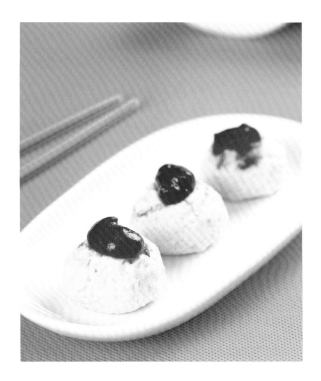

鸡肉豆腐丸

原料：鸡胸脯肉100克，嫩豆腐150克，番茄酱适量

做法

1.鸡胸脯肉洗净，入锅中煮熟，剁成末；

2.嫩豆腐冲净，压成泥，加入鸡肉末，搓成丸子状，入锅中蒸至熟；

3.将蒸好的鸡肉豆腐丸摆在盘中，淋上番茄酱即可。

肉炒茄丝

原料：茄子200克，猪瘦肉100克，火腿丝50克

调料：酱油、葱末、盐、蒜末、食用油各适量

做法

1.茄子洗净去皮，切成丝，猪瘦肉洗净切成丝；

2.锅置火上，放适量油烧热，下入葱末、姜末爆香，放入肉丝煸炒至变色，盛出；

3.锅中再放油烧热，倒入茄子丝煸炒片刻后，放肉丝、火腿丝继续炒，再加入酱油、蒜末和盐，炒匀即可。

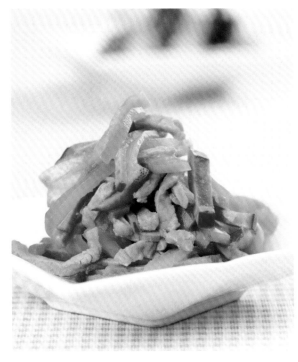

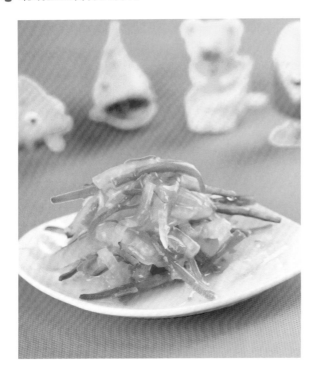

三色冬瓜丝

原料：冬瓜100克，胡萝卜50克，柿子椒40克

调料：食用油、盐各少许，水淀粉适量

做法

1.冬瓜去皮、子，胡萝卜去皮，柿子椒去蒂、子，将三种食材全部洗净后切成丝；

2.锅中放水烧沸后，将三种蔬菜倒入沸水中焯一下，捞出沥去水分；

3.锅内放少许油烧至八成热，下入冬瓜丝、胡萝卜丝、柿子椒丝，翻炒匀后加盐调味，再用水淀粉勾芡后即可起锅装盘。

肉末海带面

原料：猪肉末60克，海带丝30克，面条200克

调料：盐、酱油、葱末、姜末、料酒、植物油各适量

做法

1.海带丝洗净，猪肉末加酱油、部分葱姜末、料酒拌匀；

2.锅中加水煮沸后，放入面条用中火煮3分钟至熟，捞出沥水；

3.另取一锅置火上，放适量植物油烧热后，下入肉末用大火煸炒片刻，加适量清水、海带丝、剩下的葱姜末，转小火同煮10分钟，再放入煮好的面条，加盐调味即可。

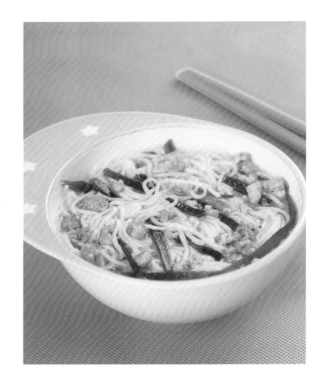

白菜豆腐牛肉汤

原料：白菜40克，豆腐50克，牛肉80克

调料：食用油、酱油、香油、淀粉、盐各少许

做法

1. 将牛肉按横纹切成薄片，再切碎，调入酱油、香油、淀粉拌匀腌渍半小时；

2. 白菜、豆腐均洗净切成碎块；

3. 锅中放油烧热，下入牛肉碎末炒匀，加适量水煮5分钟，然后放进白菜、豆腐，一同煮熟后加少量盐调味。

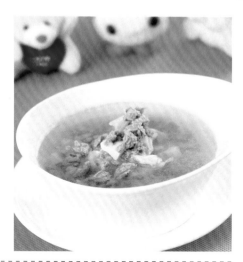

核桃鱼丁

原料：核桃仁100克，鱼肉200克

调料：盐、油、料酒、葱、淀粉各适量

做法

1. 鱼肉洗净，剔去骨刺，切丁，用料酒、淀粉拌匀，腌渍片刻；

2. 核桃仁炒熟，切碎；葱洗净切末；

3. 锅置火上，放适量油烧热，下入鱼丁滑散，加料酒、葱末翻炒，再加核桃仁、盐翻炒均匀即可。

奶油鱼丸汤

原料：鱼肉250克，奶油20克，肉汤适量，鸡蛋1个

调料：植物油、盐各少许

做法

1. 鱼肉去刺、皮，用刀剁成泥，再打一个鸡蛋，放奶油、盐搅匀，做成鱼丸；

2. 将鱼丸用水煮熟捞出，备用；

3. 肉汤倒入锅中烧开，加盐调味，然后把煮熟的鱼丸倒入煮沸即可。

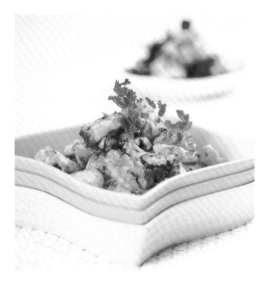

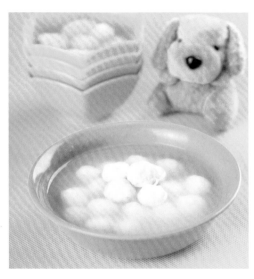

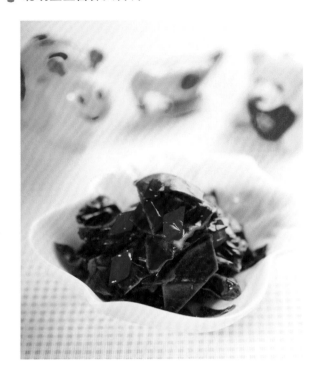

美味甘蓝

原料：紫甘蓝150克，红椒1个

调料：食用油、香油、生抽、鸡精、白糖、蒜蓉各适量

做法

1.将紫甘蓝取嫩叶洗净，切成菱形块；

2.红椒去蒂、子洗净，切成菱形片；

3.锅中放油烧热，下入蒜蓉爆香，再加入甘蓝块、红椒翻炒至熟，加生抽、白糖、鸡精调味，再滴入少许香油即成。

番茄炒饭

原料：软米饭1小碗，胡萝卜、番茄、青菜叶各20克，鸡蛋2个

调料：食用油、盐各少许

做法

1.胡萝卜、番茄均洗净去皮，和青菜叶一起入锅中煮至熟软，盛出切成末；

2.鸡蛋打散，入锅中加油煎成圆形的蛋皮，中间划一个"十"字；

3.将胡萝卜、番茄、青菜叶加入米饭中拌匀，装入盘中，上面盖上蛋皮即可。

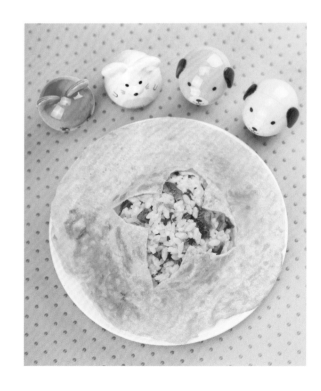

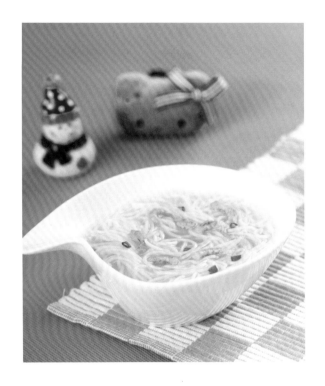

葱油虾米面

原料：水发干虾米15克，细面条30克

调料：植物油1小匙，葱末、酱油、白糖各适量

做法

1.将炒锅置火上，放油烧热，下入葱末炝锅，出香味时加入切碎的干虾米炒一下，放入酱油、白糖，略炒几下盛入碗内；

2.将面条煮好后，倒入盛有少许酱油的碗内，再将炒好的葱末虾米倒入，拌匀即成。

鱼香茄子羹

原料：茄子200克，鸡蛋1个

调料：葱末、姜末、蒜末、白糖、甜椒蓉、老抽、醋、盐、植物油各少许

做法

1.将茄子用水煮熟后，去皮，去头、尾，茄肉压成泥；

2.鸡蛋打到碗里搅拌散；

3.锅内放油烧至五成热，将茄泥与蛋液搅拌均匀后，放进去炒香，盛出放碗里；

4.锅内放植物油，烧至五成熟，放甜椒蓉，炒至油呈红色，放入葱末、姜末、蒜末炒香，加入少许水、老抽、白糖、醋、盐勾成鱼香味，最后将汁淋在茄泥上即可。

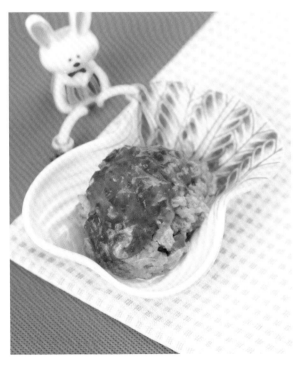

鲜菇豆腐羹

原料：日本豆腐1根，滑子菇、草菇各50克，葱花、红椒丁各少许

调料：食用油、盐、水淀粉、鸡精各少许，鸡汤适量

做法

1.将日本豆腐切成四方丁，滑子菇、草菇洗净切小；

2.锅中放油烧热，下入滑子菇、草菇炒至熟，加适量鸡汤烧沸，下入豆腐丁、红椒丁，煮至沸后用水淀粉勾芡；

3.最后加盐、鸡精调味，撒入葱花即可。

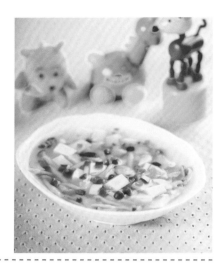

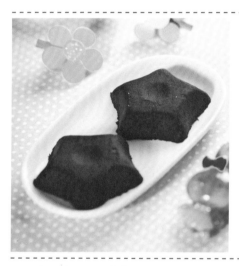

紫薯豆沙饼

原料：紫薯2个，熟的红豆沙馅适量

调料：蜂蜜少许

做法

1.紫薯洗净去皮，切块后蒸熟软；

2.将紫薯块放入碗中，用勺子按压成泥，加入少许蜂蜜拌匀；

3.将紫薯泥团成球状后压平，包入红豆沙馅，放入模具中压成型即可。

山药红豆羹

原料：山药100克，红豆50克

调料：白糖、糖桂花、水淀粉各少许

做法

1.红豆洗净，加适量清水浸泡2小时；

2.山药去皮洗净，切大块，入沸水中煮熟后捞出再切成小粒；

3.锅置火上，放入红豆和适量清水大火熬煮，待红豆煮烂时，放入熟山药粒，加入白糖，用水淀粉勾芡后，加入少许糖桂花即可。

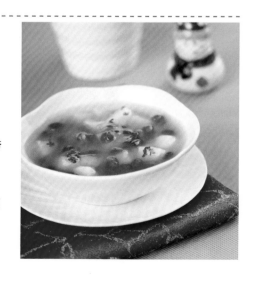

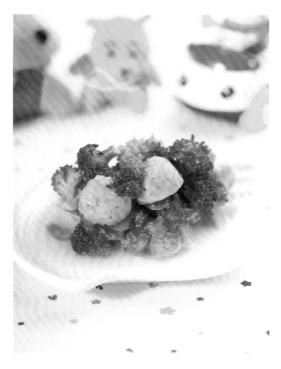

蔬菜牛肉丸

原料： 牛肉馅200克，西蓝花100克，胡萝卜50克，鲜香菇末40克，蛋清1个，葱末、姜末各少许

调料： 食用油、盐、淀粉、酱油、鸡精各适量

做法

1. 牛肉馅、香菇末加入蛋清、盐、酱油、葱末、姜末搅拌至上劲，再挤成大小均等的丸子；

2. 锅中放入清水烧沸，下入牛肉丸煮熟；

3. 西蓝花洗净切小朵，胡萝卜去皮洗净切片；

4. 锅中加油烧热，下入西蓝花、胡萝卜片翻炒至熟，加入牛肉丸，一同炒匀后加盐、鸡精调味，用水淀粉勾少许芡即可。

三鲜炒面疙瘩

原料： 面粉80克，鲜香菇、胡萝卜、猪肉各80克，黄瓜50克

调料： 盐、酱油、料酒、番茄酱、味精各适量

做法

1. 将面粉放入碗中，加入适量冷水调成稀面团；

2. 锅置火上，加入水烧沸，用小勺将面团刮成小块疙瘩放入沸水中，煮至疙瘩熟后放入凉开水中浸凉；

3. 鲜香菇、胡萝卜、黄瓜分别洗净切小丁，猪肉洗净成丁，再加酱油、料酒腌渍一会儿；

4. 锅中放油烧热，下入猪肉丁炒至变色，加入香菇丁、胡萝卜丁、黄瓜丁，炒至熟后加入疙瘩，最后加入番茄酱、盐、味精调味即可。

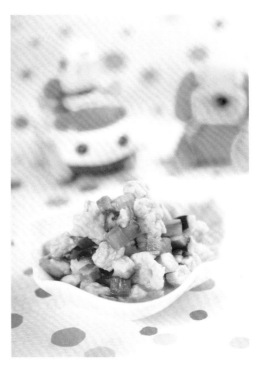

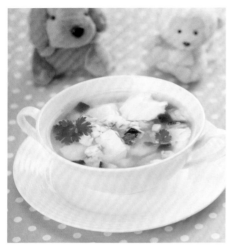

三鲜豆腐脑

原料：虾仁3只，香菇2朵，豆腐脑50克

调料：淀粉、蛋清、高汤各适量

做法

1.虾仁去除虾线洗净，剁碎，拌入少许蛋清和淀粉；

2.香菇洗净切碎；

3.锅内放高汤烧沸，加入虾仁和香菇，大火煮沸3分钟，再转小火，慢慢滑入豆腐脑，略煮即可关火盛出。

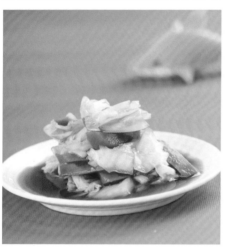

糖醋白菜梗

原料：白菜梗50克，胡萝卜20克

调料：植物油、白糖、醋、酱油、淀粉各适量

做法

1.将白菜梗洗好，斜切成片，胡萝卜也斜切成片；

2.将白糖、醋、酱油、淀粉混和在一起；

3.油锅烧热后，先翻炒白菜，后放胡萝卜，炒至熟烂后将糖醋汁倒入，炒匀即可出锅。

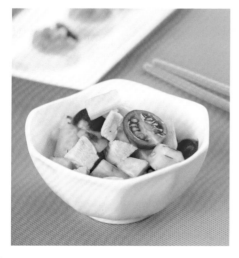

小番茄炒鸡丁

原料：鸡肉100克，小番茄、黄瓜各50克

调料：白糖1小匙，蒜末2克，盐、植物油、水淀粉各少许

做法

1.将小番茄洗净一切两半，黄瓜洗净切成块备用；

2.鸡肉洗净切丁，加适量盐、植物油、水淀粉、白糖拌匀，腌渍10分钟备用；

3.锅内倒入植物油，烧至八成热，下入蒜末、鸡肉丁炒至半熟，放入小番茄、黄瓜等一起翻炒，炒至肉熟后即可出锅。

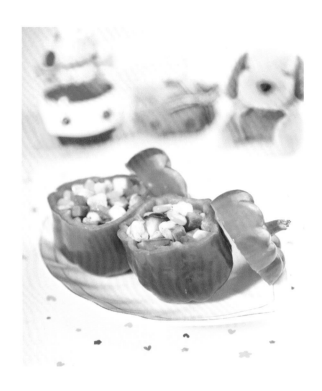

柿子椒盒

原料：柿子椒2个，玉米粒、香菇、虾仁、胡萝卜各适量

调料：盐、味精、香油各少许

做法

1. 将柿子椒从蒂根五分之一处切开，去子洗净，再入沸水中稍焯；

2. 玉米粒洗净，香菇洗净切小丁，虾仁去肠泥后洗净，也切成小丁，胡萝卜去皮切小丁；

3. 锅中放油烧热，下入玉米粒、香菇、胡萝卜、虾仁炒至熟，加盐、味精、香油调味，翻炒匀后盛入柿子椒盒中。

双色蛋片

原料：鸡蛋3个，猪肉末40克，水发木耳块30克

调料：植物油、盐、香油、水淀粉、葱末各适量，鸡汤40克

做法

1. 鸡蛋磕开，把蛋清、蛋黄分开，再分别加少许盐和水淀粉搅拌均匀；

2. 取两个盘子，盘底抹少许油，把蛋清、蛋黄液分别倒入盘内，上锅蒸10分钟，取出切菱形片；

3. 油锅烧热，炝香葱末、猪肉末，放入木耳块、鸡汤、蛋片、盐烧沸，用水淀粉勾芡，最后淋少许香油即可。

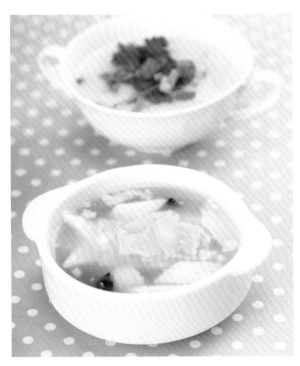

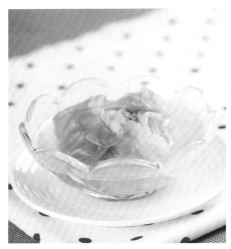

猪肝圆白菜

原料：猪肝泥、豆腐各适量，胡萝卜半根，圆白菜叶1片

调料：肉汤、淀粉、盐各适量

做法

1.把圆白菜叶洗净后放沸水中煮软；胡萝卜洗净去皮，切成碎末；

2.豆腐洗净和肝泥混合，并加入胡萝卜碎和少许盐搅匀备用；

3.把肝泥豆腐放在圆白菜叶中间做馅，再将圆白菜叶卷起，用淀粉封口后放肉汤内煮熟即可。

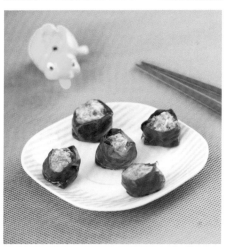

猪肉香菇球

原料：猪肉馅100克，香菇1个，胡萝卜50克，菠菜叶适量

调料：儿童酱油少许

做法

1.将香菇泡发后切成碎末，胡萝卜去皮也切碎末；

2.将猪肉馅、香菇末、胡萝卜末加两滴儿童酱油拌匀，用洗净的菠菜叶包上；

3.放入蒸锅蒸熟即可。

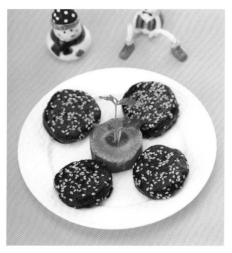

紫薯芝麻

原料：紫薯250克，糯米粉100克，白芝麻10克

调料：白糖适量

做法

1.紫薯去皮，切成块，入蒸锅中蒸熟，再压成泥；

2.将紫薯泥加适量糯米粉、少许水和白糖揉匀，分成均匀的小团，搓圆后压扁，蘸上白芝麻；

3.锅中放油烧至五六成热，下入紫薯芝麻煎至微焦即成。

油菜三丝

原料：油菜、香菇、海带丝各50克，猪肉末200克

调料：盐、料酒、酱油、姜末、植物油各适量

做法

1. 油菜洗净切段，香菇洗净去蒂，切片；猪肉末加料酒、酱油、姜末拌匀入味；

2. 油锅烧热，下入猪肉末煸炒，加水煮沸后，放入海带丝再煮10分钟；

3. 再放入油菜段、香菇片同煮，出锅前放盐调味即可。

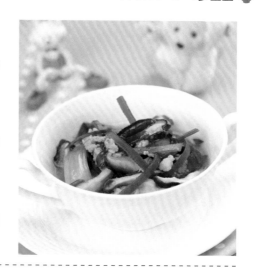

鲜虾寿司

原料：鲜虾6个，米饭适量

做法

1. 将虾挑去肠泥洗净，入锅中煮熟，捞出后去头和壳（留下尾巴）；

2. 米饭做成长椭圆形，将虾反扣在米饭上即成。

鱼泥豆腐

原料：三文鱼50克，豆腐100克

调料：盐、香油、淀粉各适量

做法

1. 三文鱼洗净，剁成泥，拌入少许淀粉、盐、香油；

2. 豆腐洗净切大块；

3. 在切好的豆腐块上铺上拌好的鱼泥，放入蒸锅，用大火蒸7分钟至熟即可。

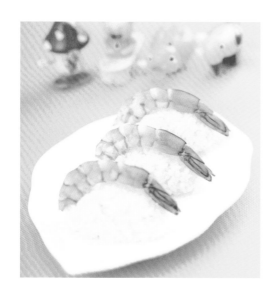

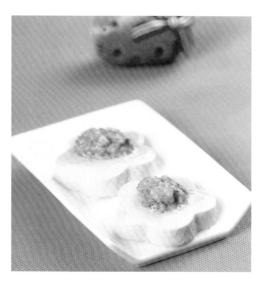

醋拌木耳

原料：木耳15克，芹菜40克，红柿子椒丝30克
调料：醋3匙，白糖1大匙，盐、酱油、高汤各少许

做法

1. 木耳用温水泡发透后摘掉根部，撕成大小适中的块，用水焯熟备用；
2. 芹菜去筋切成丝，焯烫后捞出；
3. 将所有备好的原料放入碗里，锅中加入醋、白糖、盐、酱油、高汤烧热，淋入碗中拌匀即可。

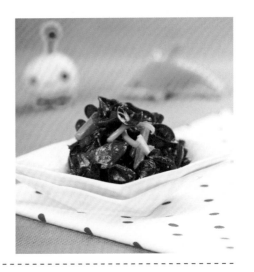

冬瓜肝泥

原料：鲜猪肝60克，冬瓜150克，馄饨皮适量
调料：料酒、盐各适量

做法

1. 冬瓜洗净切末，猪肝洗净，去筋膜后剁碎；
2. 将冬瓜末和猪肝末混合，加料酒和盐搅拌后做成馅，用馄饨皮包好，上锅蒸熟即可。

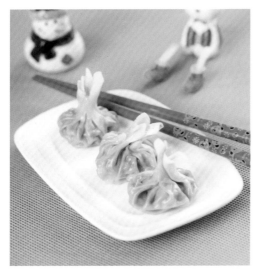

荷兰豆炒虾仁

原料：荷兰豆50克，虾仁50克
调料：花生油1小匙，盐、鸡汤各适量

做法

1. 将荷兰豆洗净切成块，虾仁去虾线洗净备用；
2. 炒锅置于火上，放油烧至四成热，加入荷兰豆煸炒片刻；
3. 再加入虾仁翻炒2分钟左右，倒入鸡汤，待煨至荷兰豆熟时，放入盐调味即成。

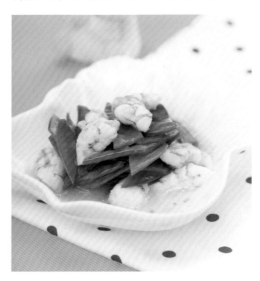

松仁豆腐

原料：豆腐1块，松仁20克

调料：盐少许

做法

1.将豆腐划成片，放置盘中，撒上少许盐，上锅蒸熟；

2.将松仁洗净，入锅中炒至焦黄，放到研磨器中研碎，撒在豆腐上即可。

提示 豆腐富含蛋白质、碳水化合物和丰富的矿物质，能够满足宝宝身体发育所需。

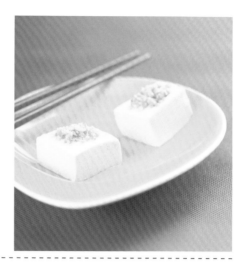

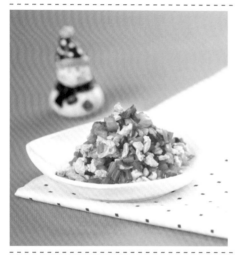

肉末芹菜

原料：猪肉100克，芹菜200克

调料：生抽、盐、食用油、料酒、葱、姜各适量

做法

1.猪肉洗净，切成末；

2.芹菜洗净，切碎；

3.葱、姜分别洗净，切成末；

4.锅内倒油烧热，下葱末、姜末爆香，再放入肉末，煸炒至变色，加入酱油、盐、料酒略炒，再放入芹菜碎翻炒3分钟即可。

糖醋肝条

原料：鲜猪肝200克，青椒50克

调料：食用油、酱油、料酒、盐、白糖、淀粉、醋各适量

做法

1.将鲜猪肝洗净，切成条，用干淀粉拌匀；青椒洗净，去蒂、子后切条；

2.锅中倒油烧热，放入猪肝炒透后放青椒条翻炒片刻，捞出沥油；

3.锅留余油，放水、酱油、料酒、白糖煮沸，下入猪肝条、青椒条、醋和盐，用水淀粉勾芡即可。

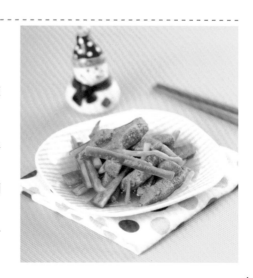

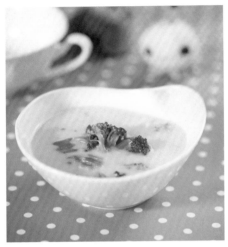

西蓝花奶油汤

原料：西蓝花、胡萝卜各100克，奶油适量

调料：橄榄油、盐、鸡精各少许

做法

1. 西蓝花洗净切小朵，胡萝卜去皮切成片；
2. 将橄榄油烧热，下入西蓝花翻炒几下，加入奶油，至融化后加入适量水，煮开后倒入胡萝卜片，同煮至熟后倒入牛奶，加盐、鸡精调味即可。

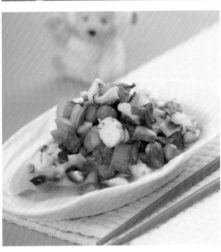

虾菇油菜心

原料：鲜香菇50克，鲜虾仁80克，油菜心3棵，豌豆30克

调料：植物油、盐、蒜末各少许

做法

1. 将鲜香菇、虾仁、油菜心分别洗净，切小丁；
2. 豌豆洗净，焯熟备用；
3. 锅内倒油，烧热后加蒜末炒出香味，依次加入香菇、虾仁、油菜心、豌豆煸炒，炒出香味后，加一点盐调味即可。

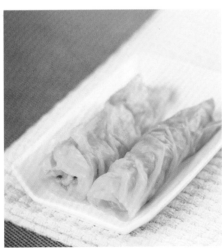

蒸白菜卷

原料：大白菜叶2片，肉末50克，荸荠4个，鸡蛋1个

调料：葱末、姜末、盐、生抽各适量

做法

1. 大白菜叶用热水烫过，晾凉；荸荠洗净去皮，切碎末；
2. 肉末、荸荠末加葱末、姜末、盐等搅拌均匀后，放入生抽，加进鸡蛋再次搅拌至馅发黏；
3. 烫好的白菜叶平铺开，放肉馅卷成条状，摆盘后，入锅蒸15～20分钟即可。

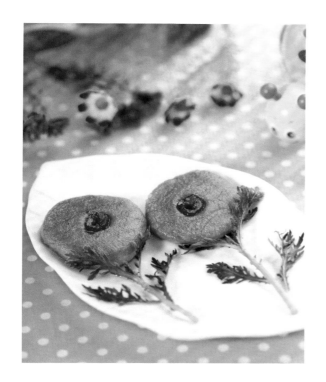

南瓜糯米饼

原料：南瓜150克，糯米粉30克，红枣2颗，茼蒿叶少许

调料：白糖少许，食用油适量

做法

1. 将南瓜去皮、子，洗净切成块，入锅中蒸至熟烂，趁热压成泥；

2. 红枣洗净泡开，一切两半后去核；

3. 南瓜泥加入糯米粉、白糖拌匀，和成面团，再揪成小剂子后压扁呈圆饼状，依次做好所有面团；

4. 将饼上嵌上红枣，入加油的锅中煎熟，盛出摆入盘中，用茼蒿叶作花茎摆成花朵形状即可。

甜酸丸子

原料：猪肉馅400克，面包糠50克，鸡蛋液适量

调料：油、水淀粉、番茄酱、盐、料酒、姜末各适量

做法

1. 肉馅放入碗内，加入蛋液、料酒、盐、水淀粉和姜末拌匀，挤成小丸子，再裹上适量面包糠；

2. 番茄酱加温水调成汁备用；

3. 锅内倒油烧热，放入小丸子炸成金黄色后捞出，调上番茄酱汁即可。

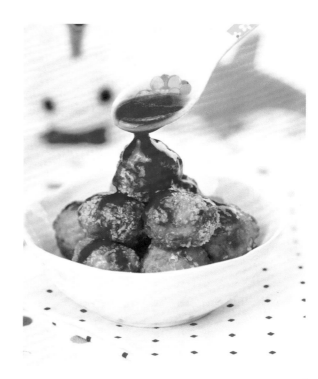

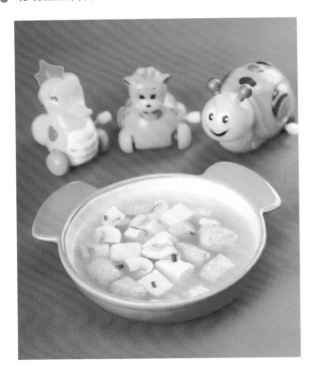

金银豆腐

原料：嫩豆腐150克，油豆腐100克，口蘑5个

调料：清汤适量，葱油1小匙，酱油、葱花、盐、淀粉各少量

做法

1.嫩豆腐和油豆腐都切成小块，口蘑洗净切成块；

2.锅中加入清汤，待沸后加入豆腐、油豆腐、口蘑、酱油、盐等，煮10分钟左右，淋入葱油；

3.用淀粉勾芡，盛入碗中，撒上葱花即可。

豆腐碎木耳

原料：豆腐200克，水发黑木耳25克，胡萝卜、冬瓜、火腿各适量

调料：盐、油各适量

做法

1.豆腐洗净，切小丁；

2.黑木耳泡发后洗净，撕成小朵；

3.冬瓜、胡萝卜去皮洗净，切成丁，火腿也切成丁；

4.油锅烧热，下入冬瓜丁、胡萝卜翻炒匀，倒入黑木耳、豆腐丁、火腿丁，炒匀后加少许水，稍焖一会儿，加盐调味即可。

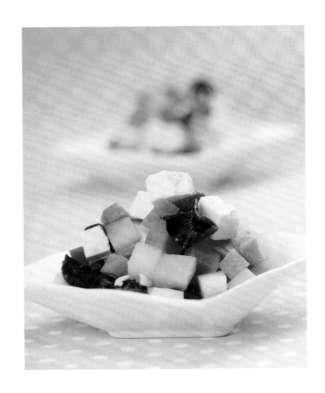

蜂蜜山楂

原料：鲜山楂100克

调料：蜂蜜少许

做法

1.将山楂洗净，去核，切成小丁状；

2.将山楂丁放入锅中，倒入适量清水，大火煮沸后改小火，继续煮20分钟；

3.盛出待稍凉后加入少许蜂蜜，搅拌均匀即可。

提示 此汤可消食顺气，促进食欲。

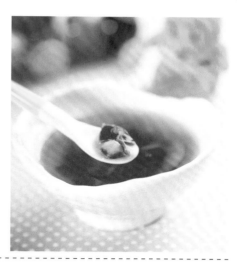

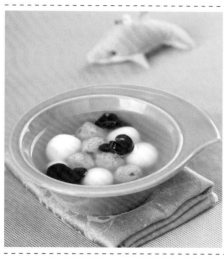

黑木耳丸子汤

原料：猪肉馅100克，黑木耳10克，鹌鹑蛋4个

调料：葱末1小匙，油、盐、酱油各少许

做法

1.猪肉馅中加入葱末、酱油拌匀，搅拌至有弹性，再搓成一口大小的丸子状；

2.黑木耳泡发开，撕成小片，鹌鹑蛋煮熟后去壳；

3.锅中放油烧热，下入黑木耳片翻炒一会儿，倒入清水烧沸，下入肉丸、鹌鹑蛋煮至熟，加入盐调味即可。

蔬菜饭卷

原料：软米饭1碗，胡萝卜碎、西蓝花末、火腿末各少许，鸡蛋1个

调料：葱末、植物油、盐各少许

做法

1.鸡蛋打到碗里，搅拌均匀，油锅烧热，将鸡蛋液倒入，摊成蛋皮；

2.净锅再倒油烧热，将胡萝卜碎、葱末、西蓝花末、火腿末炒香，然后放入米饭，翻炒均匀后，加少许盐起锅；

3.将炒好的米饭摊在蛋皮上卷起来，再切成段即可。

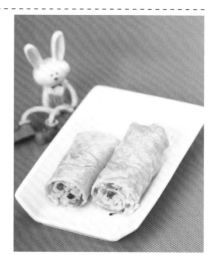

虾皮丝瓜汤

原料：丝瓜1根，虾皮10克，紫菜2克

调料：香油、盐、食用油各适量

做法

1. 丝瓜去皮洗净，切成片；
2. 将炒锅加热，倒入食用油，烧热后加入丝瓜片煸炒片刻，加水煮沸后加入虾皮、紫菜，小火煮2分钟左右，加入盐、香油，盛入碗内即可。

提示 钙是促进宝宝骨骼和牙齿生长发育的主要矿物质，宝宝正处在长骨骼和长牙齿的阶段，补充钙质非常重要。多给宝宝饮用此汤，可以补钙。

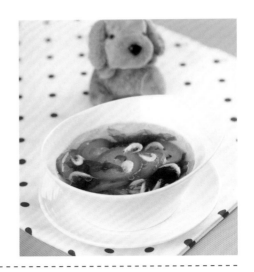

水果沙拉

原料：苹果50克，橙子、木瓜各40克

调料：酸奶酪、蜂蜜各适量

做法

1. 橙子去皮，切小块；
2. 苹果洗净，去皮、核，切成小块，木瓜去皮、子后也切同样大小的块；
3. 将橙子块、苹果块、木瓜块放入碗内，加入酸奶酪和蜂蜜，拌匀即可。

虾泥萝卜

原料：白萝卜半个，鲜虾4只，香菜叶末少许

调料：盐少许

做法

1. 将白萝卜去皮，切成厚块，将中间挖空但不挖穿；
2. 鲜虾去壳、虾线洗净，和挖下的白萝卜一起剁成泥，填入白萝卜中间，撒上香菜叶末；
3. 将之上锅蒸至萝卜熟软即成。

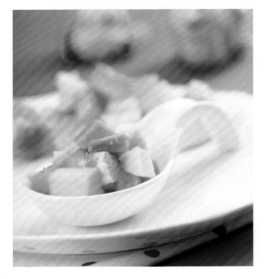

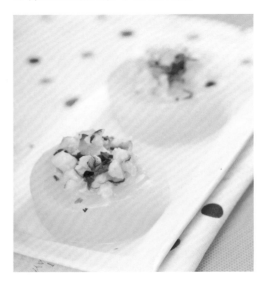

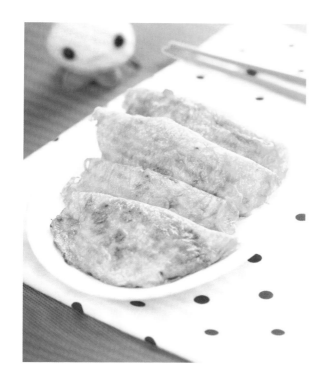

虾仁蛋饺

原料： 虾仁50克，鸡蛋2个，猪瘦肉末、香菇末各适量

调料： 葱末、姜末、盐、植物油、淀粉各适量

做法

1. 虾仁去除沙线洗净，剁碎，加入猪瘦肉末、香菇末、葱末、姜末、盐搅拌均匀成虾仁馅；
2. 鸡蛋打散，加淀粉、少许水拌成糊；
3. 油锅烧热，将蛋糊分4次倒入锅中，摊成蛋饼，将虾仁馅包入蛋饼内，上锅蒸熟。

鲜茄肝扒

原料： 鲜猪肝100克，茄子250克，番茄2个，面粉50克

调料： 生抽、盐、白糖、水淀粉、植物油各适量

做法

1. 猪肝洗净，用生抽、盐、白糖拌匀，腌10分钟，切成碎粒；
2. 番茄洗净，去皮切块；
3. 茄子洗净去皮，煮熟软后压成泥，与猪肝粒、面粉拌成糊，捏成厚块，入油锅煎至两面金黄；
4. 番茄块入油锅中略炒，用水淀粉勾芡，淋在肝扒上即可。

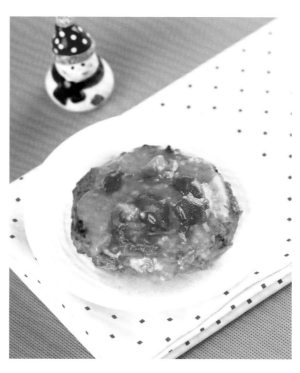

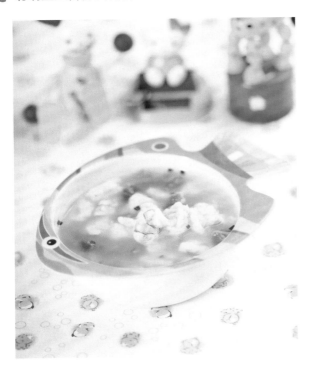

虾仁疙瘩汤

原料：面粉50克，虾仁4个，番茄50克，鸡蛋1个

调料：盐、鸡精、香油、葱花各少许

做法

1. 面粉中打入鸡蛋，加适量水拌和成疙瘩；

2. 虾仁去肠泥洗净，切成小丁，番茄去皮也切小丁；

3. 锅中放水烧沸，下入面疙瘩煮沸，加入虾仁丁、番茄丁，煮至疙瘩浮起后加盐、鸡精、香油调味，再撒入葱花，即可出锅食用。

肉末炒胡萝卜

原料：猪肉200克，胡萝卜丁100克，西蓝花、黑木耳各适量

调料：食用油、盐各适量

做法

1. 西蓝花洗净切小丁，焯烫后沥水备用；

2. 黑木耳泡发洗净，撕碎；

3. 猪肉洗净切小丁，用盐、料酒、淀粉拌匀上浆，备用；

4. 锅内放入适量油烧热，下肉末滑炒至变色后，加入胡萝卜丁、西蓝花丁、黑木耳用中火翻炒几下，加少许水，焖5～6分钟，最后加盐调味即可。

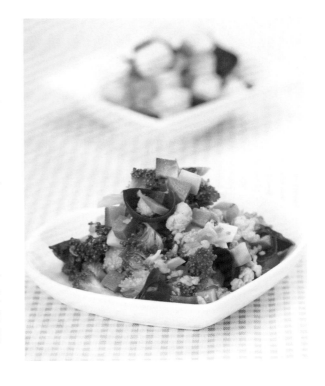

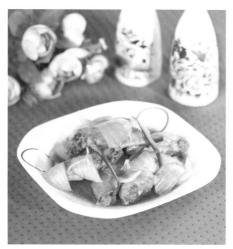

洋葱烩鸡翅

原料：鸡中翅300克，洋葱200克，红椒丝少许

调料：植物油、盐、鸡精、生抽、白糖、蚝油、姜丝各少许

做法

1.鸡中翅洗净，加入生抽、姜丝、白糖腌20分钟；

2.洋葱洗净，切成块；

3.锅中放油烧热，爆香洋葱，再放入鸡翅，翻炒一会儿加入蚝油，再加适量水，沸后转中火煮8分钟，再转小火，加入红椒丝，焖至鸡翅熟烂，加盐、鸡精调味即可。

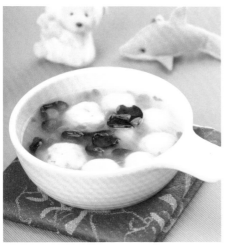

三色鱼丸

原料：草鱼肉200克，胡萝卜末、豌豆、水发黑木耳各30克，鸡蛋1个

调料：高汤、香油、盐、干淀粉、水淀粉、油各适量

做法

1.鸡蛋取蛋清；鱼肉洗净，去刺剁成泥，加入蛋清、盐、干淀粉和高汤搅匀，做成鱼丸；

2.锅中油烧热，爆香葱末，下胡萝卜末、豌豆、黑木耳略炒，加高汤煮沸后下鱼丸，煮至熟后用水淀粉勾芡，加盐、香油调味即可。

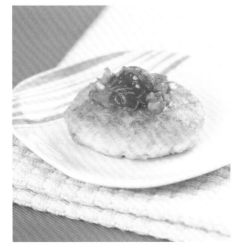

猪肉饼

原料：肉末100克，熟土豆泥、面粉各1大匙，番茄30克，芹菜10克

调料：盐、植物油各适量

做法

1.将肉末与土豆泥、面粉混合，并放入少许盐及植物油，调和均匀，做成一个肉饼；

2.平底锅内放植物油，油热后将肉饼放入，用小火煎至两面呈黄色，放入盘中；

3.将番茄和芹菜焯熟后剁成泥，放在饼上即可。

丝瓜盅

原料：丝瓜1根，猪瘦肉80克，胡萝卜50克

调料：盐少许

做法

1. 丝瓜去皮，切成长段，将中间掏空；
2. 猪瘦肉洗净剁成泥，胡萝卜和挖下的丝瓜均剁成末；
3. 将猪瘦肉和胡萝卜末、丝瓜末加盐拌匀，填入丝瓜中，入锅中蒸至熟即可。

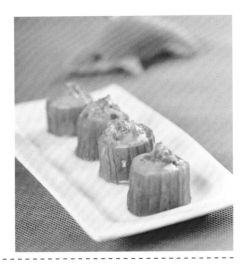

肉丝香干炒蒜苗

原料：猪肉、蒜苗各50克，香干100克

调料：橄榄油、盐、生抽、醋、姜丝各少许

做法

1. 将猪肉洗净切成丝，加生抽拌匀，蒜苗择洗好，切成2厘米长的段，香干洗净切成丝备用；
2. 锅置火上，放油烧热，放入姜丝、肉丝炒熟盛出；
3. 锅内再放油烧热，放入香干丝炒几下，倒入蒜苗，翻炒熟后加入炒好的肉丝，放入适量盐、醋调味，盛出即可。

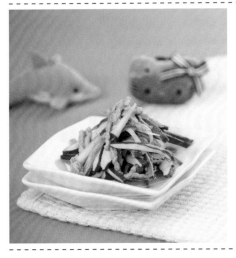

鸡丝面片

原料：鸡肉50克，面片、嫩油菜各适量

调料：姜、盐、鸡汤各适量

做法

1. 嫩油菜洗净切碎，姜洗净后切片；
2. 锅置火上，加适量鸡汤煮沸后，下入鸡肉和姜片煮熟，捞出鸡肉撕成丝；
3. 面片放入鸡汤锅里煮沸，下入油菜碎，煮5分钟后加盐调味，再倒入鸡丝即可。

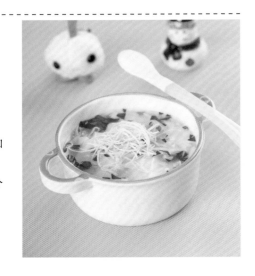

虾皮豌豆苗

原料：豌豆苗100克，猪瘦肉80克，虾皮5克
调料：食用油、盐、鸡精、生抽、料酒、高汤各少许

做法

1. 豌豆苗洗净备用，虾皮洗净浸泡一会儿后沥干；
2. 猪瘦肉洗净切成丝，加生抽、料酒拌匀；
3. 锅中放油烧热，下入瘦肉丝炒至变色，倒入高汤烧沸，再加入虾皮和豌豆苗，煮至肉熟后加盐、鸡精调味即可。

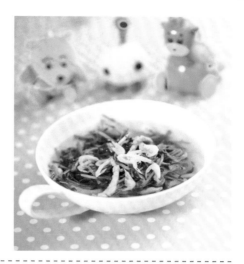

鸡蛋炒莴笋

原料：鸡蛋4个，莴笋100克，火腿片适量
调料：盐、油各适量

做法

1. 莴笋去皮洗净，切片后焯烫熟；
2. 鸡蛋磕入碗中打散，搅拌均匀；
3. 锅置火上，加入适量油烧热，倒入鸡蛋液翻炒后，再加莴笋片、火腿片和少许清水，中火炒熟，加盐调味即可。

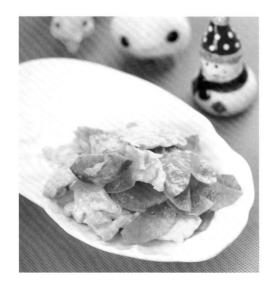

海米油菜

原料：海米35克，油菜200克
调料：盐、油、高汤各少许

做法

1. 将海米洗净，用温水泡软；
2. 油菜洗净，切段；
3. 油锅烧热后，下入海米炒香，加入少许高汤煮沸，再下入油菜段，转中火煮至水干，加盐调味即可。

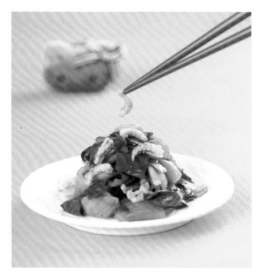

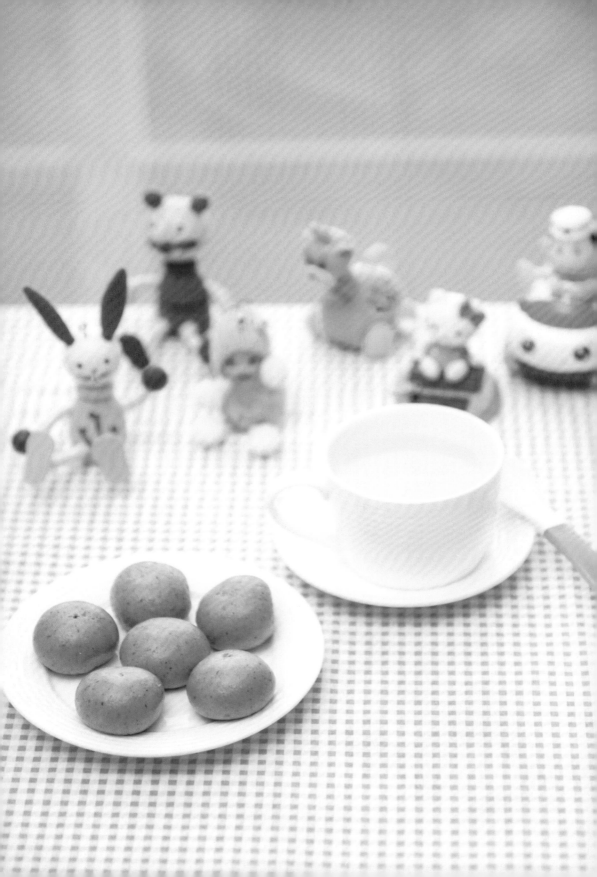

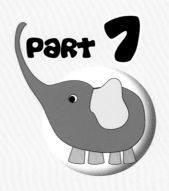

PART 7

促进发育的功效食谱

人的健康状况与饮食营养密切相关，而幼儿的健康发育更是完全依赖所摄入的食物营养。科学证实，某些食品对身体的某种机能有益，这是因其含有的营养成分可以改善或促进身体各器官的发育，从而改善健康状况，减少患病的几率，这种具有特殊功效的食谱，能够保证幼儿的健康成长。

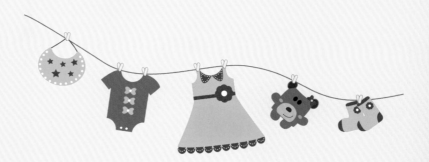

促进大脑发育的食谱

幼儿期是大脑发育的关键时期。脑细胞的发育及正常功能的维持，需要一定的营养作为物质基础，如蛋白质、脂肪、糖、维生素和矿物质，有了这个基础才能使脑的细胞健全，保持思维的清晰和敏捷，利于学习掌握知识。虽然目前还没有即效的聪明食物能使宝宝的智力出现神速的发展，但确有能提高脑结构素质和改善脑功能的食物——健脑食品。健脑食品不仅仅指一种食品，也不是指一种营养成分，而是多种营养物质合理的搭配。在这些营养物质中，对脑的健全发育有着重要作用的是糖、蛋白质、磷脂类和B族维生素。

蛋白质。蛋白质是构成脑细胞的主要成分，摄取充足优质的蛋白质可以促进脑细胞的增长发育。肉、鱼、蛋、禽及植物性的豆制品中含有丰富的优质蛋白质。

糖。脑是个耗能的组织，它本身不能贮存葡萄糖，只能利用血液中提供的葡萄糖来产生热能、维持自己的机能，平时所食的主食像米、面中就有丰富的糖类。

B族维生素。是脑智力活动的助手，富含B族维生素的食物有牛奶、蛋黄、花生、蔬菜、水果等。

磷脂类。脑中的脂类比任何器官都丰富，脂类是促使头脑健全的物质，要培育优秀的头脑一定要摄取充足的脂类，这些成分在牛奶、鸡蛋、牛肉、豆制品、芝麻中含量较高。

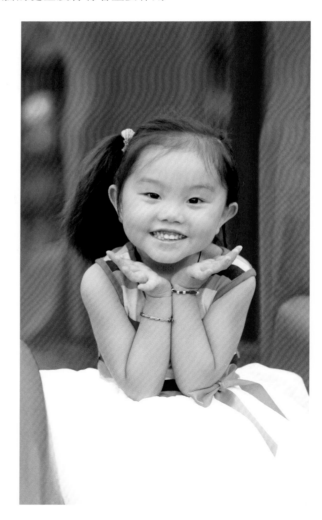

奶油焖虾仁

原料： 鲜虾仁200克，奶油50毫升，姜丝和葱白丝各5克

调料： 植物油、料酒、盐各适量

做法

1. 将鲜虾仁去除肠泥，洗净，沥干水；

2. 锅置火上，放入适量植物油烧热后，加入虾仁，大火快炒2分钟，加入料酒、盐，待虾变色后立即捞出；

3. 将奶油倒入锅中，小火煮约5分钟，再加入虾仁、葱白丝、姜丝，煮沸即可。

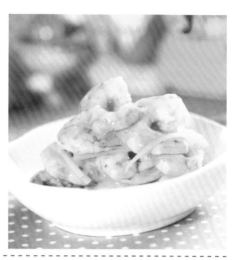

花生核桃牛奶

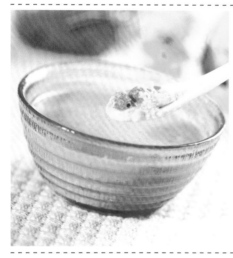

原料： 花生仁、核桃仁各60克，牛奶350毫升，葡萄干25克

调料： 白糖适量

做法

1. 将花生仁、核桃仁洗净去膜，葡萄干洗净备用；

2. 将花生仁、核桃仁和牛奶一起放入果汁机内搅打均匀；

3. 将打好的汁液倒入锅中，以小火加热，并不时搅拌，待煮沸后加入白糖，煮至溶解，撒上葡萄干即可熄火。

土豆鱼丸子

原料： 鱼肉100克，土豆150克

调料： 盐、香油各少许

做法

1. 将鱼肉洗净，放入开水中煮熟，去皮和刺，研碎；

2. 土豆洗净去皮，切成块后入蒸锅中蒸熟，压成泥；

3. 将土豆泥和鱼肉泥混合，加入盐、香油做成丸子，入蒸锅中蒸5分钟即可。

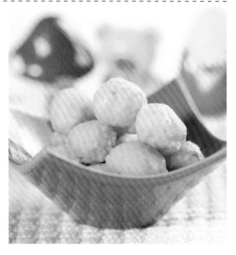

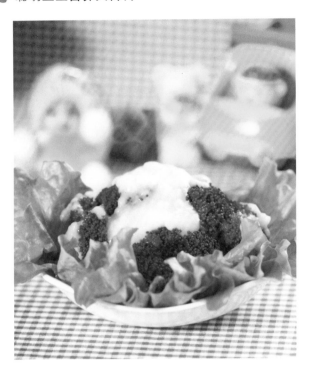

牛奶蔬菜

原料： 生菜60克，西蓝花150克，牛奶、上汤各100毫升

调料： 食用油、盐、水淀粉各少许

做法

1. 生菜洗净，用凉开水浸泡一会儿捞出沥干水，装入碗中备用；

2. 西蓝花洗净切成小朵，炒锅下食用油烧热，将西蓝花倒入炒熟，加少许盐调味，放入碗中生菜上；

3. 牛奶倒入锅中煮沸，加入上汤和少许盐，用水淀粉勾芡熬成浓汁，浇在西蓝花、生菜上即可。

玉米面窝头

原料： 玉米面300克，枸杞少许

调料： 白糖适量，酵母少许

做法

1. 在玉米面中加入适量水，调入白糖、酵母和匀；

2. 将玉米面团揪成小剂子，做成窝头状，底部留空，顶部嵌入一个枸杞；

3. 将窝头放入蒸笼中，饧发20分钟，上锅用文火慢蒸30分钟至熟，取出即可食用。

提示 做窝头时取一个面剂放在左手手心里，先搓成圆形状，再用右手拇指尖蘸少许水，顶住面剂一头，左手拿住面转动，这样就能做出窝头形状了。

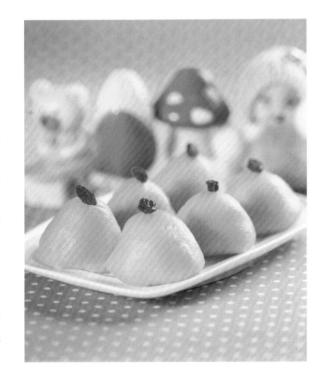

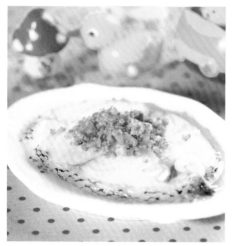

核桃鳕鱼

原料：碎核桃仁50克，鳕鱼肉100克

调料：食用油、盐、白糖、米酒各少许

做法

1.鳕鱼肉洗净装盘，淋少许米酒和食用油，入锅中隔水蒸10分钟；

2.锅烧热下油，加入碎核桃仁、白糖翻炒匀，改小火，加盐炒香出锅；

3.将炒好的核桃碎倒在鱼肉上即可。

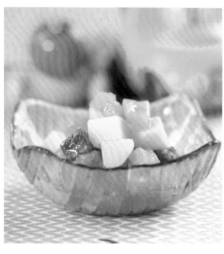

茄子炖土豆

原料：茄子100克，土豆100克，彩椒20克，葱花5克

调料：猪油、盐、鸡精各适量，高汤400毫升

做法

1.土豆、茄子洗净后去皮，切成块，彩椒洗净后切小丁；

2.锅置火上，倒入猪油，油热后入葱花煸出香味，再放入土豆块、茄子块翻炒，然后倒入高汤，大火煮30分钟；

3.将土豆、茄子块煮软后加入彩椒丁，炒匀后加盐和鸡精调味即可。

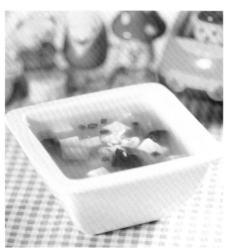

虾仁豆腐羹

原料：鲜虾仁丁、嫩豆腐丁各150克，滑子菇60克，彩椒20克，清汤适量

调料：食用油、香油、盐、水淀粉、酱油、味精、葱花各少许

做法

1.滑子菇洗净，彩椒洗净切成小方丁；

2.锅中放食用油烧热，爆香葱花，下入滑子菇炒匀，加入适量清汤烧沸，放入豆腐块、虾仁丁，煮熟后放入彩椒丁，加盐、酱油、味精、香油调味，用水淀粉勾芡即可。

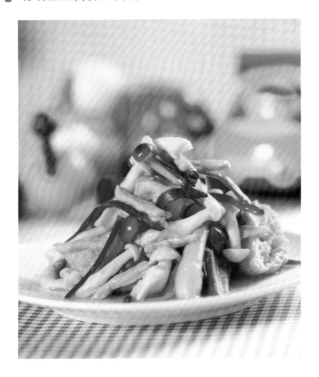

双菇油泡炒肉丝

原料：蟹味菇、白玉菇、猪瘦肉各50克，油豆泡30克，红椒丝、韭菜段、葱段各少许

调料：食用油、盐、酱油、水淀粉、味精各少许

做法

1. 蟹味菇、白玉菇去根洗净，油豆泡一分为二；

2. 猪瘦肉洗净切成丝，加酱油腌渍5分钟；

3. 锅中放食用油烧热，爆香姜片，放入猪肉丝翻炒匀，加入蟹味菇、白玉菇继续翻炒1分钟，加入油豆泡一同翻炒熟，放入红椒丝、韭菜段、葱段，炒匀后加盐、味精调味，最后用水淀粉勾薄芡即可。

蘑菇奶油浓汤

原料：口蘑50克，菠菜20克，火腿20克，奶油5毫升，面粉5克，牛奶半杯

调料：盐适量

做法

1. 口蘑、火腿洗净切小片，菠菜洗净切碎；

2. 面粉加少许水备用，将奶油放于热锅中，待全溶解后放入口蘑片、火腿片略炒，再加入牛奶与适量水，边煮边搅拌；

3. 待食材全熟后加入面粉水煮至略成稠状，再加盐调味，最后加入菠菜末煮熟即可。

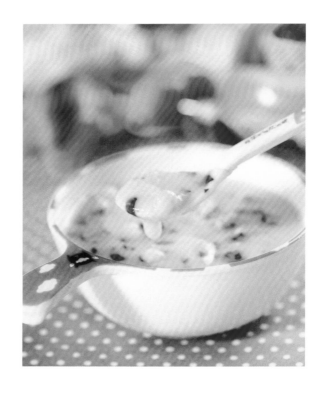

促进视力发育的食谱

有些父母可能很重视孩子的健康成长和智力培养，但却往往忽视幼儿的视觉发育与保健。其实，拥有一双健康、视力佳的眼睛，对孩子以后的学习、生活至关重要。

父母要培养幼儿养成良好的用眼习惯，并保证幼儿日常膳食合理搭配，以保障幼儿的视力正常发育。研究结果表明，除去用眼不当而诱发视力障碍外，不良的生活习惯和摄入的营养成分失衡，也是导致视力障碍的重要诱因。

幼儿的饮食营养不能少了蛋白质和维生素。经实验发现，食物中缺乏维生素A，容易发生夜盲症和干眼病。维生素B_1、维生素B_2对视神经有调养作用。维生素C可减弱光线与氧气对眼睛晶状体的损害。

摄入的营养素还不能少了钙和磷。若钙、磷摄入不足，会使正在发育的眼球壁——巩膜的弹性降

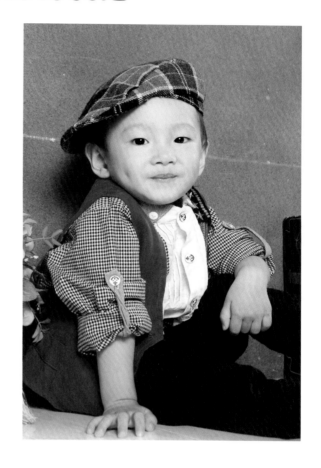

低，从而导致近视的发生。幼儿还要注意少食糖分含量高的食品，因为消化吸收糖分要消耗大量的维生素B_1，会导致眼睛的视神经系统出现异常，过多的糖分还会消耗掉许多钙质。

锌、铬和硒对视力发育有重要作用。锌在眼内参与维生素A的代谢与运输，维持视网膜色素上皮的正常组织状态，维护正常视力功能。硒参与眼球肌肉、瞳孔的活动。如果体内缺乏微量元素铬，会使晶状体和眼房水的渗透压上升，导致屈光度改变而损害视力。铬多存在于糙米、麦麸之中，动物的肝脏、牛肉、葡萄、蘑菇、香菇、银耳、果仁、黑木耳等含量也较丰富。

盖菜炒豌豆

原料：盖菜100克，豌豆200克，红椒1个
调料：食用油、盐、味精、香油各少许

做法

1.盖菜择洗干净，过沸水后切成末，红椒去蒂和子切粒；

2.豌豆择洗干净，放入沸水中稍焯，捞出备用；

3.锅中放食用油烧热，倒入豌豆、盖菜末和红椒粒，翻炒熟后加入其余调料，炒匀即可出锅装盘。

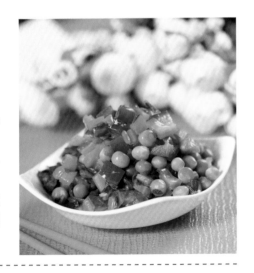

胡萝卜草莓汁

原料：胡萝卜80克，草莓100克，柠檬汁2滴
调料：冰糖少许

做法

1．将胡萝卜切成可放入榨汁机的大小，草莓去蒂后备用；

2．将草莓、胡萝卜块放入榨汁机中，压榨成汁；

3.将榨好的果菜汁倒入杯中，加入柠檬汁及少许冰糖拌匀即可。

肉汤煮蔬菜

原料：番茄100克，扁豆60克，嫩豆腐100克，肉汤适量
调料：食用油、盐、鸡精各少许

做法

1.番茄洗净去皮切碎，嫩豆腐用勺背压碎；

2.扁豆洗净，切成小丁；

3.锅中放食用油烧热，倒入扁豆丁翻匀一会儿，再加入番茄碎，炒匀后倒入肉汤和豆腐碎，一同煮至熟后加盐、鸡精调味即可。

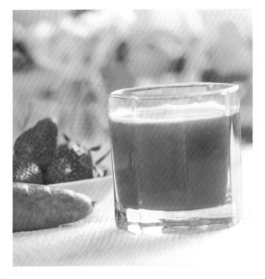

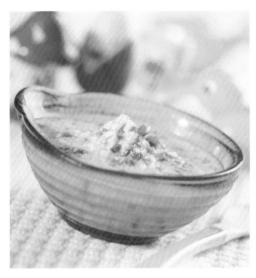

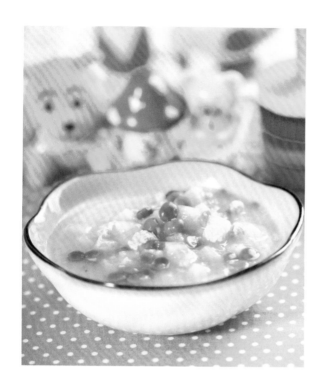

猪肉山药蛋羹

原料： 猪里脊肉100克，新鲜豌豆60克，山药150克，肉汤适量，鸡蛋1个

调料： 食用油、盐、姜末、黄酒、淀粉、味精、生抽各少许

做法

1. 猪里脊肉洗净，切成丁，新鲜豌豆洗净；

2. 山药去皮洗净，切成和猪肉同样大小的丁；

3. 鸡蛋打散，加入适量温开水，加入生抽调味，入锅中蒸成蛋羹；

4. 将食用油放入锅中烧热，下入姜末、山药、猪肉、豌豆进行煸炒，加黄酒、肉汤旺火烧开，转小火烧至熟后用水淀粉勾芡，加入盐、味精调味，浇在鸡蛋羹上即可。

红豆沙蒸南瓜

原料： 红豆沙60克，老南瓜200克

调料： 白糖少许

做法

1. 将老南瓜洗净，带皮切成一个个的小方块，在每个南瓜块上用小勺挖出小圆洞备用；

2. 红豆沙加白糖拌匀，均匀撒入南瓜洞中；

3. 将南瓜块上蒸锅蒸15分钟至南瓜熟软即可。

提示 南瓜中丰富的胡萝卜素是宝宝维持正常视力不可缺少的营养元素。

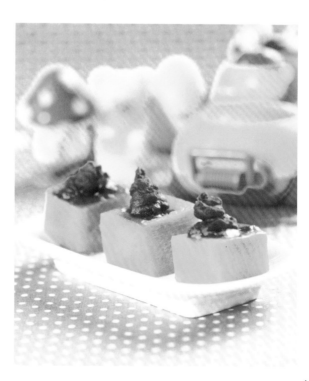

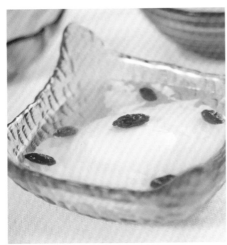

枸杞鸡蛋汤

原料：枸杞20克，鸡蛋2个

调料：盐适量

做法

1. 枸杞加水泡软，再洗净；

2. 锅中加800毫升水，大火煮开后转中火，打入鸡蛋；

3. 放入枸杞一起煮，待煮至蛋黄凝固，加盐调味后即可起锅。

 此汤能促进视力发育，并能保护肝脏。

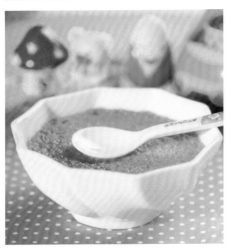

胡萝卜布丁

原料：胡萝卜80克，蛋黄1个，牛奶2大匙

调料：白糖少许

做法

1. 将胡萝卜去皮，切成块，入锅中加水煮软，研磨成泥；

2. 将蛋黄和牛奶均匀混合，并加入胡萝卜泥，再放入白糖混合均匀，最后放入容器内上锅蒸15分钟即成。

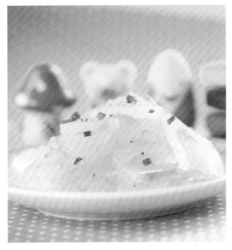

冬瓜虾皮

原料：冬瓜150克，虾皮20克

调料：食用油、盐、味精、葱花各少许

做法

1. 将冬瓜去皮洗净，切成片；

2. 虾皮用水浸泡15分钟，洗净备用；

3. 锅中放食用油烧热，爆香葱花，下入冬瓜片煸炒1分钟，加入虾皮，一同炒至冬瓜熟，加盐、味精调味即可。

虾皮是富含钙质的食品，钙也是幼儿视力发育不可缺少的营养素。

三鲜拌饭

原料： 三文鱼150克，米饭1碗，胡萝卜100克，土豆100克，姜2片

调料： 食用油、盐各少许

做法

1. 将三文鱼用盐水腌一会儿，取出后切成片，和姜一起入蒸锅中蒸熟；

2. 将胡萝卜、土豆去皮洗净后切成粒，锅中放入食用油烧热后倒入胡萝卜粒、土豆粒，加盐炒熟；

3. 将蒸好的鱼片及炒好的胡萝卜、土豆和米饭拌匀即可食用。

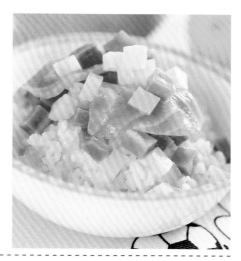

海带鸡肉粥

原料： 海带100克，鸡肉100克，大米50克

调料： 盐适量

做法

1. 大米淘净，加清水浸泡半小时，海带洗净后切小片，鸡肉洗净切细丝；

2. 将大米和海带片加适量水大火煮开，转小火慢熬30分钟，并不时搅拌，再加入鸡肉丝煮熟，最后加少许盐调味即可。

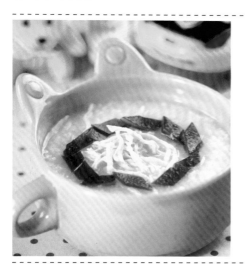

油菜蛋饺

原料： 鸡蛋2个，肉馅100克，油菜80克

调料： 食用油、盐、生抽、鸡精、水淀粉各适量

做法

1. 将鸡蛋打散备用，油菜洗净备用；

2. 锅中放少许油，倒入适量蛋液，煎成蛋皮，放上肉馅，将蛋皮合拢，再翻面煎熟，即成蛋饺，将蛋饺逐一煎好，装入盘中；

3. 锅中放食用油，下入油菜炒熟，加入盐、生抽、鸡精调味，并用水淀粉勾芡，淋在蛋饺上即可。

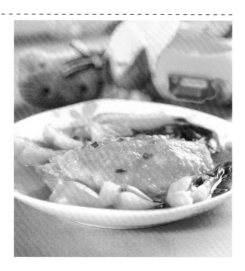

促进长高的食谱

哪些因素会影响幼儿的身高呢？各种资料表明，身高主要与遗传、营养、睡眠、体育锻炼这几大因素有关。

孩子的身高发育与生长激素分泌有关，孩子从出生以后直到3岁是生长激素分泌非常旺盛的阶段，特别是1岁内的孩子，身高几乎不受遗传影响，而主要和我们的营养有关系，所以3岁内如果给宝宝良好的营养就可以为他以后身高发育奠定良好的基础。

孩子身体发育需要蛋白质、脂肪、碳水化合物、矿物质等营养素的充分保证。如果能得到合理全面的营养，适度运动，并保证睡眠时间和质量，那么，小孩自然能够长得高大。

矿物质中的钙是孩子成长过程中的重要元素，人体内的钙质约有99%是用来构造骨骼和牙齿，所以，孩子的身高与吸收钙质的多少有很大关系。把含钙量高的食物与富含维生素C的食物一起食用，其生物利用度要增加12%。钙的吸收还必须依赖维生素D的作用，维生素D能够促进肠道对钙、磷的吸收。可见，补钙不能单纯吃富含钙的食物，膳食搭配很有技巧。牛奶中的钙含量较高，容易吸收，是人体钙质最好的来源。

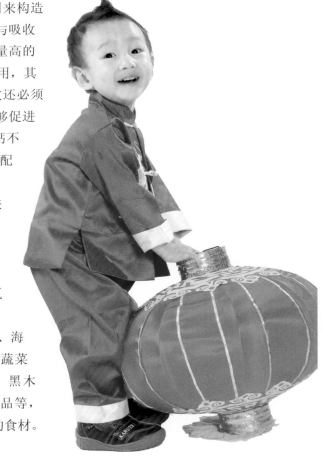

大豆是目前蛋白质含量最高、质量最好的农作物。

蛋、肉、鱼所含人体必需氨基酸比较完备。

还有水产品如鱼、虾、虾皮、海带、紫菜、牡蛎、海藻等，新鲜蔬菜如菠菜、芹菜、油菜、胡萝卜、黑木耳、蘑菇等，水果和坚果类的食品等，均是保证孩子健康长高不可或缺的食材。

紫米腰果牛奶粥

原料：紫米50克，腰果30克，牛奶80毫升

做法

1. 紫米洗净，浸泡1小时备用；
2. 腰果放入搅拌机中，打成碎末；
3. 锅中水烧开，加入紫米煮沸，再放入腰果末煮熟，加入牛奶，再煮沸即可。

提示　紫米富含蛋白质、多种矿物质、搭配牛奶，可为身体长高提供充足的营养。

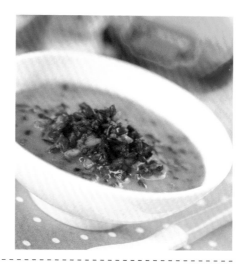

奶汁白菜

原料：大白菜250克，牛奶150毫升，枸杞10克

调料：食用油、盐、葱末各少许

做法

1. 大白菜洗净，切成条；
2. 枸杞浸泡15分钟后洗净备用；
3. 锅中放食用油烧热，下入白菜条翻炒至软，加入枸杞，倒入牛奶，煮至沸后加盐调味，撒入葱末即成。

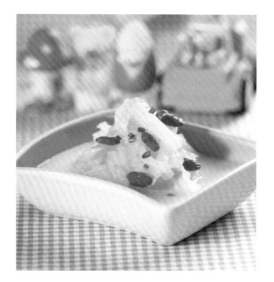

虾皮清炖豆腐

原料：虾皮10克，豆腐250克

调料：葱、姜、水淀粉各适量

做法

1. 将虾皮洗净、沥干，豆腐切成正方形块；
2. 锅中放油，油热放葱、姜、虾皮炒香，加约150毫升水，放入豆腐，炖煮10分钟，加少量淀粉煮沸即可。

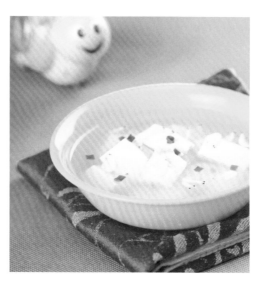

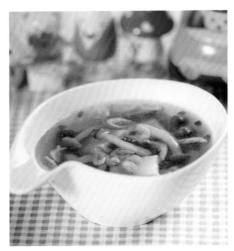

猪肉蘑菇豆腐汤

原料：猪瘦肉100克，蟹味菇60克，嫩豆腐120克，虾皮15克

调料：食用油、盐、酱油、鸡精、葱花各少许

做法

1. 将猪瘦肉洗净切成丝，加盐、酱油腌渍一会儿；
2. 嫩豆腐冲净后切成片，蟹味菇去根洗净，虾皮浸泡20分钟后洗净；
3. 锅中放食用油烧热，下入肉丝炒散，加入蟹味菇，翻炒匀后倒入适量清水，煮至水沸后下入豆腐片、虾皮，一同煮至食材熟后加盐、鸡精调味，撒入葱花即可。

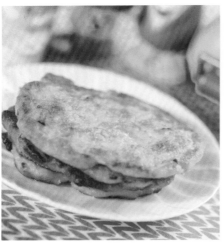

山药虾皮饼

原料：山药200克，虾皮20克，韭菜50克，鸡蛋1个，面粉30克

调料：植物油、盐、高汤各适量

做法

1. 山药洗净，去皮后入锅中蒸熟，再捣成泥状；
2. 韭菜洗净，切末，虾皮泡水10分钟，沥干水分，鸡蛋打散，将虾皮、韭菜、山药糊、鸡蛋液、面粉、适量高汤和盐拌匀；
3. 平底锅内加入油，倒入山药面糊，用小火将两面煎至焦黄色即可。

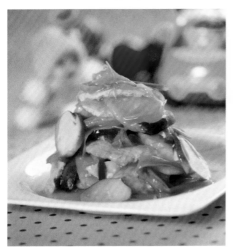

蘑菇黄瓜炒回锅蛋

原料：鸡蛋2个，黄瓜、草菇各60克，干黄花菜15克

调料：食用油、盐、生抽、水淀粉、鸡精各少许

做法

1. 干黄花菜加水泡透后洗净，黄瓜、草菇洗净后切成片；
2. 鸡蛋打入碗中搅匀，锅中放食用油烧热，倒入蛋液煎至两面金黄，盛出后切成小块；
3. 锅中再放少许食用油烧热，下入干黄花菜、黄瓜片、草菇片翻炒至熟，加入蛋块，再加入盐、生抽、鸡精调味，最后用水淀粉勾少许薄芡即可。

鹌鹑蛋汤

原料：鹌鹑蛋6个，虾仁50克

调料：食用油、黄酒、葱、姜、盐、味精各少许

【做法】

1. 虾仁去肠泥洗净，加入黄酒、盐拌匀腌渍10分钟；

2. 鹌鹑蛋打入碗内，加少许盐搅匀；

3. 锅中放食用油烧热，倒入蛋液炒至凝固，再加入适量水，水沸后下入虾仁，煮至虾仁熟后加葱、姜、盐、味精调味即可。

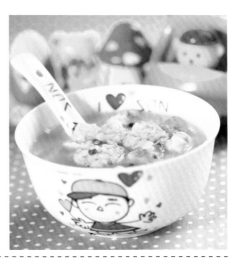

海带芝麻炒肉丝

原料：水发海带200克，猪瘦肉60克，熟白芝麻15克

调料：食用油、酱油、醋、盐、味精各少许

【做法】

1. 将水发海带洗净，切成细丝，入锅中加水、醋煮至熟软，盛出沥去水；

2. 猪瘦肉洗净切成丝，加酱油、盐拌匀腌渍10分钟；

3. 锅中放食用油烧热，下入肉丝滑炒散，加入海带丝翻炒2分钟，加少许水煮至肉熟后撒入熟白芝麻，加入盐、味精调味即可。

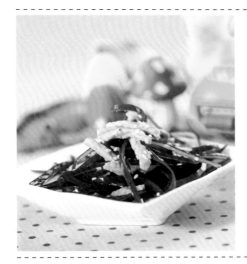

肉末小白菜

原料：小白菜100克，猪肉100克

调料：食用油、盐、生抽、淀粉、鸡精各适量，生姜2片

【做法】

1. 小白菜洗净，切成小段，猪肉洗净后切成肉末，加生抽、淀粉拌匀稍腌渍；

2. 锅中放食用油烧热，下入生姜片和肉末炒至肉变色，加入小白菜段，翻炒至熟后加盐和鸡精调味即可。

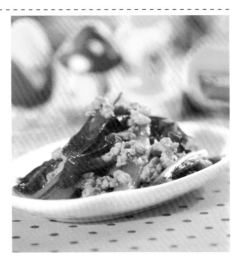

芹菜炒鲑鱼

原料：芹菜100克，鲑鱼肉150克，彩椒30克
调料：食用油、盐、料酒、鸡精各少许

做法

1.鲑鱼肉洗净，切成丁；
2.芹菜洗净去老叶，切成小段，彩椒去子切成小丁；
3.锅中放食用油烧热，下入鲑鱼丁翻炒1分钟，再加入芹菜段、彩椒丁一同翻炒至熟，加盐、料酒、鸡精调味即可。

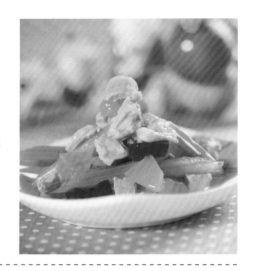

胡萝卜山竹汁

原料：胡萝卜80克，山竹2个，柠檬1/4个

做法

1.胡萝卜洗净，去皮后切成片；
2.山竹洗净，去壳和核；
3.柠檬切片；
4.将准备好的材料全部放入榨汁机中，榨成汁即可。

奶酪蛋汤

原料：奶酪25克，鸡蛋1个，番茄80克，胡萝卜40克
调料：盐、面粉各少许，高汤1碗

做法

1.将奶酪与鸡蛋、面粉一起搅匀；
2.番茄、胡萝卜均去皮切成小丁；
3.锅中放入高汤烧沸，下入番茄丁与胡萝卜丁，待汤再沸后淋入鸡蛋奶酪液，一同煮熟后加盐调味即可。

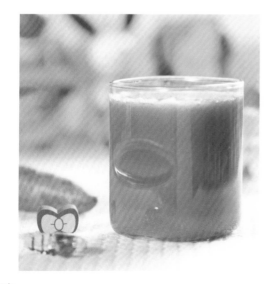

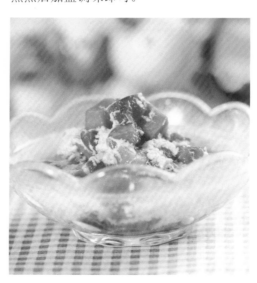

增强免疫力的食谱

人体自身有抵抗疾病的能力，即免疫力。在同样的环境中，免疫力好的宝宝，就能抵抗坏细菌的入侵，因此不易生病。免疫力差，斗不过坏细菌，会引起发热等症状，如果免疫力再差一点则溃不成军，于是宝宝就总是生病。所以说，提高宝宝免疫力，就可让宝宝远离疾病。

机体需要不断从食物中摄取足够的营养才能满足维持生命基础活动所需的能量，体内的免疫功能才能发挥正常作用，使人体具有这种与疾病抗衡的能力。

从营养学的观点来看，多样化且平衡的饮食是维持健康生命的基础。平衡的膳食维持着身体各器官组织的活动在正常生理范围。那么，要提高免疫力不能缺少哪些营养素呢？

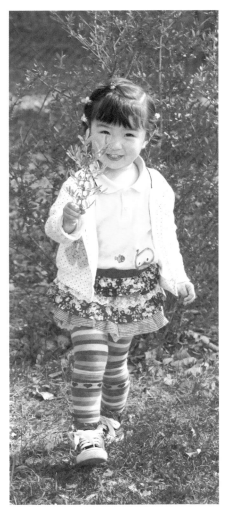

首先是蛋白质。蛋白质是机体免疫防御功能的物质基础，参与免疫组织和器官的构成。

其次是维生素。维生素是免疫功能的重要因子，充足的维生素能够击退细菌及其毒素的抗体产生。矿物质也是免疫功能的重要因子。铁是维持免疫器官功能和结构完整所必需的营养素。锌是体内生长与功能活动不可缺少的物质，碘是甲状腺的主要成分。硒可以防止过氧化物对免疫系统的损害。适度的脂肪酸对免疫器官和免疫系统的建立也是必要的，但要控制单糖类的摄入量，如食糖及其制品等。

以上各种营养素的充足补给才能够保证免疫细胞的正常生长发育与代谢。然后平时让宝宝多运动，并保证良好的睡眠质量，宝宝自然会身体强壮。

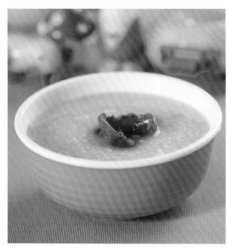

桂圆小米粥

原料：龙眼30克，小米100克

调料：红糖适量

【做法】

1.将桂圆去壳取肉，小米淘净；

2.桂圆肉与小米一起放入锅中，加适量清水，旺火烧开后转用小火；

3.待熬煮至小米软烂汤稠，调入红糖即成。

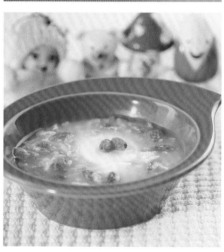

燕麦鸡蛋奶

原料：牛奶250毫升，鸡蛋1个，燕麦片60克，葡萄干30克

调料：白糖少许

【做法】

1.锅内放适量清水，烧沸后打入鸡蛋，待蛋煮成形时，放入燕麦片，煮至软熟；

2.加入牛奶、葡萄干，煮开，放入白糖调味即可。

【提示】燕麦片富含淀粉、膳食纤维和B族维生素，和鸡蛋牛奶搭配，提升了营养价值。

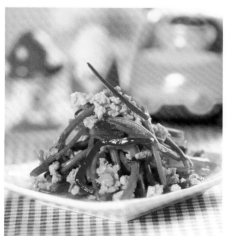

牛肉末炒苋菜梗

原料：牛肉100克，苋菜350克，红椒30克

调料：食用油、盐、淀粉、酱油、料酒、鸡精、姜末各少许

【做法】

1.将苋菜去叶及根留嫩梗，撕去筋膜后切成段，红椒洗净切成丝；

2.牛肉去筋膜洗净，切碎，加酱油、料酒、盐、淀粉拌匀腌渍20分钟；

3.锅中放油烧热，下入姜末爆香，放入牛肉末旺火翻炒至变色，倒入苋菜梗段和红椒丝，一同翻炒至熟，加盐、鸡精调味即可。

菠菜肉末粥

原料：菠菜50克，猪瘦肉50克，大米50克

调料：盐少许

做法

1.菠菜择洗干净，焯水后切成碎末，猪瘦肉洗净剁成末；

2.大米淘净，先浸泡半小时；

3.锅上火，放入大米和水煮开，放入猪肉末，煮至肉熟米烂后加入菠菜和盐，再次煮沸即成。

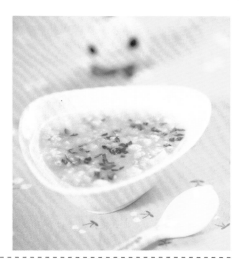

番茄柚汁

原料：沙田柚半个，番茄1个，白开水200毫升

调料：白糖适量

做法

1.将沙田柚切开取出果肉；

2.番茄洗净切块；

3.将备好的番茄块、柚子肉及白开水和白糖放入榨汁机中，榨成汁即可。

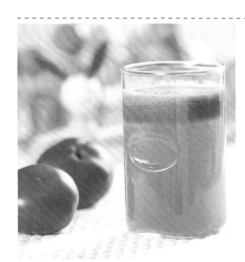

银鱼炒四季豆

原料：银鱼60克，四季豆200克，猪瘦肉80克，胡萝卜50克

调料：食用油、盐、水淀粉、生抽、香油、味精、姜末各少许

做法

1.四季豆去筋，焯烫一会儿后盛出切成粒；

2.猪瘦肉洗净切丁，胡萝卜去皮洗净切成丁；

3.锅中放油烧热，下入姜末、肉丁炒散，加入四季豆、胡萝卜翻炒匀，再加入银鱼，一同炒至熟，加剩余调料，勾芡后淋入香油即可。

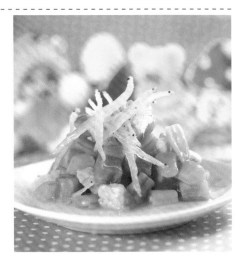

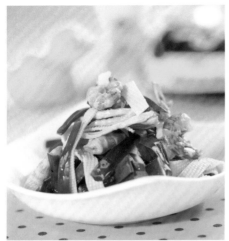

鲜汁海米豆皮

原料：豆腐皮100克，猪瘦肉丝80克，韭菜段、海米各50克，肉汤适量

调料：食用油、盐、生抽、姜、葱末、黄酒、淀粉、鸡精、香油各少许

做法

1. 豆腐皮洗净切丝，海米用水泡发；
2. 猪瘦肉丝加黄酒、盐、生抽、淀粉腌渍10分钟；
3. 锅中放油爆香姜、葱末，倒入肉丝炒散，加入海米、豆腐皮、韭菜段，炒匀后加入肉汤，煮熟后加盐、味精、香油，再勾少许芡即可。

三文鱼饭

原料：三文鱼100克，白饭半碗，洋葱50克，西蓝花50克，高汤适量

调料：盐少许，油适量

做法

1. 三文鱼切成粒，洋葱也切成粒，西蓝花泡洗干净，切成小朵备用；
2. 起油锅，爆香洋葱粒，放入鱼粒和西蓝花翻炒匀，加入少许高汤炖煮至熟软，再加入米饭续煮至汤收汁，加盐调味即可。

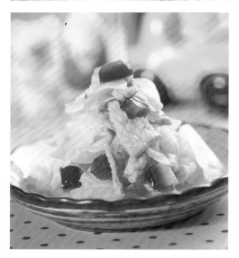

卷心菜炒肉

原料：卷心菜200克，猪瘦肉60克，红椒30克

调料：食用油、盐、酱油、淀粉、料酒、味精、葱花各少许

做法

1. 卷心菜洗净切成片，红椒洗净切成丁；
2. 猪瘦肉洗净切成片，加酱油、盐、淀粉、料酒腌渍15分钟；
3. 锅中放食用油烧热，下入葱花爆香，倒入肉片滑炒散，加入卷心菜片，翻炒匀后加入红椒丁，一同炒至熟后加盐、味精调味。

黑米窝头

原料：黑米面100克，小麦粉30克
调料：白糖、酵母各少许

做法

1.将黑米面和小麦粉混合，加入少许水、白糖拌匀，再加入酵母揉至光滑；

2.将面团饧发半小时，揪成小剂子后做成窝头状；

3.入蒸锅蒸30分钟至熟，取出即可食用。

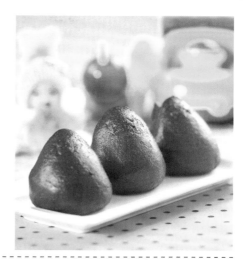

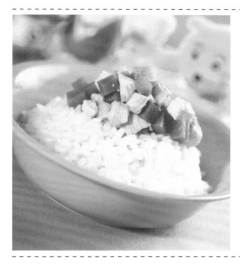

鸡肉胡萝卜烩饭

原料：米饭1碗，鸡肉50克，胡萝卜30克，生姜1片
调料：植物油、盐、生抽各少许

做法

1.将鸡肉洗净切成小丁，胡萝卜洗净后去皮，也切成小丁；

2.锅中放适量植物油，放入生姜片、鸡肉丁翻炒匀，再加入胡萝卜丁炒至熟，最后加盐、生抽调味，铺在米饭上即成。

洋葱萝卜炒牛肉

原料：牛肉100克，胡萝卜50克，洋葱30克，番茄50克
调料：食用油、盐各少许

做法

1.将牛肉洗净切丁，加适量水煮熟；

2.胡萝卜切丁，洋葱、番茄去外皮切丁，待用；

3.将油入锅中烧热，放入胡萝卜、洋葱炒香，再加入牛肉、番茄炒至熟，加盐调味即成。

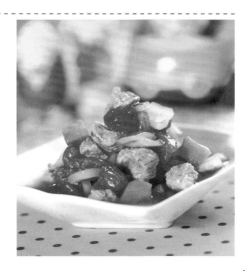

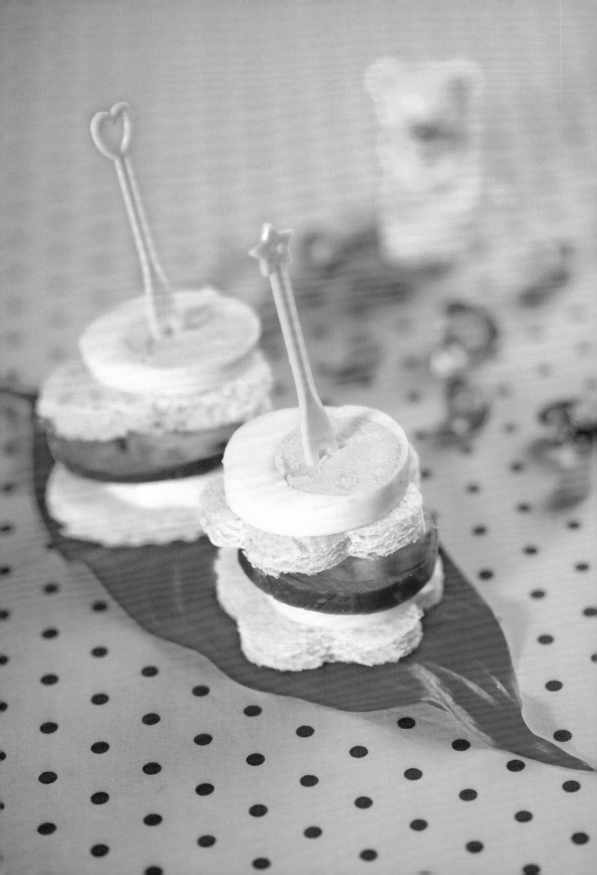

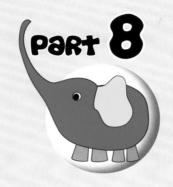

PART 8

婴幼儿常见疾病的饮食调养

宝宝在婴幼儿时期身体抵抗力差、免疫力低下，因此经常会受到各种疾病的困扰。比如感冒、腹泻、咳嗽、便秘、积食等。宝宝最好的家庭医生是父母，父母的关爱和细心照顾才是宝宝预防疾病的关键。了解宝宝常见疾病的调理方案以及防治食方，这样才能给予宝宝有效的防护，让宝宝远离疾病伤害，健康成长。

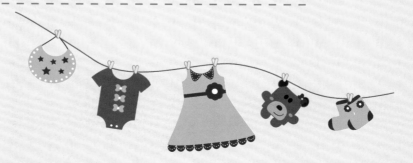

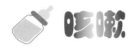
咳嗽

⇨婴幼儿咳嗽的危害

宝宝机体防卫能力较差，而且他本身不知冷热，容易受到外部的侵袭，常因呼吸道感染而引发咳嗽。也会因为病后失调、肺气虚弱而引起咳嗽。一般的咳嗽并不是什么重症，咳嗽是机体的一种保护性动作，以消除呼吸道的分泌物、渗出物及侵入呼吸道的异物。不过，咳嗽会使宝宝睡不安宁，吃不好，从而影响婴幼儿生长发育。

⇨咳嗽宝宝的护理

家长对咳嗽宝宝的护理非常重要，孩子睡不着时不必强迫，可以坐着玩。咳嗽宝宝不要频繁洗澡，因为洗澡会使血液循环加快，于安静不利，且容易受凉。

如果宝宝咳嗽，应让他多喝温开水，以稀释痰液，还应多吃清凉、有营养的食物，如百合、芥菜、萝卜、豆腐、藕、梨等。要忌食过咸、过酸、黏滞、煎炸、熏烤及辛辣刺激性食物。冬天务必给热的饮食，面条、汤等都很好。痰液黏稠的宝宝还应忌食温热动火的食物，如狗肉、牛羊肉或荔枝等。

婴幼儿咳嗽不要滥用镇咳药，咳嗽时应忌糖与一切甜食、冷饮等。

香烟的烟雾不仅有害健康，而且容易刺激气管引发咳嗽，因此，宝宝咳嗽的时候需要爸爸的协助，不可在室内吸烟。

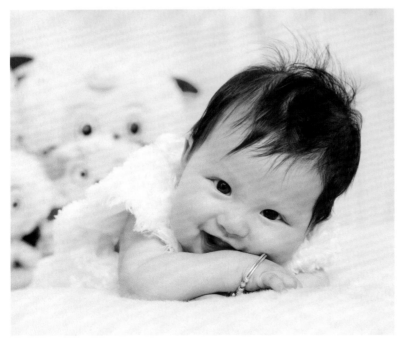

宝宝持续咳嗽不止时，可以竖着把他抱着，并轻拍或抚摩其后背。

冰糖炖梨

原料：梨1个，冰糖适量

【做法】

1.梨洗净，从顶端切下五分之一，挖去核和少许果肉；

2.将挖出的果肉切成小丁，和冰糖拌匀，加入少许水，再倒入梨中；

3.将挖出的梨放入锅中蒸10分钟即成。

 提示　润燥止咳。

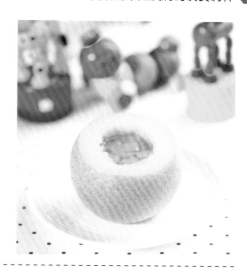

荸荠汤

原料：荸荠250克

调料：冰糖适量

【做法】

1.荸荠去皮洗净，切成块；

2.将荸荠放入锅中，加适量水与冰糖煮汤，代茶饮。

清蒸豆腐丸子

原料：豆腐50克，鸡蛋半个

调料：葱末、盐各少许

【做法】

1.把豆腐压成豆腐泥；鸡蛋取蛋黄，打散；

2.将蛋黄液混入豆腐泥中，加葱末、盐拌匀，揉成豆腐丸子，然后上锅蒸熟，勾芡，撒上葱末即可。

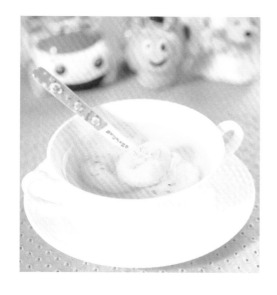

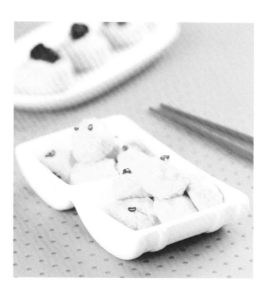

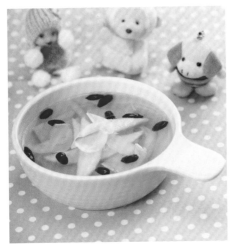

百合梨汤

原料： 鲜百合15克，梨半个，枸杞5克

调料： 冰糖少许

做法

1. 枸杞泡发透，百合洗净备用；

2. 梨去核和皮洗净，切成片；

3. 锅中放入梨片、枸杞、百合，加适量水，大火烧沸后转小火再炖煮10分钟，加入冰糖煮溶化即可。

提示 此汤能止咳润肺，但腹泻的宝宝不宜食用。

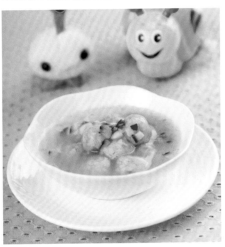

肉末藕丸

原料： 肉末150克，藕末80克，肉汤半碗，鲜香菇末、红椒末各少许

调料： 酱油、植物油、淀粉各少许

做法

1. 把肉末和藕末混合，并放入少许酱油、植物油、淀粉，调和均匀，做成数个小丸子；

2. 将肉末藕丸蒸熟备用；

3. 将肉汤、丸子、香菇末、红椒末放入锅内，并加入少许酱油，待汤开后，用淀粉勾芡即可。

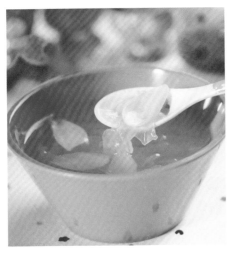

百合银耳羹

原料： 百合、银耳各10克

调料： 白糖适量

做法

1. 银耳、百合分别泡水，发好后洗净，并将银耳剪成小块；

2. 锅中加适量水烧开，先放入银耳块熬煮一会儿，再放入百合，至银耳和百合都熟烂时，加入白糖拌匀即可。

提示 百合润肺，银耳滋润。此道百合银耳羹可以预防天气干燥引起的咳嗽。

缺铁性贫血

⇨缺铁性贫血的危害

贫血是一种常见的病，尤其是缺铁性贫血，家长可千万别轻视。缺铁性贫血的危害主要有以下几方面。

发育不良。缺铁性贫血会使消化道黏膜萎缩，消化功能减退，幼儿的体重、身高增长迟缓。

体弱多病。缺铁会使与杀菌有关的含铁酶活力下降，从而致使婴幼儿体弱多病。

影响智商。氧气依靠体内的血液运往各个器官，缺铁性贫血会使人体缺氧。全身耗氧的1/2是大脑所消耗。婴幼儿的大脑正值发育的时期，如果缺氧，大脑就会发育不良，对宝宝的智商必然有影响。

⇨缺铁性贫血的防治

婴儿在出生后的半年内，可以依靠肝脏内贮存的铁。肝脏贮存的铁耗尽了，就需要每天从食物中来补充。婴幼儿的血容量是随着体重的增加而扩大的，血容量越大，需铁量越多。据研究，一般情况下，体重每增加1千克，就要增加铁消耗量35毫克。

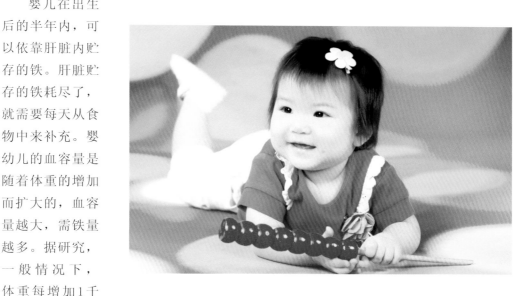

预防宝宝出现缺铁性贫血的有效办法，是适当增加含铁质丰富的食品，如瘦肉、蛋黄、动物血、动物肝脏和肾脏，以及西红柿、油菜、芹菜、菠菜、黑木耳等蔬菜，还有杏、桃、李子、橘子、大枣等果品。由于许多食物中的铁质不易溶解和吸收，所以应同时服用维生素C，对于尚无咀嚼能力的婴儿，可以喂些菜末、肝末和蛋羹等食物。

猪血粥

原料：猪血80克，大米50克

调料：盐、香油各少许

做法

1. 将大米淘净，浸泡半小时；

2. 猪血洗净后切成小丁；

3. 将大米连同水一起倒入锅中，煮沸后改小火，煮至米粒开花，加入猪血，继续煮至粥成，加少许盐、香油调味即可。

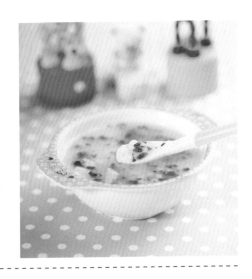

拌甘蓝菠菜

原料：嫩菠菜、紫甘蓝各80克，熟白芝麻8克

调料：香油、盐、鸡精、白糖、醋各适量

做法

1. 菠菜去根洗净，紫甘蓝取嫩叶洗净后切成丝；

2. 锅中加水烧沸，下入菠菜和紫甘蓝焯至熟软，盛出装入盘中；

3. 加入香油、盐、鸡精、白糖、醋拌匀，再撒入白芝麻即可。

苹果莲藕汁

原料：莲藕100克，苹果150克

调料：白糖少许

做法

1. 将莲藕洗净去皮，切成小块；

2. 苹果洗净后去皮、核，也切成块；

3. 将莲藕块和苹果块一起放入榨汁机中，加入50毫升凉开水，榨成汁后加入白糖调匀即可饮用。

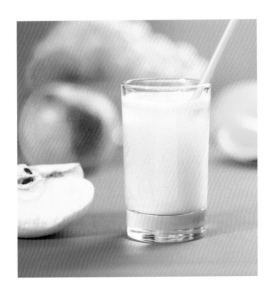

胡萝卜鸡肝泥

原料：胡萝卜100克，鸡肝50克
调料：盐、香油各少许

做法

1. 鸡肝洗净后浸泡半小时，再冲净，放入锅中加水煮至熟软，捞出去筋膜后剁成泥；
2. 胡萝卜去皮洗净，切成小块，入蒸锅中蒸至熟软，趁热压成泥；
3. 将胡萝卜泥和鸡肝泥倒入碗中，加盐、香油及少许煮胡萝卜的汤汁拌匀即可。

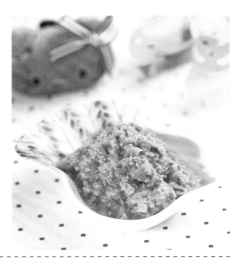

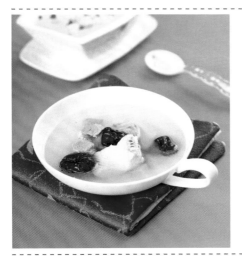

红枣鱼汤

原料：鲜鱼50克，红枣5枚，猪瘦肉30克
调料：盐少许，清汤适量

做法

1. 将鲜鱼洗净后切成小块；
2. 红枣洗净泡发，去核备用；
3. 瘦肉洗净后切成小块，放入开水中焯一下；
4. 锅中加清汤烧开，放入红枣、瘦肉块、鱼块，煲40分钟，加盐调味即可。

黄豆猪肝

原料：黄豆50克，猪肝150克，姜末少许
调料：盐、酱油、水淀粉各少许

做法

1. 黄豆洗净浸泡3小时后，入锅中加水煮至熟；
2. 将猪肝洗净，浸泡半小时，挤去血水再冲净，切成丁，加水淀粉、酱油、盐拌匀腌渍一会；
3. 净锅下油烧热，放入姜末爆香，下入猪肝滑炒2分钟，加入煮熟的黄豆，一同翻炒1分钟，加入盐调味即可。

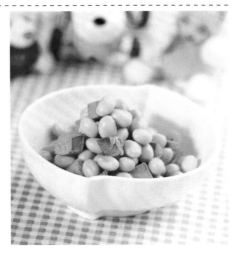

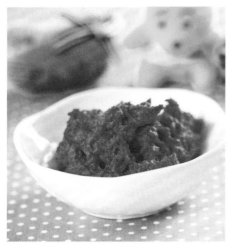

红枣泥

原料：红枣100克

调料：白糖少许

做法

1. 将红枣洗净，用清水泡发1小时；

2. 将红枣放入锅内，加入清水煮20分钟，至烂熟；

3. 去掉红枣皮和核，捣成泥状，加入白糖拌匀即可。

提示 红枣泥含有丰富的钙、磷、铁及多种维生素，具有健脾胃、补气血的功效，对婴幼儿缺铁性贫血有较好的防治作用。

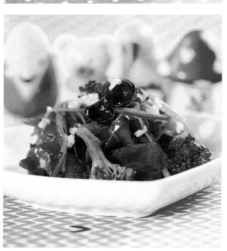

菜花拌木耳

原料：黑木耳30克，西蓝花50克，胡萝卜30克

调料：盐、鸡精、香油、醋各适量，蒜蓉10克

做法

1. 黑木耳泡发好后洗净，撕成小块，西蓝花洗净后切成小朵，胡萝卜去皮后切丝；

2. 锅上火，加入清水烧沸，放入黑木耳、西蓝花、胡萝卜分别焯熟后捞出；

3. 取一盘，放入黑木耳、胡萝卜丝、西蓝花、蒜蓉，加入所有调味料拌匀即可。

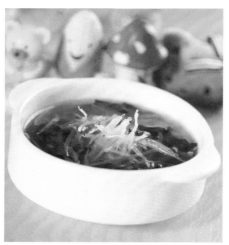

菠菜银鱼羹

原料：菠菜60克，银鱼50克，胡萝卜30克

调料：食用油、盐、生抽、味精、姜末、葱花各少许，清汤适量

做法

1. 胡萝卜去皮洗净，切成细丝，银鱼洗净备用；

2. 菠菜去根洗净，切成短段，入沸水中焯烫后捞出；

3. 锅中放入食用油烧热，爆香葱花、姜末，加入银鱼稍煎，倒入清汤，烧沸后下入胡萝卜丝，煮2分钟后加入菠菜段和盐、生抽，最后加入味精即可。

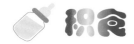

⇨积食的症状及危害

　　一旦宝宝吃的东西太杂，或吃太多难以消化的食物，就容易造成积食，如果吃过多油腻的食物后腹部受凉，也容易导致胃肠功能失调而出现积食。积食不是小问题，它会给宝宝肠、胃、肾脏都增加负担，引起宝宝恶心、呕吐、口臭、食欲不振、厌食、腹胀、腹痛、睡眠不宁等症状。积食日久，会造成小儿营养不良，影响生长发育。

⇨积食宝宝的调理方案

　　如果小儿患上积食，可服用小儿化食丸缓解症状，也可实行按摩疗法缓解宝宝的身体不适。首先是按摩脊柱，让患儿面孔朝下平卧，家长以两手拇指、食指和中指捏按脊柱两侧，由下而上，再从上而下，捏3～5遍。其次是揉中脘，胸窝与肚脐中央处即是中脘穴位。家长用手掌根旋转按揉，每日2次。还有足底心的

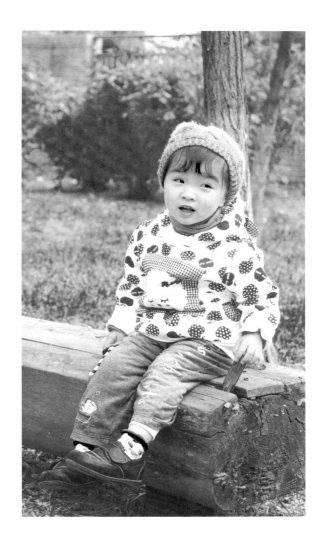

涌泉穴，家长以拇指压按涌泉穴，旋转按摩30～50下，每日2次。

　　平时注意宝宝的饮食结构要合理，让宝宝多吃易消化、易吸收的食物，不要一味地给宝宝增加高热量、高脂的食物。让宝宝多吃蔬菜、水果，适当增加米面的比例，经常吃一些米粥、汤羹、面条等。少食用带有气体的食物，如碳酸饮料、面包、蛋糕等。晚餐不要吃太饱，因为晚上胃蠕动慢了，就容易积食。三餐要定时定量，并适量增加一些户外活动。

槟榔小米粥

原料：槟榔4片，小米40克

调料：白糖少许

做法

1. 槟榔片洗净备用；

2. 小米淘净，加水浸泡半小时；

3. 将槟榔片放入锅中，加水煮沸15分钟，再倒入小米及适量水，煮至成粥，加少许白糖调味即可。

提示 槟榔适用于小儿虫积腹痛、食积气滞、脘腹胀痛。

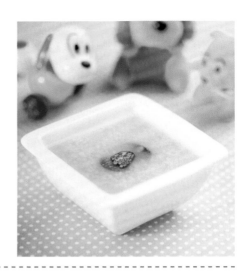

荸荠莲藕汤

原料：莲藕150克，荸荠80克

调料：盐少许

做法

1. 莲藕去皮洗净，切成片；

2. 荸荠去皮，也切成片；

3. 锅中放水和莲藕、荸荠，一同炖煮熟，加盐调味即可。

山楂粥

原料：大米40克，山楂糕35克

做法

1. 将大米淘净，浸泡1小时；

2. 山楂糕切成小丁；

3. 将大米和适量水倒入锅中煮沸，转小火煮至米粒开花，加入山楂糕丁，一同煮至粥成即可。

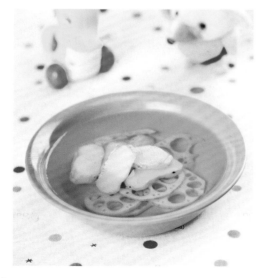

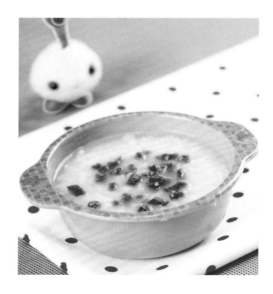

白萝卜粥

原料：白萝卜30克，大米40克

做法

1.将白萝卜去皮洗净，切成小丁；

2.大米淘净，加水浸泡半小时；

3.将大米和水倒入锅中，大火煮至沸腾，加入白萝卜丁，再次煮开后转小火熬煮至熟烂即可。

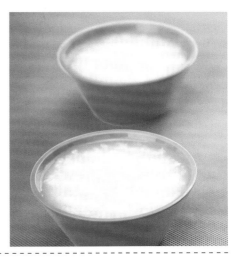

山楂梨丝

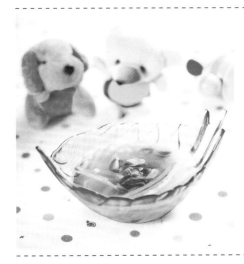

原料：山楂100克，雪梨半个

调料：冰糖适量

做法

1.将山楂洗净，去核，切成丁；

2.梨去皮、核，切成丝；

3.锅中加水烧开，下入梨丝、山楂丁煮10分钟，加入冰糖继续煮2分钟即可。

山楂和梨同煮，可开胃消食、止咳润肺。

小米山药粥

原料：鲜山药50克，小米40克

调料：白糖少许

做法

1.将小米淘净杂质，倒入锅中，加水，用大火煮沸，再转小火慢慢熬煮；

2.将山药洗净去皮，切成小粒，倒入熬煮的小米中，与小米同煮至熟烂，加少许白糖提味即可。

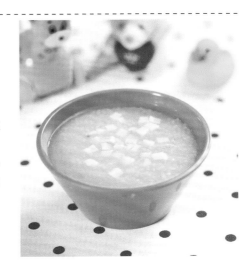

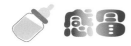

⇨感冒的症状

◎ 普通感冒

所谓普通感冒主要症状是流鼻涕、打喷嚏、咽喉红肿疼痛、发烧、全身酸痛无力、气喘等，有时还伴有不思饮食、睡眠困难、轻度腹泻等症状，一般3～4天就能好转，恢复如常。

◎ 流行性感冒

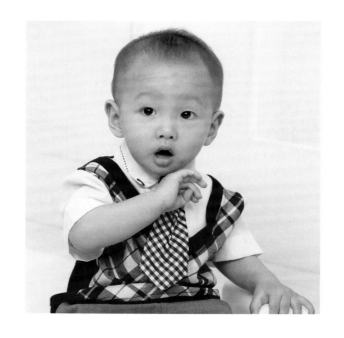

流行性感冒简称流感，是由流感病毒引起的急性传染病。潜伏期为1～2日，最短者数小时，长者达3日。一年四季均可发生，但以冬春季发病较多。患儿情绪极坏，食欲下降，有些因此而筋疲力尽。倘若大人或大孩子患此感冒，则在发烧的同时一般都会有头疼、腰痛、肌肉疼或全身疼痛等症状。但婴儿却看不出有明显的全身疼痛，只是表现情绪极坏，严重时会导致肺炎，因此，父母必须十分小心。

⇨感冒的治疗

宝宝患上感冒应卧床休息，室内空气要新鲜，防止继发细菌感染。要多饮水，对症治疗，体温超过38.5℃时要物理降温。患流感不宜用抗生素治疗，可服板蓝根冲剂、小儿清热解毒冲剂等。在流感流行季节，小儿居室要注意通风，少去公共场所，注意增加户外活动，晒太阳，引导宝宝积极运动，锻炼身体。

有的宝宝患上感冒以后，会出现心慌、气短、胸痛、心律不齐、不愿活动等症状。这时家长不要掉以轻心，需要及时到医院检查是否有心肌炎。小儿心肌炎多是由病毒引起的，其发病与多种因素有关，如病毒的种类、感冒的轻重、治疗是否及时合理、机体情况如何、是否疲劳、营养是否欠佳、抵抗力是否下降等。不是所有感冒的患儿都会并发心肌炎，但也不能忽视会有这种情况发生。

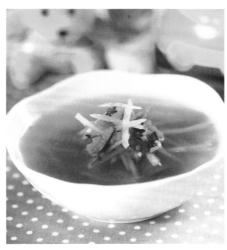

姜枣汤

原料：生姜片60克，红枣8颗

调料：糖适量

做法

1. 将姜洗净去皮，切成细丝；

2. 红枣洗净切碎；

3. 将姜丝、红枣碎末都放入锅中，加适量水烧开，改小火煮10分钟，加入糖煮化即可关火。

提示 此汤可解表止咳，适合风寒感冒、咳嗽多痰者饮用。

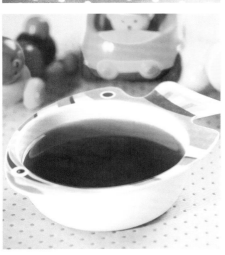

冰糖乌梅汤

原料：乌梅8颗

调料：冰糖20克

做法

1. 将乌梅洗净，然后放入锅中加水适量煎煮；

2. 煮沸10分钟后，加入冰糖，再煮20分钟；

3. 待汤汁稍凉即可饮用。

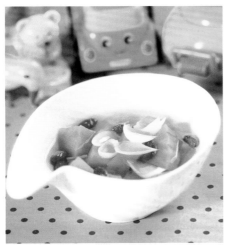

南瓜百合汤

原料：南瓜150克，鲜百合30克，枸杞少许

调料：白糖少许

做法

1. 将南瓜去皮和子，切成块；

2. 枸杞泡发好，鲜百合洗净；

3. 将南瓜块和百合、枸杞放入一大碗中，加适量水，撒入白糖，入蒸锅隔水蒸至南瓜熟软即可。

蘑菇肉丝炒西蓝花

原料：滑子菇、草菇片各60克，猪瘦肉80克，西蓝花150克

调料：食用油、盐、生抽、料酒、淀粉、味精、香油各少许

做法

1. 猪瘦肉洗净切成丝，加盐、生抽、淀粉、料酒拌匀腌渍10分钟；

2. 锅中放油烧热，下入肉丝炒散，加入滑子菇、草菇和西蓝花，一同翻炒至熟，加盐、味精调味，淋入香油即成。

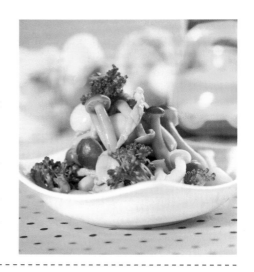

胡萝卜梨汁

原料：胡萝卜100克，梨1个，柠檬2片

做法

1. 把梨洗净，削去果皮，去掉核，切块；

2. 胡萝卜洗净，切块；

3. 将胡萝卜、梨、柠檬放入榨汁机中榨成汁即可。

萝卜白糖饮

原料：白萝卜50克，生姜20克，大枣5颗

调料：白糖适量

做法

1. 将白萝卜去皮，切成细末；

2. 大枣洗净去核，也切成末，生姜去皮切成末；

3. 锅中放适量水烧开，下入白萝卜末、大枣、姜末，煎煮30分钟，加入白糖，煮至糖溶化即成。

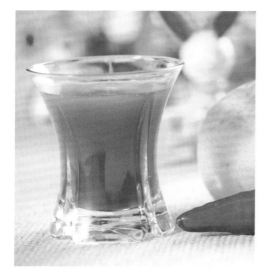

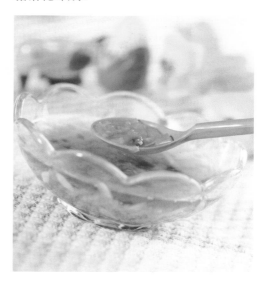

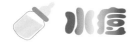

⇨水痘患儿忌食食物

◎ 辛辣的食物

辛辣食品可助火生痰，使热病更为严重。这类食物包括辣椒、芥末、咖喱、大蒜、韭菜、茴香、桂皮、胡椒等。

◎ 油腻食物

水痘患儿常因发热而出现食欲减退、消化功能不良等情况，而各种油腻碍胃的食物难以消化，会增加胃肠道的负担，所以应忌食。

◎ 热性食品

水痘的治疗宜清热解毒，所以食物中属发物、热性的食物都应忌食。这类食物包括鲫鱼、海虾、狗肉、羊肉、鹿肉、蚕豆、蒜苗、韭菜、龙眼肉、荔枝、大枣、粟米等。

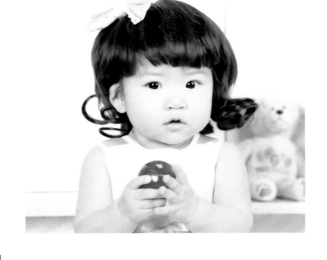

⇨对水痘患儿的护理

水痘属病毒性传染病，虽然可以自愈，但是仍需要严格注意，因为水痘会伴随有很多严重的并发症，不注意的话，会带来严重的影响。

宝宝患上水痘要避免其用手抓破疱疹，以免疱疹被抓破化脓感染。衣被不宜过多过厚过紧，太热了出汗会使皮疹发痒。对接触水痘疱疹液的衣服、被褥、毛巾、敷料、玩具、餐具等，根据情况分别采取洗、晒、烫、煮消毒，同时还要保持室内空气流通，勤换衣被，保持皮肤清洁。

要注意病情变化，如发现出疹后持续高热不退、咳喘，或呕吐、头痛、烦躁不安或嗜睡，惊厥时应及时送到医院。

水痘通常会引起发热和大便干燥，妈妈应让宝宝多喝水，多给宝宝吃汁液丰富的水果及白菜、芹菜、菠菜、豆芽菜、冬瓜、黄瓜等具有清热和通便作用的蔬菜。水痘患儿应多吃营养丰富、容易消化的流质和半流质食物，如绿豆汤、粥、米汤、牛奶、软面条、面片汤等。如果宝宝的食欲较好，还可以吃一些豆制品和瘦猪肉。

金银花粥

原料：金银花5克，大米30克

做法

1. 将金银花浸泡5分钟洗净；
2. 大米淘净，加水浸泡半小时备用；
3. 将大米和水倒入锅中，加水煮至沸腾，下入金银花，转小火煮至粥成。

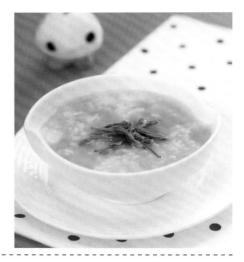

鸡蛋黄瓜面片汤

原料：鸡蛋1个、黄瓜半根，面片20克
调料：植物油、盐各少许

做法

1. 黄瓜去皮洗净切片，鸡蛋打到碗里搅匀；
2. 锅内放油烧热后，倒入黄瓜片略炒，然后倒入蛋液，翻炒至蛋液凝固后，加水大火煮开；
3. 水沸后下入面片，中火煮10分钟左右，加盐调味即可。

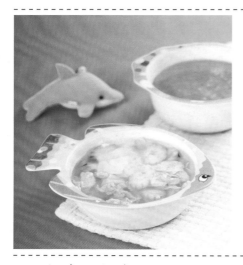

百合冬瓜鸡蛋汤

原料：鲜百合30克，冬瓜100克，鸡蛋1个
调料：香油、盐各少许

做法

1. 将百合瓣洗净，冬瓜去皮切成片，鸡蛋磕入碗中搅散备用；
2. 锅中放适量水烧开，下入冬瓜、百合煮至熟软，淋入鸡蛋液；
3. 煮至蛋液熟后加香油、盐调味即可。

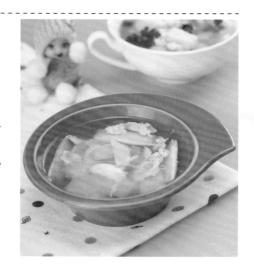

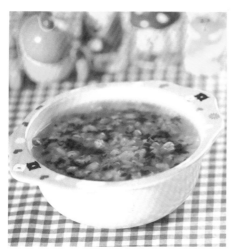

绿豆海带粥

原料：绿豆30克，水发海带50克，大米适量

做法

1. 将绿豆洗净，浸泡3小时，大米洗净，浸泡半小时；
2. 海带洗净切碎备用；
3. 将绿豆、海带、大米一同放入锅中，加适量清水煮至绿豆熟烂即可。

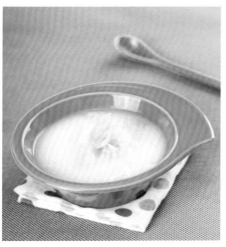

牛奶白菜叶汤

原料：白菜200克，牛奶75毫升，清汤300毫升
调料：植物油、盐各少许

做法

1. 白菜取嫩叶洗净，撕碎；
2. 锅放火上，倒入植物油烧热，下入白菜叶炒软，放入高汤、盐，待开锅后加入牛奶，再次煮开后盛出即可。

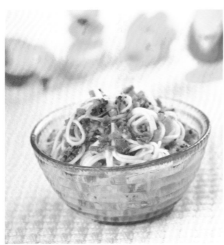

菜泥面糊

原料：儿童面条20克，西蓝花、胡萝卜各30克
调料：香油、盐各少许

做法

1. 西蓝花、胡萝卜分别洗净，胡萝卜去皮；
2. 将西蓝花、胡萝卜入锅中煮至熟软，盛出沥干水分，剁成末；
3. 儿童面条入锅中煮熟，捞出与菜末拌匀，加香油、盐，再淋入少许汤汁拌匀即可。

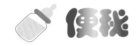
便秘

⇨防治便秘

在没有发现身体异常情况下，小儿便秘大都与生活习惯和喂养方法有关。如果生活不规律或缺乏有意识训练孩子按时排便的习惯，都会出现排便困难。

矫正便秘要以改善饮食结构、训练排便习惯和加强体格锻炼为主。排泄大便是反射性的动作，经过训练会养成按时排便的习惯。3个月以上的孩子，每天要有意识地培养小儿坐便盆，通常在清晨哺食之后，训练其按时排便。

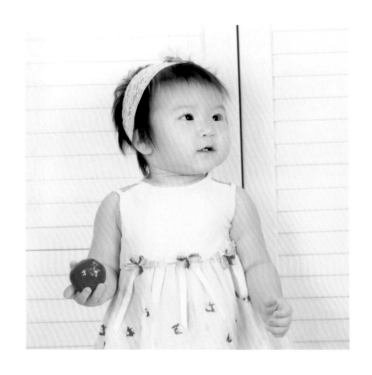

也可定时做腹部肌肉按摩，促进肠蠕动。

吃奶的婴儿便秘时，可多加些糖，并添加橘子汁、红枣汁、白菜汁等。正在断奶期间的婴儿便秘时，在增加辅食时，除了考虑高营养的蛋类、瘦肉、肝和鱼类外，还要增加纤维素较粗的五谷食品。将鲜牛奶改换为酸牛奶，同时，还要增加体格锻炼。

婴幼儿便秘时，原则上不要用泻药，必要时临时用甘油栓或开塞露。如果新生儿因消化道畸形引起便秘，需要到医院检查，手术治疗。

⇨便秘患儿宜食食物和忌食食物

便秘患儿宜食含丰富粗纤维和B族维生素的各种蔬菜水果，如红薯、芝麻、南瓜、芋头、香蕉、杨梅、梨、苹果、甘蔗、松子仁、蜂蜜、韭菜、苋菜、芹菜、菠菜、黄瓜、大白菜、萝卜等。

忌食莲子、糯米、栗子、高粱、柿子、豇豆、炒花生、炒黄豆、爆玉米花、茴香、大蒜、辣椒、油炸食物等辛辣温燥、易滞气、难消化的食物。

香蕉牛奶羹

原料：香蕉1根，配方奶500毫升，藕粉15克

调料：白糖少许

做法

1.藕粉用少许清水调匀待用；

2.香蕉剥去外皮，切成小片；

3.将配方奶倒入锅中，置火上烧开，将调好的藕粉慢慢倒入锅内搅匀，然后加入香蕉片、白糖，待再烧开后离火，待冷却即可食用。

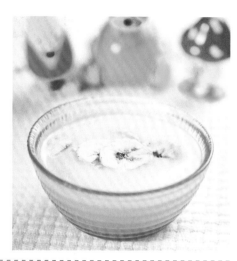

芋头青菜米糊

原料：芋头80克，青菜30克，大米40克

调料：盐少许

做法

1.将芋头洗净，入锅中加水煮沸3分钟，捞出去皮，切成丁；

2.大米淘净，捣碎成细末，青菜洗净切碎；

3.将大米末倒入锅中，加水煮沸，下入芋头丁，一同煮成糊，加入青菜末，继续煮2分钟，加盐调味即可。

松子仁粥

原料：大米100克，松子仁30克

调料：白糖适量

做法

1.大米洗净，浸泡半小时，松子仁洗净；

2.锅中注入适量清水，大米放入锅中煮粥，熟前放入松子仁，煮至粥成，加糖食用。

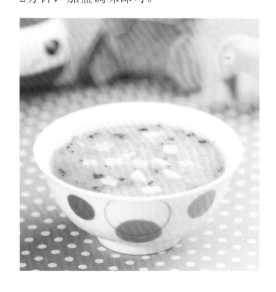

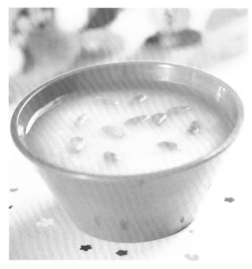

芝麻红薯芋头

原料： 芋头、红薯各150克，熟白芝麻10克
调料： 食用油、糖桂花各适量

做法

1. 将芋头、红薯分别去皮，切成大小一致的滚刀块；
2. 锅置火上，将芋头、红薯块入锅中煮至熟软，捞出沥去水；
3. 锅中放少许油烧热，下入白芝麻炒香，加入糖桂花和少许水，烧沸后下入芋头、红薯块，炒匀即可。

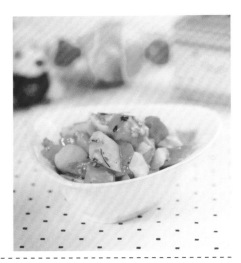

芝麻杏仁糊

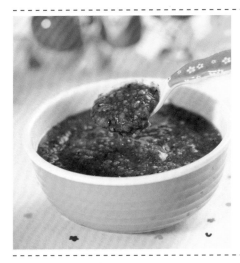

原料： 黑芝麻、大米各30克，杏仁10克
调料： 白糖适量

做法

1. 将黑芝麻、大米用水浸透至软，研磨成糊；
2. 再将杏仁研成细末，放入芝麻米糊内；
3. 将芝麻杏仁米粉倒入锅中，加适量水，边煮边搅拌，煮至呈稠糊状，加糖即可食用。

提示 这道芝麻杏仁糊可润肠通便、健胃益阴，用于肺燥便结症。

什锦果羹

原料： 橘子、苹果、梨、香蕉各50克，藕粉少许
调料： 糖少许

做法

1. 藕粉加少许水冲调好备用；
2. 橘子、苹果、梨、香蕉去皮除核，切成小方丁；
3. 再将橘子、苹果、梨、香蕉放入锅中，加入适量水、藕粉、白糖同煮，并不时搅拌即可。

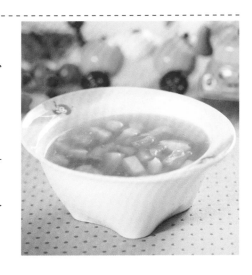

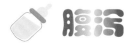

⇨对腹泻的认识

　　通常来讲，母乳喂养的婴儿很少发生腹泻，这是因为母乳不仅营养成分比例恰当，适于婴儿的需要，而且其中含有多种抗体可以防止腹泻的发生。人工喂养的婴儿，常因牛奶放置时间过长、变质或食具消毒不严而造成消化道感染，导致腹泻的发生；另外，气候骤变、奶粉冲配不当都可造成婴儿消化道功能紊乱，发生腹泻。

⇨腹泻的预防

　　要预防宝宝腹泻，最主要的是注意饮食卫生，防止病从口入。母乳喂养的宝宝，在喂奶前，妈妈应将乳房擦洗干净；人工喂养的宝宝，要特别注意奶具的消毒，且不要吃变质的奶。添加辅食时，注意先从小量开始。在花样上每次只能增加1种，以使宝宝的消化系统有个适应的过程。

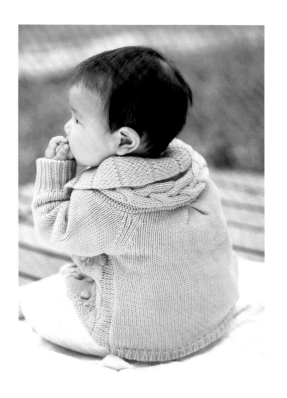

⇨腹泻婴儿的日常护理

　　腹泻的患儿要保持清洁，勤换尿布或衣物，保持皮肤清洁干燥。每次大便后，宜用温水清洗臀部及会阴部。

　　发生腹泻时，吃母乳的宝宝要继续哺喂，只要宝宝想吃，就可以喂。吃配方奶的宝宝，每次奶量可以减少1/3左右，奶中稍多加些水。如果减量后宝宝不够吃，可以添加米汤，或喂些胡萝卜水、新鲜蔬菜水，以补充无机盐和维生素。已经加粥等辅食的宝宝，可将这些食物数量稍微减少，要根据患儿口渴的情况，适当喂水。当宝宝腹泻严重，伴有呕吐、发烧、口渴、口唇发干，尿少或无尿，在短期内消瘦，皮肤"发蔫"，哭而无泪等症状时，说明已经引起脱水了，应及时将宝宝送到医院去治疗。

胡萝卜汤

原料：鲜胡萝卜250克

做法

1.将鲜胡萝卜洗净，连皮切成块状；

2.再将胡萝卜块放入锅内，加适量水煎煮，取汁饮，每日分2～3次。

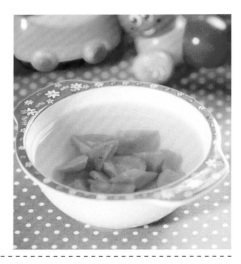

山药山楂汤

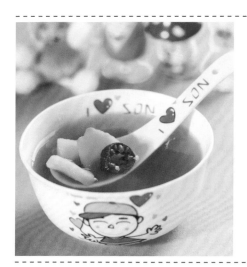

原料：淮山药15克，炒山楂15克

调料：红糖适量

做法

1.将淮山药、炒山楂分别清洗干净；

2.将淮山药、炒山楂、红糖一同放入锅中，加适量水煎煮至淮山药熟软即可。

 提示 煮好后每天分3～4次饮用完。

油菜汁

原料：嫩油菜150克

做法

1.油菜择取嫩的部分洗净，切成小段；

2.锅内加水烧开，放入油菜段，菜与水的比例约为1：3，煮5～7分钟；

3.滤去油菜渣，倒出菜汁，待温度适宜即可食用。

提示 油菜的营养价值很高，其中钙、磷、钾等矿物质含量丰富，是绝对安全的食物，也不用担心过敏。

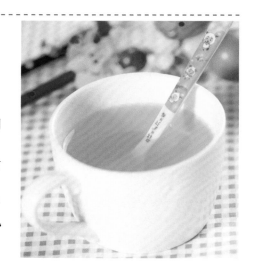

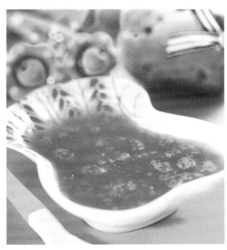

苹果泥

原料：苹果1个，温开水适量

做法

1.将苹果洗净并去皮、去核，切成块；

2.用磨泥板或料理机将苹果制成泥浆状；

3.加入温水稀释后即可给宝宝食用。

提示 苹果含有果胶，能吸附毒素和水分，并含有鞣酸，具有收敛作用。

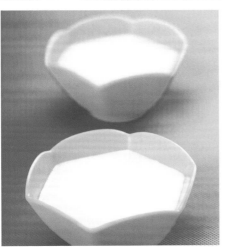

奶粉糊

原料：奶粉适量

调料：白糖适量

做法

1.将奶粉放入锅中炒至焦黄；

2.再向奶粉中加适量水及白糖煮成稀糊。每日1～2次，连喂数日。

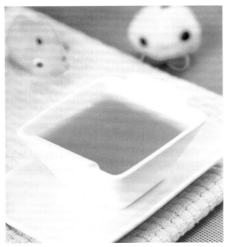

栗子汤

原料：栗子10枚

调料：白糖适量

做法

1.将栗子去壳捣烂；

2.然后将栗子放入锅中加适量水煮成糊状，再加适量白糖调味即可，每日分2～3次食用。

疳积

⇨对疳积的认识

婴幼儿营养不良，中医又称为"疳积症"，是婴幼儿的常见疾病。该病通常表现为体重不增或减轻、皮下脂肪减少、消瘦、毛发干枯无光泽、面色发黄、食欲不振，抵抗力低，极易患病。随着社会日益发展，人民生活水平极大提高，重度营养不良已很少见到，但轻度营养不良仍有发生，婴幼儿患上疳积主要是由于家长缺乏营养方面的知识造成的。另外，因为婴幼儿患有某些疾病，如消化道先天畸形、慢性腹泻、败血症等，也可以导致营养不良。

⇨疳积的预防

预防营养不良的发生，父母首先要学习科学的营养知识，掌握科学的育儿方法，合理安排宝宝的饮食，食物要多样化，注意科学烹饪，以保证各种营养素的全面摄入，杜绝和纠正偏食和挑食，合理吃零食。其次要合理安排宝宝的生活起居，注意养成良好的睡眠习惯、饮食习惯、排便习惯及清洁卫生习惯。另外，必须预防各种传染病和及时治疗宝宝的慢性病、先天畸形等。一旦发现宝宝营养不良，首先要找到宝宝致病的原因，如果喂养不当，应在营养专家指导下逐渐改善喂养方法；如果膳食结构不合理，应调整饮食；如果因某些疾病所致，要积极治疗原发病。

> 喂养不当、脾胃虚弱、体质低下都是导致发生疳积的原因，家长在喂养方面，应注意遵循先稀后干、先素后荤、先少后多、先软后硬的原则。

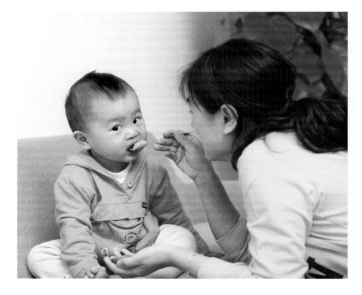

红枣山药糯米粥

原料：红枣20克，山药80克，糯米40克
调料：糖适量

做法

1. 糯米淘净，用清水浸泡，红枣洗净，山药去皮切丁；
2. 锅内放入糯米、红枣及水，用大火煮开；
3. 改用小火熬煮，加入山药丁煮至粥成，加入糖调味即可。

提示 此粥能温胃健脾、消滞止泻，适用于胃肠功能紊乱，或久泻不止、大便溏稀的疳积。

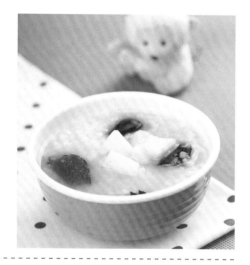

鸭肉葱白粥

原料：雄鸭肉100克，大米40克，葱白20克
调料：盐、生抽各少许

做法

1. 将鸭肉洗净，切成小片，加生抽拌匀；
2. 大米淘净，浸泡半小时，葱白洗净切片；
3. 锅上火，放入鸭肉，加适量水烧沸，加入大米、葱白煮至粥熟烂，加盐调味即可。

草莓奶酪

原料：草莓、苹果各100克，酸奶酪2大匙
调料：白糖少许

做法

1. 将草莓洗净，切成小丁，苹果去皮、核洗净，也切成同样大小的丁；
2. 将草莓丁、苹果丁放入碗中，撒入白糖，再浇上酸奶酪，拌匀即可食用。

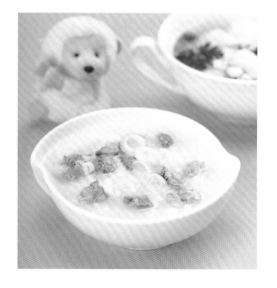

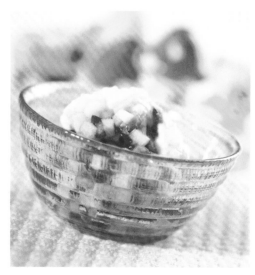

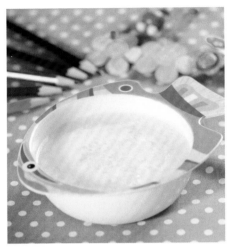

牛奶粥

原料：配方奶200毫升，大米30克

做法

1. 将大米淘干净，加适量清水浸泡半小时，沥去水后磨成细末；

2. 将大米末和水放入锅中，大火熬开，转小火煮至米烂汤稠，加入配方奶，再煮3～5分钟，并用勺不停搅拌，晾温后即可给宝宝食用。

提示 牛奶营养十分丰富，牛奶和大米的搭配更是让营养升级，可防止营养不良。

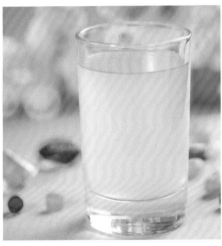

胡萝卜山楂汁

原料：胡萝卜100克，山楂80克

调料：糖少许

做法

1. 胡萝卜去皮洗净，切成片；

2. 山楂洗净，切成大块；

3. 将山楂和胡萝卜片放入锅中，加适量水，煮沸后改小火煮5分钟；

4. 滤出汤汁，加入糖拌匀即可。

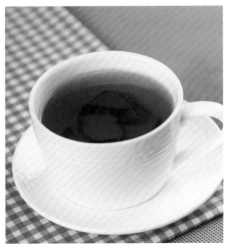

健脾茶

原料：橘皮10克，荷叶15克，炒山楂3克，生麦芽15克

做法

1. 将橘皮、荷叶均洗净切丝；

2. 再将橘皮、荷叶与山楂、麦芽一起，加水煎半小时取汁饮用。

提示 此茶健脾祛湿、消积化滞，适用于幼儿疳积。

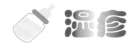

⇨对湿疹的认识

婴儿湿疹，又称奶癣，是常见的新生儿和婴儿过敏性皮肤病之一，多见于有过敏体质和喂牛奶的婴儿。

这种湿疹常对称地分布在婴儿的脸、眉毛之间和耳后，表现为很小的颗粒状红色丘疹、疱疹，散布身上或密集在一起，有的还流黏黏的黄水，干燥处则结成黄色的痂。此病虽无大的危险，但宝宝会因皮疹的剧烈瘙痒而出现吵闹不安，不好好吃奶和睡觉，并伴有食欲差、消化不良等症状。

⇨湿疹婴儿的护理

宝宝患上湿疹后，居室要注意通风，保持合适的温度和湿度。贴身衣物和被褥以柔软的棉质为宜，不要让宝宝出太多汗，保持身体干爽。给宝宝洗浴时以温水最好，要选择偏酸性的洗浴用品，不能用热水和肥皂，要保持皮肤清洁。

在宝宝睡觉时可给他戴上小手套或软布，松松地包住宝宝的双手，避免小手抓破皮肤，形成重复感染。可用淡盐水或硼酸水浸泡纱布敷在湿疹处止痒，或在医生指导下使用湿疹膏。

宝宝饮食上要注意清淡，少盐分，尽量食用新鲜的食物，少吃含气体、防腐剂、色素以及刺激性的食物。

⇨ 宝宝患上湿疹，应及时去医院化验，找出过敏原。湿疹部位结成的痂皮千万不要硬撕掉，可用消过毒的食用油涂抹，第二天再轻轻擦洗即可去掉。

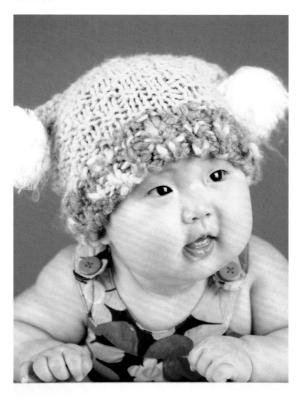

青菜瘦肉面汤

原料：面粉30克，瘦肉50克，青菜叶15克

做法

1. 瘦肉洗净切小片，青菜叶洗净切末；

2. 面粉加少许水搅拌成面疙瘩备用；

3. 锅中放水烧开，下入面疙瘩和瘦肉片，煮沸3分钟，下入青菜叶末，继续煮至汤汁浓稠，滤取汤汁喂食即可。

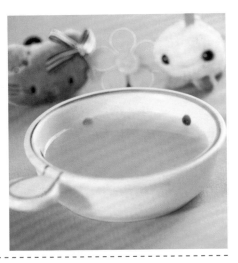

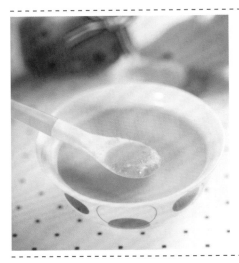

青豆糊

原料：青豆100克，肉汤少许

做法

1. 将青豆洗净，倒入锅中，加水煮至熟软，捞出去掉硬壳；

2. 待青豆稍凉后倒入搅拌机中，加少许水搅打成糊；

3. 将青豆糊倒入锅中，加少许肉汤煮开即可。

苋菜米汤

原料：苋菜50克，米汤小半碗

做法

1. 将苋菜去老叶及根，洗净后切成小段备用；

2. 锅中加少许水烧沸，下入苋菜段煮约2分钟，滤出苋菜汁；

3. 将苋菜汁与米汤混合即可。

提示 苋菜还有排毒、防止便秘的功效，且能提高婴儿的免疫力。

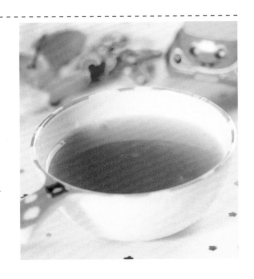

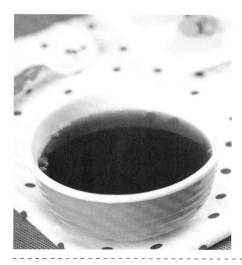

绿豆汤

原料：绿豆100克

调料：冰糖少许

做法

1. 绿豆洗净，浸泡2小时备用；

2. 锅里放入凉水，煮沸后倒入绿豆，大火煮至水沸，转小火煮1小时左右；

3. 加入冰糖，再煮5分钟，过滤取汤汁即可。

提示 绿豆汤能清热解暑，兼具解毒、润肺、补胃之功效。

丝瓜山药羹

原料：丝瓜、山药各30克

做法

1. 将丝瓜、山药均去皮洗净，切碎；

2. 然后将丝瓜、山药放入锅中，加适量水煮至熟烂即可。

提示 丝瓜有凉血解毒的功效，而山药有补脾益肾的功效，可促进湿疹痊愈，并能保证宝宝在患病期间有较好的胃口。

黄瓜皮汤

原料：黄瓜皮30克

调料：白糖适量

做法

1. 黄瓜皮洗净，切碎；

2. 将黄瓜皮入水煎熬，煮沸3分钟，加入白糖即可。

提示 滤取汤汁饮用，每日2～3次。

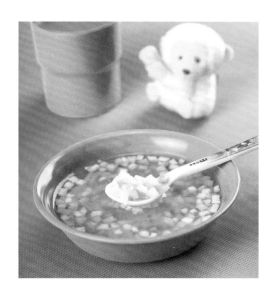

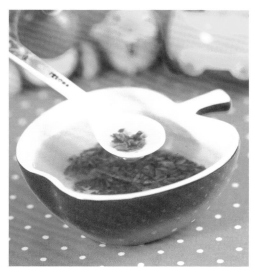

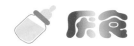
厌食

⇨厌食的危害

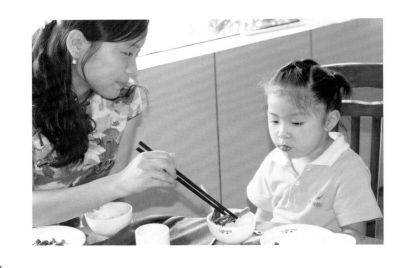

厌食是很多宝宝都会得的儿科疾病。虽然患厌食的宝宝没有什么明显的病变，只是不肯好好吃饭，家长却不能掉以轻心。因为继续厌食的话，很容易使宝宝发生营养不良，影响宝宝发育，造成宝宝偏瘦、贫血、体重减轻等，还容易引发其他疾病。

造成宝宝厌食有多方面的原因，比如宝宝吃零食过多，缺锌或缺维生素，体质虚弱，经常患病，或感染了寄生虫等。家长应关注宝宝，查清宝宝厌食的原因。

⇨厌食患儿的护理方案

首先要慢慢地培养正确的饮食习惯。逐渐减少宝宝的零食，吃饭要定时定量，合理安排膳食，注意营养平衡，食物多样化。千万不要在吃饭的时候呵斥宝宝，营造舒适的就餐环境。并让孩子适当做运动，增加热能消耗，以促进食欲。饭前半小时最好不要给宝宝吃任何东西，饭不要煮得太干，以便宝宝咀嚼。

还可以在烹饪上下工夫，比如变化烹饪方式来制作食物、把食物做成可爱的造型、鲜亮的颜色及垂涎的味道，以吸引宝宝进食。必要时，带宝宝去医院做些相关检查，看是否缺少某些微量元素，如锌等，或配点助消化的药物调整食欲。

预防婴幼儿厌食，应给婴幼儿选择一些具有益气生津、开胃消食类的食物，这些食物能调理婴幼儿脾胃，并促进食欲。建议多吃些蛋类、瘦肉和乳类制品等，蔬菜水果类也要经常选用。比如，番茄、萝卜、胡萝卜、扁豆、荷兰豆、豌豆、韭菜、芥蓝、苹果、山楂、大枣、梅子、柠檬、香蕉等。五谷杂粮中的粳米、玉米、薏米、小麦、高粱、黄豆等多有健脾和胃、补中益气、除湿利尿之功效，能改善食欲不振、烦躁不安等症状。

橙汁蔬果

原料：脐橙1个，梨、苹果、香蕉各半个，番茄1个

调料：白糖适量

做法

1.将脐橙洗净，去皮后切成块，入榨汁机中榨成汁；

2.梨、苹果、香蕉、番茄分别去皮，均切同样大小的丁；

3.将梨丁、苹果丁、番茄丁、香蕉丁装入碗中，撒入白糖拌匀，再倒入橙汁即可。

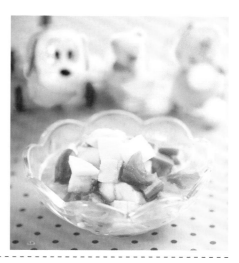

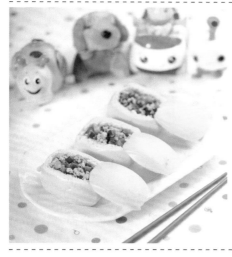

盒中酿宝

原料：小馒头8个，猪肉馅200克，蒜苗、胡萝卜、黄瓜各50克，姜末少许

调料：盐、味精、生抽各少许

做法

1.将馒头1/4处切开，再挖空备用；

2.蒜苗、胡萝卜、黄瓜分别处理干净，切成小丁；

3.锅中放油烧热，下入肉馅、姜末炒至变色，加入胡萝卜、黄瓜、蒜苗，一同炒熟后加盐、生抽、味精调味；

4.将炒好的菜填入挖空的馒头中即可。

番茄胡萝卜米饭

原料：番茄、胡萝卜各100克，米饭1小碗

调料：盐、香油各少许

做法

1.将番茄去皮和子，洗净后切片；

2.胡萝卜去皮洗净，切成片；

3.将番茄和胡萝卜放入锅中，加水煮至熟软，盛出后打成蓉，拌入盐和香油；

4.将米饭分成均等的小块装入盘中，淋上番茄胡萝卜蓉即可。

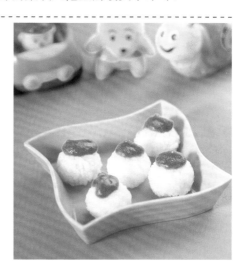

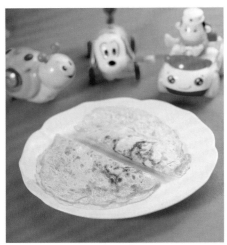

猕猴桃鸡蛋饼

原料：猕猴桃1个，鸡蛋1个，牛奶15克

调料：食用油、奶油、白糖各少许

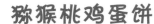 做法

1. 将猕猴桃切成小碎丁，加入奶油、白糖拌匀；

2. 鸡蛋打入碗中，再加牛奶搅匀；

3. 平底锅上火，下少许油滑匀锅面，倒入蛋液，转动锅身，使蛋饼薄厚均匀，待凝固时倒入猕猴桃，蛋饼对折成半圆，将猕猴桃包入其中，煎至两面金黄时出锅。

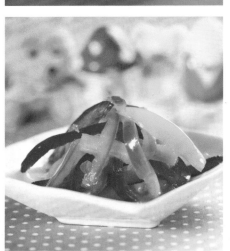

糖醋柿子椒

原料：红、黄柿子椒各80克，青柿子椒100克

调料：食用油、盐、白糖、醋、味精各少许

做法

1. 将3种柿子椒去蒂、子，洗净后切成条；

2. 锅内加食用油烧热，下入柿子椒翻炒2分钟，加入盐、白糖、醋、味精，炒匀入味即可。

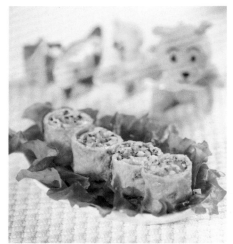

美味蛋皮菜饭卷

原料：鸡蛋1个，猪肉末、胡萝卜末、西蓝花末、黄瓜末各40克，软米饭1碗

调料：盐少许

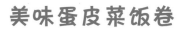 做法

1. 将鸡蛋磕入碗中，加少许盐打匀，然后倒入加了少许食用油烧热的平底锅中，摊成薄蛋皮；

2. 锅中放少许食用油烧热，将猪肉末、胡萝卜末、西蓝花末、黄瓜末炒至快熟时，加入软米饭和少许盐，混合拌炒均匀；

3. 将炒好的软米饭平摊于鸡蛋皮上，卷成蛋卷，然后切成小段即可食用。